老年物理治疗病例解析

GERIATRIC PHYSICAL THERAPY

A CASE STUDY APPROACH

主　编

William H. Staples

主　译

刘　浩　吴庆文

人民卫生出版社

·北　京·

版权所有,侵权必究!

图书在版编目(CIP)数据

老年物理治疗病例解析/(美)威廉姆·H.斯蒂普斯(William H. Staples)主编;刘浩,吴庆文主译. —北京:人民卫生出版社,2020.10
ISBN 978-7-117-30473-3

Ⅰ.①老… Ⅱ.①威…②刘…③吴… Ⅲ.①老年病-康复-物理疗法 Ⅳ.①R592.09

中国版本图书馆 CIP 数据核字(2020)第 177831 号

人卫智网	www.ipmph.com	医学教育、学术、考试、健康,购书智慧智能综合服务平台
人卫官网	www.pmph.com	人卫官方资讯发布平台

图字:01-2018-4113 号

老年物理治疗病例解析
Laonian Wuli Zhiliao Bingli Jiexi

主　　译:刘　浩　吴庆文
出版发行:人民卫生出版社(中继线 010-59780011)
地　　址:北京市朝阳区潘家园南里 19 号
邮　　编:100021
E - mail:pmph @ pmph. com
购书热线:010-59787592　010-59787584　010-65264830
印　　刷:三河市宏达印刷有限公司(胜利)
经　　销:新华书店
开　　本:889×1194　1/16　印张:10.5
字　　数:340 千字
版　　次:2020 年 10 月第 1 版
印　　次:2020 年 12 月第 1 次印刷
标准书号:ISBN 978-7-117-30473-3
定　　价:120.00 元

打击盗版举报电话:010-59787491　E - mail:WQ @ pmph. com
质量问题联系电话:010-59787234　E - mail:zhiliang @ pmph. com

译者名单

主　译

刘　浩　美国北得克萨斯大学健康科学中心
吴庆文　华北理工大学康复治疗系

译　者（按姓氏拼音排序）

包　译　云南省第二人民医院康复医学科
陈如杰　浙江中医药大学附属第三医院康复治疗室
陈秀云　福建医科大学医学技术与工程学院康复治疗学系
陈雪丽　北京老年医院康复医学科
朵　强　云南省第二人民医院康复医学科
戈玉杰　华北理工大学护理与康复学院
何俊丽　北京老年医院康复医学科
姜　宏　美国南加州大学老龄学院
李　浩　四川大学-香港理工大学灾后重建与管理学院
李　盈　赣南医学院康复学院
林　诚　福建医科大学医学技术与工程学院康复治疗学系
刘远新　西安体育学院运动与健康科学学院
全莉娟　江西南昌大学第一附属医院
苏　敏　苏州大学第一附属医院
王　颖　上海体育学院
王康玲　南方医科大学珠江医院康复医学科
温子星　上海杉达学院国际医学技术学院康复治疗系
杨　阳　河南省人民医院康复医学科
曾星霖　四川大学华西医院
张　鹏　天津医科大学总医院康复医学科
赵雅雯　广州老年康复医院

原著前言

我于 2003 年开始在 Indianapolis 大学任教，期望以我在老年医学方面的专业知识来给在校的物理治疗系学生教授跨越两个学期的一门序列课程——生命过程。但当时我意识到教这门课不足的地方是如何把一般的知识直接联系到临床实践中去。后来我发现病例讨论是一个很好的方法，它可以让学生看到伴随老年人的老龄化改变的每一步都是相关联的。

虽然这本书只用了一年的时间来整理编辑，但这却是大家终生学习和筹划并辛勤努力的结果。本书旨在用于多种目的。它可以用于作为物理治疗系课程学习的一本辅助读本，也可以与病理学、老年学或老年病学（老年物理治疗）等科目的书籍一起使用，对于参加治疗师执照考试，甚至是老年物理治疗专业专科治疗师考试都会很有帮助。这本书的内容涵盖了从简单到复杂，再到更具有挑战性的需要更多知识学习的病例。这些病例及其相随的问题的描述旨在让学生了解掌握某个特异性疾病诊断的诸多方面。无论是学生或是有一定临床经验的治疗师在学习或从事老年康复物理治疗时，都需要知道如何评估老年人的功能能力，以及明白关注老年人的功能的重要性。这些老年康复工作者需要知道如何进行全面的老年康复评估，包括提高与老年患者沟通的能力，以便为患者制订出一个整体的并可长期追踪的治疗计划。

我期待本书的读者能更新内容、增加信息，甚至提供新的病例等，与我们沟通以便我们再版时使用。我也希望我对老年康复事业的挚爱和激情能为大家所欣赏和认可。

William H. Staples，PT，DHSc，
DPT，GCS，CEEAA

致谢

我要感谢所有我曾经的患者,是他们教会了我很多,让我能更好地而非仅仅靠我自己来理解康复物理治疗临床实践以及老龄化的真实意义。本书中大多数我所描述的案例都是我临床工作中的真实病例。我的愿望是把我从这些患者康复治疗过程中所获得的知识传授给下一代康复物理治疗师。

我还要感谢所有提供本书病例的作者,没有他们的帮助和奉献,这本书就没有可能出版。在这里,我尤其要感谢作为主要撰稿人的 Jill Heitzman,PT,DPT,GCS,NCS,CWS,CEEAA,FACCWS,Deborah A. Kegelmeyer,PT,DPT,MS,GCS 和 Meri Goehring,PT,PhD,GCS,CWS。此外,也特别感谢 James R. Creps,PT,DScPT,OCS,CMP 和 Eric Shamus,PT,DPT,PhD 给予此书的特别补充。

致所有我现在和以前的同事,谢谢你们在我职业生涯中给予我的帮助。致我现在和以往教过的学生,我希望我激发了你们参与老年康复工作的热情。你们所做的一切都促使我成为一个更好的老师、一个更好的学者和一个更好的康复治疗师。我希望我的一些热情可以传承到你们,你们因此而愿意从事老年康复事业。

最后,致我的夫人 Linda 和我的两个女儿 Catherine 和 Courtney,谢谢你们作为我生命中的一部分来让我完成这本书的撰写。

William H. Staples,PT,DHSc,
DPT,GCS,CEEAA

主编简介

William H. "Bill" Staples, PT, DHSc, DPT, GCS, CEEAA 已在全国以及各级地方的康复物理治疗机构服务多年。他工作的侧重点在于指导如何提供循序渐进的康复物理治疗,确保物理治疗领域临床准入(执照)过程的质量,以及推进美国物理治疗学会老年物理治疗学院(即前老年物理治疗学组)的发展。

目前,他是 Indianapolis 大学 Krannert 学校物理治疗系及老龄化与社区研究中心的副教授。Staples 博士此前曾担任该大学物理治疗师助理(physical therapist assistant, PTA)系主任,也曾在 Ivy Tech State College 的 PTA 系执教过。Saples 博士在 Indianapolis 大学获得健康科学博士(doctor of health science, DHSc)和物理治疗学博士(doctor of physical therapy, DPT)学位,在 Columbia 大学获得物理治疗学的证书和硕士学位,在 Ohio 州 Wesleyan 大学获得动物学学士学位。

在过去的 20 年里,鉴于 Staples 博士在老年康复物理治疗学院的卓越领导能力和服务业绩,他曾被颁发了学院的杰出教育家奖、总统奖和 Joan M Mills 奖。2014 年,由于他对美国物理治疗学会(American physical therapy association, APTA)的杰出贡献,他获得了 APTA 的 Lucy Blair 服务奖;在同一年,他还获得了 Indianapolis 大学的杰出教授奖。

作为老年物理治疗专业咨询委员会和美国物理治疗亚专业专项治疗师董事会(ABPTS)的成员,Staples 博士积极参与了开发老年康复物理治疗的专业认证并由此显著增加了美国老年康复物理治疗临床专家的人数。此外,Staples 参与了(物理治疗)亚专业专家资质认证内容审查学院的工作,现在还是 APTA 住院医师和学会学士计划的首席审核员,在过去的 4 年中审核评估了多个新的临床住院医师计划。他曾在美国物理治疗师执照考试题库审查委员会任职 6 年,并担任其主席 3 年。另外,通过会议宣读和参与相关科研工作的形式,Staples 博士积极参加了致力于物理治疗临床实践知识提高方面的工作。自 1984 年以来,他已在各种大小会议进行了 50 多场演讲,并以文字的形式在同行评审期刊和 PTNow 杂志上撰写了以循证实践为目的的不少文章。

Staples 博士于 1979 年加入 APTA,1984 年加入 APTA 下属的老年物理治疗学组,1989 年加入 APTA 下属的居家康复护理(Home Health)物理治疗学组,2004 年加入 APTA 下属的神经物理治疗学组。他从 1990 年起就参与了 APTA 的 Indiana 物理治疗学分会,并在 2012 年获得了该分会的 Anthony D. Certo 奖,以表彰他为物理治疗的职业发展作出的杰出贡献。目前他是美国老年物理治疗学院的主席,且已任该学院理事会理事 9 年,其中 6 年为理事会财务官。2008 年,他入选了老年学全国性的专业荣誉组织 Sigma Phi Omega。

Staples 博士多次在全国范围内就各种老年物理治疗问题进行演讲。他是老年物理治疗学院老年人运动训练专家认证项目的讲师。他的研究领域包括了运动和帕金森病、跌倒恐惧,以及对参与痴呆症患者康复护理的态度的研究。目前他仍兼职于居家康护(Home Health)的临床康复理疗工作来保持自己的临床技能。

Steven B. Ambler, PT, DPT, MPH, CPH, OCS
Assistant Professor, Coordinating Faculty USF-UWF Partnership
School of Physical Therapy & Rehabilitation Sciences
USF Health Morsani College of Medicine
University of South Florida, Tampa, Florida

Bill Anderson, PT, DPT, GCS, CEEAA, COS-C
Director, Therapy Practice
VNA Home Health Hospice
Eastern Maine Health System
South Portland, Maine

Stacey Brickson, PT, PhD, ATC
Assistant Professor, Physical Therapy Program
Department of Orthopedics and Rehabilitation
University of Wisconsin–Madison, Madison, Wisconsin

James S. Carlson, MPT, CCS
Cardiopulmonary Residency Specialist, William S Middleton VA Hospital
Honorary Associate/Fellow, Department of Orthopedics and Rehabilitation
Doctor of Physical Therapy Program
University of Wisconsin–Madison
Madison, Wisconsin

Cathy H. Ciolek, PT, DPT, GCS, CEEAA
Assistant Professor, Department of Physical Therapy
University of Delaware, Newark, Delaware

Mitchell L. Cordova, ATC, PhD, FNATA, FACSM
Professor and Dean, College of Health Professions and Social Work
Florida Gulf Coast University
Fort Myers, Florida

James R. Creps, PT, DScPT, OCS, CMPT
Associate Director, Post-Professional Education
Assistant Professor, Department of Physical Therapy
School of Health Professions and Studies
University of Michigan-Flint, Flint, Michigan

Linda M. deLaBruere, PT, GCS
Physical Therapist, Mercy Hospital Rehabilitation Department
Eastern Maine Health System
Portland, Maine

Sarah Dudley, MPT, GCS, CEEAA
Physical Therapy Lead, VNA Home Health Hospice
Eastern Maine Health System
South Portland, Maine

Ahmed Elokda, PT, PhD, CLT, CEEAA, FAACVPR
Associate Professor, Department of Rehabilitation Sciences
Florida Gulf Coast University, Fort Myers, Florida

Christopher C. Felton, DO, ATC
Family Medicine
New Hanover Regional Medical Center
Wilmington, North Carolina

Meri Goehring, PT, PhD, GCS, CWS
Asssociate Professor, Physical Therapy
College of Health Professions
Grand Valley State University
Cook-DeVos Center
Grand Rapids, Michigan

Jana Grant, OT/L, MS
Occupational Therapist, VNA Home Health Hospice
Eastern Maine Health System
South Portland, Maine

Michael O. Harris-Love, PT, MPT, DSc
Deputy Director, Polytrauma/TBI Rehabilitation Research Fellowship
Director, The Muscle Morphology, Mechanics, and Performance Laboratory
Veterans Affairs Medical Center
Geriatrics and Extended Care Service
Washington, DC

Greg Hartley, PT, DPT, GCS, CEEAA
Assistant Professor, Clinical Physical Therapy
University of Miami, Miller School of Medicine
Coral Gables, Florida

Jill Heitzman, PT, DPT, GCS, NCS, CWS, CEEAA, FACCWS
Associate Professor, Physical Therapy Program
College of Health Sciences
Alabama State University
Montgomery, Alabama

Haniel J. Hernandez, PT, DPT
Research Fellow, Polytrauma/TBI Rehabilitation
Veterans Affairs Medical Center
Physical Medicine & Rehabilitation
Washington, DC

Katie Houghtaling, MSPT, GCS, CEEAA
Physical Therapist, VNA Home Health Hospice
Eastern Maine Health System
South Portland, Maine

Lucy H. Jones, PT, DPT, MHA, GCS, CEEAA
Owner, Rehabilitative Therapy Services
Adjunct Instructor, Geriatric Clinical Specialist
Drexel University, Philadelphia, Pennsylvania

Kyle Katz, PT, DPT
Alumnus, University of Indianapolis
HealthSouth Rehabilitation Hospital of the Woodlands
Conroe, Texas

Timothy L. Kauffman, PT, PhD, FAPTA, FGSA
Kauffman Physical Therapy
Lancaster, Pennsylvania

Deborah A. Kegelmeyer, PT, DPT, MS, GCS
Associate Professor, Clinical Health and Rehabilitation Sciences
Physical Therapy Division
The Ohio State University
Columbus, Ohio

Julia Levesque LeRoy, PT, GCS
Physical Therapist, Community Health and Nursing Services, CHANS
Home Health Care, Mid Coast-Parkview Health
Brunswick, Maine

Amy M. Lilley, PT, GCS, CEEAA
Physical Therapist, VNA Home Health Hospice
Eastern Maine Health System
South Portland, Maine

Stacy Martin, PT, CEEAA
Physical Therapist, Cardiopulmonary and Telehealth Team
VNA Home Health Hospice
Eastern Maine Health System
South Portland, Maine

Lise McCarthy, PT, DPT, GCS
President, McCarthy's Interactive Physical Therapy
San Francisco, California
Assistant Clinical Professor, Department of Physical Therapy and Rehabilitation
University of California, San Francisco

Oseas Florencio de Moura Filho, PT (Brazil), MSc
Director, Physical Therapy Department
Physios - Clínica de Saúde Funcional Ltda.
Teresina, Piauí, Brazil

Erin N. Pauley, DPT, MS, ATC, CSCS
Texas Physical Therapy Specialists
San Antonio, Texas

Marangela Prysiazny Obispo, PT, DPT, GCS
Program Director, Physical Therapist Assistant Program
Keiser University Miami Campus
Miami, Florida

Rose M. Pignataro, PT, PhD, DPT, CWS
Assistant Professor, Department of Rehabilitation Sciences
Florida Gulf Coast University
Fort Myers, Florida

Ingrid Quartarol, PT, MS
Director, Pilates Contemporany (Brazil, Spain)
Professor, Unichristus University, Fortaleza, Ceara, Brazil

Elysa Roberts, OTR, PhD
Senior Lecturer, Department of Occupational Therapy
School of Health Sciences, Faculty of Health & Medicine
University of Newcastle, Callaghan
New South Wales, Australia

Eric Shamus, PT, DPT, PhD
Chair & Associate Professor, Department of Rehabilitation Sciences
Florida Gulf Coast University
Fort Myers, Florida

Jennifer Shamus, PT, DPT, PhD
Market Manager, Select Physical Therapy
Pembroke Pines, Florida

Nikki Snyder, PT, DPT, OCS, CSCS
Staff Physical Therapist, Orthopedic Clinical Specialist
Certified Strength and Conditioning Specialist
North Florida South Georgia Veteran's Administration
The Villages, Florida

Wendy Song, DO
Family Medicine Resident
Beth Israel Medical Center
New York, New York

Linda R. Staples, RN, BS, MA
Clinical Nurse Specialist, Retired

William H. Staples, PT, DHSc, DPT, GCS, CEEAA
President, Academy of Geriatric Physical Therapy
Associate Professor, Physical Therapy
Krannert School of Physical Therapy
University of Indianapolis
Indianapolis, Indiana

Arie J. van Duijn, PT, EdD, OCS
Associate Professor and Director, Doctor of Physical Therapy Program
Department of Rehabilitation Sciences
Florida Gulf Coast University
Fort Myers, Florida

Natalie V. Wessel, DO, MPH
Resident Physician, Department of Obstetrics and Gynecology
UC Davis Medical Center
Sacramento, California

目录

第三章

神经肌肉病例

第四章

心血管及肺部病例

第五章

皮肤损伤病例

第六章

复杂的医疗病例

第七章

其他老年问题

第一章 老年物理治疗导论

William H. Staples

病例研究是学生学习老年评估原则的一种方式，其包括身体、认知、社会、心理和环境的评估。目标是改善我们所观察患者的健康状况、自理能力及成功维持或提高他们的生活质量。作为物理治疗师，我们专注于功能和活动能力（步态、平衡、转移）。就如今的支付状况而言，我们必须进行高效快速的筛选，以确定检查目标，然后进行干预。但在老年人群中，我们同时要对潜在的（黄色标识）或明显的（红色标识）并发症保持警惕。

老年患者的检查

确定需要进行哪些干预的核心是首先进行全面的评估和检查，这对所有患者都是必要的。本章不是进行如何评估的指导方针，而是关于老年康复的一些特殊思路。随着我们年龄的增长，慢性病和长期劳损造成损伤的发病率增加是正常的衰老变化，需要深入问诊并使用功能测试方法来评估。随着年龄的增长，人们越来越难以适应身体所承受的压力，因此导致器官系统的能力下降、功能下降、损伤和残疾增加。对老年人进行物理检查，必须考虑到患者的身体、心理、社会方面等内外部所有因素，有些方面可能不会影响年轻人的检查结果，而接受物理治疗的老年人通常要应对许多生理、社会和心理的变化。环境因素包括住房、家庭安全、交通等，将对如何满足老年患者的需求产生影响。举个例子，想想物理治疗师接诊的患者，他们可能正承受着巨大的压力，并且可能因此担心配偶的疾病或者自己可能会被送到收容机构。物理治疗学校通常是在封闭的环境中教授学生治疗技术，他们学习了关节活动度（range of motion，ROM）、徒手肌力评定（manual muscle testing，MMT）、感觉、转移等，但缺少充分的、综合的针对老年人的检查项目。例如，经常对同班同学进行 ROM 和 MMT 的检查，可能会使学生认为所有老年人检查结果都不是"正常的"。

老年患者与中年患者的评估有什么不同？中年患者可以对某一特定问题（可能是腕管）进行物理治疗。治疗师会试图确定损伤的机制，然后决定如何预防损伤进一步加剧以及如何解决这一问题。治疗师通常不需要担心影响老年人的许多其他因素。但老年患者的物理治疗师可能需要考虑到患者对侧膝关节也有骨关节炎，并且疼痛的手腕处还使用手拐（这可能是原因）。如果不使用手拐，患者无法安全地行走并增加了跌倒风险，但使用手拐会加重手腕情况。还有代谢或心脏问题，因而每个人都能看到，简单的骨科问题是如何变得复杂的。

有些问题在老年人中更常见或情况更严重。跌倒或害怕跌倒、晕厥、尿失禁、椎管狭窄、骨质疏松、直立性低血压、意外低体温或髋部骨折在老年人中较常见，但很少考虑会在较年轻患者中出现。慢性病也会随着年龄的增长而出现。

为了对老年患者进行全面的评估，治疗师应该尽量控制环境，使用一个光线充足的房间（但没有眩光），避免背光，尽量减少外部噪音（如背景音乐），并尽量减少复杂环境（如拥挤的健身房或干扰）。老年人通常会出现感觉减弱，适宜的环境条件对于患者保持注意力集中很重要。每次都要进行自我介绍，用姓名称呼患者，与患者面对面，坐或蹲时视线与患者保持水平，交流时用低沉、缓慢的语调和语速，询问一些开放式的问题，比如"我能为您做什么？"或者"您今天为何而来？"当然，如果遇到痴呆患者，在这种特殊情况下，"是/否"的问题将是最好的。对于老年人，治疗师需要确定患者是否存在听力障碍。相应地，治疗师可能需要提高音量，以更低的语调和更直接的方式来交流。如有必要，请用大号字体写下问题，并确保留出足够的时间让患者回答。

对老年患者身体进行全面评估不仅应包括物理治疗师擅长的功能状况，而且还应包括药物、营养、有无脱水、视力和听力的评估。询问有关药物的问题可能让你发现一些患者可能忘记告诉你的诊断。例如，当被问及是否患有高血压时，服用利尿剂（diuretic）、β-受体阻滞剂（β-blocker）和血管紧张素转换酶抑制剂（ACE inhibitor）的患者可能会告诉你"没有"。患者没有说谎，他们认为病情得到控制就像没有患病一样，更糟的是，他们甚至不知道或不记得他们为什么服用这种药物。老年人服用许多药物（多重用药），药物之间会有相互作用，可能出现其他问题。致命疾病晚期的患者通常服用一些特效药，并服用一些针对症状及并发症的药物[1]。

多重用药是指过度和（或）使用不必要的，甚至可能对老年患者有害的药物。多重用药可增加出现不良反应的风险，降低生活质量，增加经济负担[2]。停止不必要的药物可能会改善患者的整体健康状况，但很难确定停用哪些药物是安全的[3,4]。许多教科书和网站包含有关药物的重要信息，并且本文中的许多病例可用于了解药物的副作用及各药物间可能出现的相互作用。本文使用了一些学生和治疗师熟知的网站，但作者更偏爱使用 Drugs.com，也支持每个人选择自己偏爱的网站。

多重用药可见于治疗原发病用药后的不良反应，或为获得积极效果同时使用同效药物或加倍用药，或有时使用药物来抵消另一种药物的副作用。同时使用相互作用的药物或禁忌证的药物也可能发生。

药物反应的变化可由于身体吸收药物的方式不同（药代动力学变化，pharmacokinetic changes），以及药物影响身体方式的不同（药效学变化，pharmacodynamic changes）。随着年龄的变化，药代动力学可改变药物的吸收、分布、代谢和排泄方式。年龄相关的变化在老年药代动力学变化中起着最大的作用，这是由于胃肠道吸收减少、体内含水量减少、总体重减少、血浆蛋白浓度降低以及脂溶性和水溶性药物浓度增加所致。随着年龄的增长，肾脏代谢药物的能力会降低。肝脏的药物代谢能力随着年龄的增长而降低，因此药物会保持更长时间的活性。由于肾血流量、肾质量和肾小管功能下降，肾脏代谢药物的能力降低，也会使药物在体内停留更长时间。脂溶性药物积聚和储存在脂肪中，释放后也可能会出现问题。老年药代动力学改变的累积效应是指药物在较长时间内保持活性，或将更多药物输送到受体部位，从而延长药物作用时间，增加风险或毒副作用。例如苯二氮䓬类药物（benzodiazepines）（地西泮 diazepam、阿普唑仑 alprazolam）的半衰期可以延长4倍[5]。另一个例子是阿司匹林（aspirin），它通常与血浆蛋白结合，使其活性降低，但在老年人，因为可与阿司匹林结合的血浆蛋白较少，游离阿司匹林增多，使得更多的阿司匹林作用于靶组织[6]，这将对老年人造成更大的影响。随着年龄的增长，药物分布变化可能会很大，而且随着药物的增加，药物的不良反应风险不是简单的呈倍数增长，而是呈指数增长。

药效学是药物对身体的影响。衰老过程可能会或多或少地产生对特定药物的敏感性。对于作用于心血管和中枢神经系统的药物尤其值得注意。可能影响药效学的变化包括循环的内稳态控制缺陷（压力感受器敏感性降低，血管顺应性降低），例如，这可能改变老年人对心血管药物的反应，当药物到达靶组织时，药效学过程就启动了，影响的可能是神经系统的突触前或突触后，或酶抑制。再摄取抑制剂（reuptake inhibitors），如 SSRI 抗抑郁药，是在突触前作用药物的例子。乙酰胆碱酯酶抑制剂（acetylcholinesterase inhibitors）用于阿尔茨海默病患者（多奈哌齐 donepezil、加兰他敏 galanthamine 和利斯的明 rivastigmine）都是酶抑制剂的例子[6,7]。尽管老年患者比更年轻患者有更明显的药物效应，但原因不明。药物反应的差异可归因于不同的机体或不同的敏感性[7]。

药理学是一个需要讨论的问题，因为随着老年人数的增加，老年人多重用药的增多可归于两个主要原因。第一，老年人多个疾病就会有多个相对应的药物处方；第二，看的医师越多，患者获得的药物处方就越多。还有另一种不常见的情况是，作者发现由于某些在药房的药物价格更低而被使用，这导致计算机无法研究发现药物相互作用的结果。患者没有正确、恰当地使用处方或非处方药物也会导致多重用药，老年人很习惯向有类似症状的配偶或朋友分享药物。有些处方可能已经过期，需要重新检查。老年人也可能会忘记何时或如何服药。许多药物看起来很像，视力下降的患者可能会无意中错服药物。个人或家庭成员可能认为药物有副作用是正常的，因为患者年龄较大，一些副作用很像因衰老而有的问题（尿失禁、精神状态下降），或者完全忽略副作用。在本可以非药物治疗的情况下，医师进行了药物治疗从而导致多重用药[3,4]。

老年人出现药物不良反应增多是因为两方面因素。老年人会服用更多的药物，而且由于年龄的增长，药效反应也出现变化。一般来说，老年人发生药物不良反应的可能性是正常人的2~3倍。老年人只占总人口的13%，但消耗了33%的药物，而且还依赖非处方药,而非处方药可能不会被医师或其他医务人员记录在案[8]。

物理治疗师针对药物能做什么?治疗师可以根据药物剂量及服用时间来安排治疗时间,如能将镇静剂或导致头晕的药物对步态或平衡训练的影响降至最小。如果是提高功能或促进协同效应的药物,物理治疗应与药物的峰值效应相协调,如帕金森药物;如果治疗可能引起疼痛,如全膝关节置换术后,物理治疗应与止痛药的峰值效应相协调。治疗师还可以通过强化处方执行的必要性,并帮助监督是否按照处方服用药物,从而加强患者对药物治疗的被教育和依从性。此外,向患者、家人和护理者介绍药物的使用原因以及药物的副作用,这是非常有帮助的。

治疗师必须了解每位患者使用药物的情况,基本了解每种药物的有利和有害影响。治疗师还必须认识到特定药物与各种康复程序是如何相互作用的,尤其是接受物理治疗的老年患者。老年人通常对药物影响更为敏感,不良反应可能阻碍治疗进展。充分了解患者的用药方案有助于物理治疗师识别和解决这些不良反应,并能充分利用药物的有利方面,治疗师需要避免治疗和药物之间潜在的不好的相互作用。对老年人使用的一些治疗干预措施可能与某些药物产生副作用,举个这方面的例子,如接受某些降压药物治疗的患者,使用热疗会引起外周血管扩张,可能会导致严重的低血压。

在美国,肥胖症非常普遍[9,10]。美国的肥胖人数超过以往的任何时候,超过50%的成年人超重或肥胖。人们腰围变得更粗,这是对控制体重最不健康的地方。肥胖与许多慢性疾病有关,尽管我们不确定是否仅仅是体重的问题,还是与体重相关的其他因素[9]。肥胖的人实际上可能营养不良,尤其是老年人,他们需要额外补充营养,例如在伤口愈合期间。能够为患者提供适当的营养建议对整体健康并不是非常重要,但它是康复过程中的一个重要部分,因为康复过程对营养需求较高。营养不良的人利用身体组织获取能量,新陈代谢速度较慢,免疫系统功能下降。老年人通常因用餐、购物和准备食物困难而营养不良,他们单独生活,缺少照顾,有的食欲缺乏。营养不良会导致在慢性病(肌肉减少症、糖尿病、骨质疏松症、恶病质、心脏病)的治疗上花费更高的医疗成本,住院时间更长,并发症、深静脉血栓、免疫系统功能下降(伤口、感染、肺炎)、疲劳、脆弱和意识障碍、红细胞计数低、虚弱、跌倒、抑郁、依赖和死亡率增加[9,10]。

适当的营养是康复过程中至关重要但经常被忽视的一个组成部分,治疗师一般没有接受这方面的教育。治疗师应通过观察以及测量身高、体重、体重指数,或出现比上个月超过4.54kg的体重减轻来筛查营养不良。营养不良可能反映出疾病、抑郁、功能缺失或经济困难,请注意这些因素,以便当患者提出与营养有关的问题时,你能够做出适当的回答。患者经常这样做,尤其是在家庭健康领域。切忌仅仅因为包装说明食品或营养品是"天然的"和/或"草药"就判断它对患者是安全或有益,你应该知道如何阅读包装上的营养信息[11-13]。

人们摄入大量的卡路里,但经常缺乏钙等营养素的摄入,这在老年人中尤是如此。举一个例子,患者由于新诊断出骨质疏松症(osteoporosis)或者最近有骨折,已经遵循医嘱增加了钙摄入量,治疗师需要知道哪些因素可能会对钙吸收产生有利或不利的影响。患者整天待在室内,在阳光下(非正午)进行一些户外活动可能会使身体产生维生素D以帮助钙吸收。相反,当治疗师在患者家时,可能会观察到患者在一小时内喝了三杯咖啡,或患者在厨房的柜台上放着一盒加了盐的纤维饼干。治疗师应教育患者一些食物会对钙的吸收产生的不利影响,如咖啡因、钠和纤维。虽然患者可以从营养师的咨询中受益,但咨询费用可能是无法报销的,所以通常由护士或治疗师进行教育。

根据美国饥饿状况报告,近1/6的老年人面临着饥饿问题[13]。老年人营养不良和健康状况与食品不安全有关,如此高概率地出现食品不安全问题很可能会给美国的公共卫生带来更大的挑战。这项研究表明,阻止美国老年人医保支出增长的一个关键可行途径是改善食品不安全问题[14]。营养不良可能是因为牙齿不好(牙齿脱落)、嗅觉下降、牙龈萎缩、假牙不适、唾液减少、吸收差、饱腹感、饮食限制(限制盐、脂肪、糖、蛋白质的摄入会导致食物失去味道)或药物副作用(口干、味觉丧失、食欲缺乏、恶心)。危险因素包括收入低、教育水平低、口腔不健康及牙齿不好、多重用药、行动障碍、慢性病和精神状态改变(抑郁、困惑或痴呆)。治疗师可以寻找老年患者一些营养不良的迹象,询问有关饮食习惯或饮酒的问题。你有没有发现伤口愈合不良,或者容易有青肿?他们有牙科问题吗(假牙不合适,说话或咀嚼时松动,不戴)?衣服是否太宽松表明体重减轻?排便不频繁吗[11-13]?

老年人可能面临的另一个问题是脱水。仅丢失体重的1%~3%就会造成脱水。老年人的危险因素包括口渴感减弱、精神状态下降、水代谢改变、身体功能丧失、视力问题、药物作用(利尿剂、泻药、镇静剂)、吞咽困难、呕吐和腹泻（尤其是严重感染流感的情况下）、食物摄入量减少、对失禁的恐惧及照顾者缺乏关注。脱水的结果可能表现为低血压、体温升高、便秘、尿量减少、心动过速、头痛、舌干、皮肤饱满度下降和（或）色素沉着变化，皮肤捏提试验（skin pinch test）显示皮肤缺乏弹性、尿色深、口干、口黏、疲劳、虚弱和（或）发冷[15]。

白内障、青光眼、黄斑变性和调节功能的异常会随着年龄的增长而更糟。治疗师可以通过询问患者诸如驾车、看电视或阅读等日常活动来评估视觉障碍。更常用的是，患者能看清药瓶上的说明吗？询问患者上一次拿到新处方是什么时候，让治疗师知道患者的眼镜是否合适。更正规的方法是，斯内伦视力表（Snellen chart）或耶格卡（Jaeger card）可以用来评估视力。听力丧失在老年人中也很常见，听力受损会导致抑郁和社交能力丧失，治疗师可以通过音叉实验（tuning-fork test）、手指摩擦测试（finger-rub test）或耳语测试（whisper test）来筛查听力损失。如果怀疑听力丧失，就转诊耳鼻喉科医师、言语治疗师或听觉专家，可能适合用听力计进行正规的听力测试；评估是否有耳垢嵌塞，并确定是否需要清洁耳朵。也应该定期检查和清洁助听器。

功能性测试结果对患者的康复疗效至关重要。除了测试或测量的精神测定特质外，物理治疗师还必须考虑每种工具的临床应用及其特殊用途。例如，物理治疗师考虑测试或测量后数据的精确性，以及它是否能满足现状需要。有些测量只是粗略的测量，可能对筛选人群有用，但对于识别干预后状态的微小变化可能没有帮助。物理治疗师应该使用非常敏感的测试，以检测干预结果的预期变化程度。敏感性和特异性是选择"最佳"测试的重要部分。理想情况下，任何测试或测量的指标都应该来源于临床研究，治疗师使用其中部分来评估患者的功能。许多测量方法都经过验证，并对其信度效度进行了调查，以适用于不同的人或环境。例如，对社区居住的老年人使用的测试对于长期生活在护理机构中的人来说可能不是一个有效或确切的工具。

有些测试可能更好地用于筛查功能丧失，或普查，以确定是否需要专业的干预。这可能决定治疗师是否需要教育患者或护理人员，或是否需要直接实施干预。治疗师们通过普查来确认谁可能有问题/病理，这样他们就可以回去做更详细的测试来确定诊断/问题。如果在筛查上错过某人则会后果严重，风险很高时尤其如此，比如错过了某个有高风险跌倒的人，没有对他进行干预，然后这个人可能摔倒并摔断髋骨。

我们需要考虑患者的认知健康。由于阿尔茨海默病的流行，治疗师需要对认知功能的丧失进行筛查，因为这会影响治疗师指导和与患者互动的方式。精神状态可能不会仅仅影响患者是否能够遵循指导或记得进行家庭锻炼计划，也会影响营养和脱水情况，从而影响前面提到的整个康复过程。许多痴呆症患者并不抱怨记忆力的丧失，但认知障碍的老年人存在发生意外、精神状态不稳、医疗不依从和残疾增加的风险。有几种容易使用的认知筛查，包括简易智力状态检查量表（mini mental status exam，MMSE）、简易认知分量表（Mini-Cog）、蒙特利尔认知评估量表（Montreal cognitive assessment，MoCA）或圣路易斯大学心智状态（St Louis University mental status，SLUMS）测试。老年人中确诊抑郁症的很少见，治疗师可以通过两个问题的抑郁测试或PHQ-2来筛查抑郁[16,17]，或者简单地问："你经常感到悲伤或沮丧吗？"如果患者回答："是的"，那么最好使用老年抑郁症量表。此外，治疗师应该注意焦虑或丧亲之痛的迹象。如果治疗师认为筛查显示的结果可能是抑郁症，那么他应该询问患者是否需要帮助，并向合适的心理健康医师寻求帮助。作者强烈建议询问患者是否在考虑伤害自己。根据个人经验，作者认为如果患者对自我伤害的这个问题有两次肯定的回答，治疗师就应拨打急救电话帮助患者紧急入院。

如果不调查老年人是否有尿失禁，那么对老年人的评估就不是完整的。这不是正常衰老的一部分，而是一个非常普遍和主要的健康问题。失禁可以通过物理治疗来评估和治疗。失禁分为两大类：急性和慢性。急性或短暂性的失禁通常是由疾病引起的，如尿路感染（urinary tract infection，UTI）、肾结石、脑血管意外或便秘。急性尿失禁也可由大量摄入刺激泌尿系统的食物和（或）饮料引起，如含咖啡因的饮料、酒精、辛辣或酸性食物。一个缩略词可以帮助记住这些原因：DIAPERS，是以下单词的英文首字母，谵妄（D）、感染（I）、萎缩（A）、药物（P）、尿量过多（E）、活动受限（R）和大便嵌塞（S）[18]。

慢性或持续性尿失禁常见于泌尿生殖系统（包括盆底）的变化或损害。怀孕、分娩和更年期的变化会影响支持膀胱的韧带和肌肉结构[18]。慢性尿失禁主要有四种类型：压力性尿失禁是最常见类型，由于盆底控制功能丧失而引起，活动、举重、运动、大笑或打喷嚏时可出现轻微到严重的溢尿[18]。激惹性尿失禁是由于逼尿肌过度活跃引起的,这也被称为膀胱"过度活跃",膀胱中的少量尿液,在遇到寒冷的环境、位置的改变,或者听到流水声,都可能促进膀胱排空,并且排空膀胱的"冲动"会很快发生。充溢性尿失禁是逼尿肌活动不足的结果。不能有效和完全排空膀胱会导致"尿滴沥"。在老年男性中,常见原因是前列腺增生、溢出或出口阻塞。功能性尿失禁是无法及时赶到洗手间进行排泄,这可能是由于功能丧失或药物副作用造成的。最后,还有混合性尿失禁,是兼有两种或两种以上尿失禁的类型[18]。

社会评估应包括患者个人支持系统的可用性,包括家庭、亲属、朋友和社会系统(教堂、打牌、读书俱乐部、高尔夫球等)。照顾慢性病患者,尤其是阿尔茨海默病患者时,应评估看护人的负担。经济状况可能不是一个简单的问题,但评估可获得的物质援助、环境改造或购买不在医疗保险或私人保险覆盖范围之内的医疗设备的能力是很重要的。社会工作者和老龄化系统领域可以成为物理治疗干预的宝贵资源。可能需要评估老年人的驾驶能力,因为他们通常视力下降、颈部或躯干旋转运动受限、肩部、臀部、脚踝、足部功能障碍,同时可能存在由于药物引起的感觉丧失、神志不清、协调性差、反应时间长或警觉性差等。最后,如果有怀疑,可能需要调查虐待老人问题。

根据世界卫生组织(WHO)定义,老年人是指 60 岁以上的人。世界卫生组织将衰老定义为:"是一个生物自然进化的过程,很大程度上超出了人类的控制。然而,它也受制于每个社会对衰老的理解[19]。"这在各国之间有所不同,包括角色丧失或不再是积极贡献者,以及身体机能丧失。这可能与退休年龄有关,或基于经济和政治因素[20]。

总之,老年评估的重点是功能,成功的评估有利于健康和独立,应采用加强与老年患者沟通的策略。综合评估包括健康的身体、认知、心理和社会方面的健康。与绝对数相比,老年人口的统计数量或比例正在增加。年龄的增长会影响生活的方方面面,治疗师需要了解和思考与各种机构、政府和支付系统有关的教育、文化、经济、娱乐和医疗保健政策法规,以及这些如何与治疗计划相互作用。

因衰老而产生的普遍变化

衰老过程有一些基本假说。衰老是随着时间的推移而发生的,并不会在一个人 65 岁时突然神奇地发生。然而,老年实际上是一个新概念,在 20 世纪初,人们的平均预期寿命是 40 多岁。衰老与疾病有很大不同。关于我们为什么会衰老并走向死亡,研究者还没有得出任何绝对的答案,但是在为老年人工作时,有一些关键点需要考虑。与衰老相关的变化是渐进的,但越复杂的功能下降就越明显。个体衰老的速度不同,有可能是因为系统对所承受的压力源的适应性有差别。其他需要考虑的因素是体内稳态和恢复力。两个具有相同医学诊断的人的功能可能会有很大不同,其结果也不同。衰老是系统或个体对细胞凋亡、疾病、压力源和(或)毒素适应性的改变。

衰老和疾病(病理学)之间的区别可能很难,并且有些随心所欲,而且是一个程度方面的问题。当变化影响一个人发挥功能时,这些变化被描述为一种疾病。在功能丧失之前,损耗被认为是衰老的"正常"变化。这些变化之间并没有明确的界限,许多研究是为了明确,与异常过程相比,什么是正常的或预期的过程。

一般来说,所有组织都会失水,且不溶性胶原蛋白的比例增加。(化学)交联键数量的增加会导致灵活性降低和运动阻力增加。组织更容易受到剪切力、重复循环载荷(过度使用损伤)和微创伤的影响,这增加了损伤的发生,并缩短了恢复时间。随着年龄的增长,线粒体也会减少,从而导致能量产生的减少。大约50%的功能下降可归因于病理而非正常衰老过程。一般来说,30 岁以后,器官系统每年下降 $0.75\% \sim 1.0\%$[21,22]。

细胞总数随着年龄的增长而减少,其复制速度也随之下降。细胞内发生细胞变化,使它们无法执行它们的程序功能,不能产生必要的酶或蛋白质。细胞的结构变得不太相似,在功能上也不那么有条理。脂褐素(一种由受损血细胞分解和吸收而产生的褐色色素废物)的沉积增多,尤其在心脏、平滑肌和脑组织中更容易被发现。瘦肌肉组织减少,脂肪浓度增加。除前列腺外,几乎所有器官的大小和重量都在减少[21,22]。

结缔组织增加了胶原蛋白和弹性蛋白纤维的(化学)交叉或交联,这使胶原蛋白变得更加致密和坚硬,阻碍了营养物质和废物的流动。弹性蛋白变得更硬,可能被胶原蛋白取代。组织中弹性蛋白数量的减少会导致皱纹(表皮脆弱)、关节灵活性的丧失以及动脉和细支气管的硬化,使这些部位都更容易受到伤害[21]。

肌肉骨骼系统的运动范围、反应速度和强度都有所降低,这与失用性萎缩相似。糖蛋白的减少导致液体保留减少,进而导致脱水。当软骨脱水时,它会变硬变薄。此外,关节内的润滑性丧失,包括透明质酸的减少,这导致结缔组织的活动性下降和组织退化。值得庆幸的是,运动可以促进透明质酸的生成,而不运动会导致纤维蛋白原的增加,这会导致关节粘连[21,22]。

肌肉性能会受到影响,因为力量峰值在 30 岁左右,50 岁开始明显下降,尽管有些老年人的力量值与年轻人的力量峰值相当。由于纤维(特别是 Ⅱ 型纤维)的大小和数量的减少,力量的产生发生了变化。在衰老和去神经化的肌肉中,我们看到肌纤维的数量和大小以及纤维分类都在减少。随着我们年龄的增长,为完成既定任务,需要增加肌动单位的招募。换句话说,做得少需要的更多[22]。

力量训练可以提高老年人的肌肉性能。老年人肌肉性能受影响最大的方面是力量。这是由于每块肌肉的神经元数量减少和神经传递的改变所致。由于难以在更快的速度下形成转矩,功率下降更多[21,22]。

骨骼变化包括女性比男性的骨密度降低更明显(由于雌激素的减少),可导致骨质减少或骨质疏松症。骨骼的变化会影响姿势的变化,进而影响动作和功能。姿势的改变,随着力量和灵活性的变化,也会影响步态和灵活性。体力下降的病理原因包括关节炎、心血管疾病、脑卒中等[21,22]。

能量供应变化导致耐力受限是因为肌球蛋白ATP 活性降低,线粒体数量减少。最大摄氧量会降低,因此耐力在较高的活动水平时下降。在没有病理的状态下,较慢、较轻的活动水平不会引起耐力的改变。心脏系统输送氧气和营养物质的能力下降,在心肺章节中我们有更详细的介绍[21,22]。

中枢神经系统和外周神经系统均出现神经学上的改变。大脑皮层和小脑的质量下降。由于神经递质(多巴胺、血清素、GABA)下降,神经冲动传递延迟。传导速度下降,尤其是在后脊柱束,导致翻正反射呈阳性,这使人有更高的跌倒风险。老年人更依赖视觉来保持平衡。由于正常的前庭系统退化,当移除视力和躯体感觉时,老年人往往无法保持平衡。平衡和协调能力下降会降低对变化作出反应的能力,并可能导致受伤。病理状况包括几种类型的痴呆(阿尔茨海默病、血管性痴呆、额颞叶痴呆和路易体痴呆)和帕金森病[21,22]。

所有感觉系统的敏锐度,包括听觉(老年性耳聋)、视觉(老花眼)、嗅觉、味觉和触觉,都会随着年龄的增长而减弱。每一种感官都提供特定类型的信息,这是人适应、发挥功能和适应环境所必需的。因此,

感觉衰退可能因此损害个人在环境中保持独立性的能力[21,22]。

老年性耳聋是一种感音神经性耳聋。内耳或听神经的变化阻止了声音信号向大脑的传播,并导致高频率和低频率听力水平的丢失。所以,临床上应慢慢地、清晰地说话,让患者看到你的脸,不一定要大声说话,可帮助你和患者交流。传导性(外周性)听力损失是指由于信号强度不足而导致的内耳传声丢失。仍然可以分析内耳接收到的声音,因为内耳本身不受影响。也可能由于耵聍、鼓膜穿孔、中耳的血清或脓液或耳硬化症导致传导性功能障碍,助听器可能对这种情况有效[21,22]。

视力的变化是由于视力、视野、黑暗适应、调节(老花眼)和颜色/深度感知的损失。视力也受到照明和眩光的限制。视力的疾病可能包括青光眼(由眼内压增加引起)、白内障(由于晶状体密度增加)、黄斑变性(由小出血引起视网膜黄斑区域的色素变化)、晶状体变黄(不能分辨蓝色和绿色)和飞蚊症(在玻璃体内一种良性的胶状聚集物)[1,2]。

出汗量减少会导致体温过热,随之而来的是皮下脂肪层的流失,无法控制体温。感知觉、触觉、运动和疼痛感受器都在减少[21,22]。

随着年龄的增长,味觉和嗅觉变得不那么敏锐,多达80%的味蕾萎缩。各种气味的感知力下降与唾液流量减少、嗅球显示细胞减少有关。这些都可能导致老年人经常出现食欲下降[21,22]。

年龄的增大,还会出现胃肠道的变化,例如食管运动能力下降并且可能会感到胸骨下的饱腹感,这些会延迟食物进入胃部。食管裂孔疝很常见,是因为下食管的松弛(病理学)。胃、结肠和小肠的运动也会减弱。营养吸收受到阻碍。老年人容易便秘,如果行动不便或脱水,可能会造成肠梗阻,会需要医疗急救。溃疡性疾病是老年人常见的病理疾病,可由某些药物引起[21,22]。

肝脏质量和血流灌注下降,这意味着许多药物的代谢减少,药物的蛋白质结合率也可能降低。胰腺功能的改变会导致外周组织使用胰岛素的能力下降,随着血糖升高,胰腺分泌胰岛素的能力降低,从而导致糖尿病。肾脏体积减小,85 岁时功能性肾单位减少了30%~40%。膀胱内残余尿量的增加可能会导致感染风险的增加[21,22]。

总的来说,我们的身体在许多方面都会衰老,会给老年人自己和照顾他们的医疗保健工作者带来挑战。有些事情我们可以改变,有些事情我们改变不了

太多。希望本文能解释随着年龄增长会发生什么，以及物理治疗师如何对衰老过程产生积极影响。

参考文献

1. Currow DC, Stevenson JP, Abernethy AP, et al. Prescribing in palliative care as death approaches. *J Am Geriatr Soc.* April 2007;55(4):590-595.

2. Holmes HM, Hayley DC, Alexander GC, Sachs GA. Reconsidering medication appropriateness for patients late in life. *Arch Intern Med.* March 27, 2006;166(6):605-609.

3. Bain KT, Holmes HM, Beers MH, et al. Discontinuing medications: a novel approach for revising the prescribing stage of the medication-use process. *J Am Geriatr Soc.* October 2008;56(10):1946-1952.

4. Holmes HM, Min LC, Yee M, et al. Rationalizing prescribing for older patients with multimorbidity: considering time to benefit. *Drugs Aging.* September 2013;30(9):655-666.

5. Benzodiazepines. Drugs.com. http://www.drugs.com/drug-class/benzodiazepines.html. Accessed April 25, 2015.

6. Jacobsen S. Effects of pharmacokinetic and pharmacodynamic changes in the elderly. *Psychiatric Times.* http://www.psychiatrictimes.com/geriatric-psychiatry/effects-pharmacokinetic-and-pharmacodynamic-changes-elderly. Accessed April 13, 2015.

7. Bowie MW, Slattum PW. Pharmacodynamics in older adults: a review. *Am J Geriatr Pharmacother.* 2007;5:263-303.

8. Older adults. National Institute on Drug Abuse. http://www.drugabuse.gov/publications/research-reports/prescription-drugs/trends-in-prescription-drug-abuse/older-adults. Accessed June 21, 2015.

9. The obesity epidemic. Centers for Disease Control and Prevention. Obesity Epidemic. http://www.cdc.gov/cdctv/ObesityEpidemic/. Accessed April 24, 2015.

10. Obesity. Centers for Disease Control and Prevention. http://www.cdc.gov/obesity/adult/causes/index.html. Accessed April 24, 2015.

11. Furman EF. Undernutrition in older adults across the continuum of care. *J Gerontol Nursing.* 2006;32(1):22-27.

12. Visvanathan R, Chapman IM. Undernutrition and anorexia in the older person. *Gastroenterol Clinics North Am.* 2009;38:393-409.

13. DiMaria-Ghalili RA, Amella E. Nutrition in older adults: intervention and assessment can help curb the growing threat of malnutrition. *Am J Nursing.* March 2005;105(3):40-50.

14. Ziliak J, Gundersen C. The State of Senior Hunger in America 2012: an annual report. Report submitted to National Foundation to End Senior Hunger. 2014. http://www.feedingamerica.org/hunger-in-america/impact-of-hunger/senior-hunger/senior-hunger-fact-sheet.html. Accessed April 25, 2015.

15. Faes MC, Spigt MG, Rikkert O. Dehydration in geriatrics. *Geriatr Aging.* 2007;10(9):590-596.

16. Sheeran T, Reilly CF, Raue PJ, et al. The PHQ-2 on OASIS-C: a new resource for identifying geriatric depression among home health patients. *Home Healthc Nurse.* February 2010;28(2):92-104.

17. Li C, Friedman B, Conwell Y, Fiscella K. Validity of the Patient Health Questionnaire 2 (PHQ-2) in identifying major depression in older people. *J Am Geriatr Soc.* 2007;55(4):596-602.

18. Urinary incontinence. MayoClinic.org. http://www.mayoclinic.org/diseases-conditions/urinary-incontinence/basics/definition/con-20037883. Accessed June 21, 2015.

19. Ageing. World Health Organization. http://www.who.int/ageing/about/facts/en/. Accessed April 11, 2015.

20. Definition of an older or elderly person. World Health Organization. http://www.who.int/healthinfo/survey/ageingdefnolder/en/. Accessed April 11, 2015.

21. Guccione A, Wong R, Avers D. *Geriatric Physical Therapy.* 3rd ed. St Louis, MO: Elsevier; 2012.

22. Kauffman T, Scott R, Barr JO, Moran ML. *A Comprehensive Guide to Geriatric Rehabilitation.* 3rd ed. China: Churchill Livingstone; 2014.

第二章　肌肉骨骼病例

引言：

肌肉骨骼系统中与年龄相关的变化

James R. Creps, PT, DScPT, OCS, CMPT

　　衰老会给人体带来许多挑战,肌肉骨骼系统也会产生相应变化。与骨组织相关的肌肉质量和力量会随年龄的增长逐渐衰减,这一过程被称为肌肉减少症,并总是导致老年人功能下降[1]。肌肉质量方面的衰减在下肢最显著,并且以Ⅱ型肌纤维先萎缩为特征[2,3]。肌肉质量的衰减是显著的,已有几项研究报道其大约为30%[2]。此外,在一个人的一生中,由于衰老引起的肌纤维减少会导致大腿肌肉横截面积减少25%~40%[4]。随着年龄的增长,肌肉质量和力量会衰减,这是典型的现象,目前有多种相关的假说。

　　细胞凋亡的增加,或细胞程序性死亡的过程,可能是一个促进因素[5]。在细胞凋亡过程中,生化变化会导致细胞形态的特征性改变。具体来说,对肌肉组织,核碎裂可能导致细胞死亡和随后的组织萎缩[6]。细胞凋亡与细胞坏死不同,它涉及某种形式的细胞创伤,并且生成的凋亡小体在损害周围组织前会被吞噬细胞吞噬和清除。

　　肌肉组织的氧化应激和炎症也与肌肉力量和肌肉质量的衰减有关,这是随着年龄增长而出现的特征[7]。氧化是炎症的前兆,它是氧分子和人体组织之间的相互作用。当氧气被代谢时,它产生"自由基",从其他分子中窃取电子,造成细胞损伤。氧化过程刺激炎症和与之相关的连锁生化反应。肌肉组织的细胞学变化反映了氧化的炎症反应对机体的一些不良影响。

　　肌肉减少症是一种以骨骼肌质量和肌力的进行性和全身性衰减为特征的综合征。肌肉质量的减少会导致不良后果的风险增高,包括生活质量差、残疾

及早亡[8]。

　　最后,老年人神经肌肉的改变也会导致肌肉萎缩和衰弱[9]。肌纤维失神经会发生,尽管目前还不清楚它是先于肌肉萎缩发生还是由肌肉萎缩所导致的。此外,运动单位数量的减少,以及运动轴突传导速度的降低,也是导致肌肉功能随年龄增长而下降的部分原因[10,11]。最后,脊髓和皮层组织的兴奋性随年龄降低,这也与骨骼肌功能下降有关[12]。所有上述神经肌肉的改变,都将导致老年人运动功能障碍。这些功能障碍加上反应时间改变和知觉的缺失,使老年人处于跌倒的高危风险中。

　　同样,肌腱也会随着年龄的增长而发生变化,并且随着年龄的增长,损伤的发生率也会增加[13-15]。老年人肌腱的修复需要长时间的疗养和康复。导致老年群体损伤和退化倾向增加的确切机制目前还不清楚,这似乎与细胞基质转化率和反应的改变有关[16]。很明显,与衰老相关的一些东西正在影响组织维持内稳态的能力,导致再生反应减少[17]。

　　最近的研究似乎表明,随着年龄增长,肌腱干细胞在自我更新和减速运动中表现出严重的缺陷,它使肌动蛋白丝的转换率降低。本质上,随着年龄的增长,肌腱干细胞的供给在大小和功能性方面都会逐渐枯竭[18]。与组织特异性、年龄增长有关的成体干细胞的数量减少、抗逆性和修复能力下降等并不是什么新概念[19]。事实上,对人类衰老及相关的多项研究表明,再生能力的降低与可用的干细胞库的功能下降有关[20,21]。

　　此外,有报道表明了衰老会诱发关节囊、筋膜和韧带结构退行性变化。这些改变的发生主要是由于抗阻时弹性纤维的减少[22]。

　　最后,骨结构中也发生了与年龄相关的显著变化。其中一些是由于慢性疾病所致,比如骨质疏松症,由于长期饮食不当,导致钙的摄入量减少,甚至由于药物相互作用导致钙吸收减少,在这种情况下,可

能会加速它的发生[23-25]。骨质疏松症是一种可以引起老年人疼痛的重要的代谢疾病[26]。维生素 D 不足也会损害骨细胞正常的分化和增殖,为形成这种慢性疾病提供机会。老年人面临着保持均衡饮食和适当户外活动水平的挑战,因此特别容易发生长期缺钙和骨折[27-30]。

骨密度在 50 岁后显著下降,因此通过充足的营养和活动保持骨密度,以降低骨折的风险,应该成为老年人的首要健康目标[31-32]。骨骼健康的变化,加上旧伤和过度使用,也会导致骨关节炎。显然,骨关节炎是导致老年人疼痛和功能障碍的主要原因[26]。

肌肉和骨骼结构的变化,以及肌腱和韧带力学性能的变化,可能会导致老年人损伤的增加和功能的下降[33]。由于久坐行为,导致疼痛和功能障碍等不良的健康后果。所以,基于老年人的这些生理变化,运动和适当的功能活动对于维持肌肉骨骼健康就显得非常重要。通过积极地运动和合理的营养,可以控制肌肉骨骼系统中的诸多不利变化。这对于维持老年人的功能独立性和降低跌倒风险至关重要。物理治疗师因其职业特点,可为老年人群提供有效的保持身体健康的康复方法,从而可以减少老年人在疾病或损伤的急性期时一些原本可能需要的干预。

参考文献

1. Sayer AA, Robinson SM, Patel HP, Shavlakadze T, Cooper C, Grounds MD. New horizons in the pathogenesis, diagnosis, and management of sarcopenia. *Age Ageing*. 2013;42(2):145-150.

2. Janssen I, Heymsfield SB, Wang ZM, Ross R. Skeletal muscle mass and distribution in 468 men and women aged 18-88 yr. *J Appl Physiol*. 2000;89:81-88.

3. Nilwik R, Snijders T, Leenders M, et al. The decline in skeletal muscle mass with aging is mainly attributed to a reduction in type 2 muscle fiber size. *Exp Gerontol*. 2013;48:492-498.

4. Klitgaard H, Mantoni M, Schiaffino S, et al. Function, morphology and protein expression of ageing skeletal muscle: a cross-sectional study of elderly men with different training backgrounds. *Acta Physiol Scand*. 1990;140:41-54.

5. Buford TW, Anton SD, Judge AR, et al. Models of accelerated sarcopenia: critical pieces for solving the puzzle of age-related muscle atrophy. *Ageing Res Rev*. 2010;9:369-383.

6. Marzetti E, Calvani R, Bernabei R, Leeuwenburgh C. Apoptosis in skeletal myocytes: a potential target for interventions against sarcopenia and physical frailty-a mini-review. *Gerontology*. 2012;58:99-106.

7. Thompson LV. Age-related muscle dysfunction. *Exp Gerontol*. 2009;44(1-2):106-111.

8. Cruz-Jentoft AJ, Baeyens JP, Bauer JM, et al. Sarcopenia: European consensus on definition and diagnosis: report of the European working group on sarcopenia in older people. *Age Ageing*. 2010;39(4):412-423.

9. Jang YC, Van Remmen H. Age-associated alterations of the neuromuscular junction. *Exp Gerontol*. 2011;46(2-3):193-198.

10. Campbell MJ, McComas AJ, Petito F. Physiological changes in ageing muscles. *J Neurol Neurosurg Psychiatry*. 1973;36(2):174-182.

11. Dalpozzo F, Gerard P, De Pasqua V, Wang F, Maertens de Noordhout A. Single motor axon conduction velocities of human upper and lower limb motor units. A study with transcranial electrical stimulation. *Clin Neurophysiol*. 2002;113(2):284-291.

12. Oliviero A, Profice P, Tonali PA, et al. Effects of aging on motor cortex excitability. *Neurosci Res*. 2006;55(1):74-77.

13. Tuite DJ, Renstrom PA, O'Brien M. The aging tendon. *Scand J Med Sci Sports*. 1997;7:72-77.

14. Smith RK, Birch HL, Goodman S, Heinegard D, Goodship AE. The influence of ageing and exercise on tendon growth and regeneration-hypotheses for the initiation and prevention of strain-induced tendinopathies. *Comp Biochem Physiol A Mol Integr Physiol*. 2002;133:1039-1050.

15. Rees JD, Wilson AM, Wolman RL. Current concepts in the management of tendon disorders. *Rheumatology (Oxford)*. 2006;45:508-521.

16. Peffers MJ, Thorpe CT, Collins JA, et al. Proteomic analysis reveals age-related changes in tendon matrix composition, with age and injury-specific matrix fragmentation. *J Biol Chem*. September 12, 2014;289(37):25867-25878.

17. Liu L, Rando TA. Manifestations and mechanisms of stem cell aging. *J Cell Biol*. 2011;193:257-266.

18. Kohler J, Popov C, Klotz B, et al. Uncovering the cellular and molecular changes in tendon stem/progenitor cells attributed to tendon aging and degeneration. *Aging Cell*. 2013;12:988-999.

19. Sharpless NE, DePinho RA. How stem cells age and why this makes us grow old. *Nat Rev Mol Cell Biol*. 2007;8:703-713.

20. Rando TA. Stem cells, ageing and the quest for immortality. *Nature*. 2006;441:1080-1086.

21. Sahin E, DePinho RA. Linking functional decline of telomeres, mitochondria and stem cells during ageing. *Nature*. 2010;464:520-528.

22. Barros EM, Rodrigues CJ, Rodrigues NR, Oliveira RP, Barros TE, Rodriques AJ. Aging of the elastic and collagen fibers in the human cervical interspinous ligaments. *Spine J*. January-February 2002;2(1):57-62.

23. Dietary supplement fact sheet: calcium. National Institutes of Health (US) Web site. http://ods.od.nih.gov/factsheets/Calcium-Health Professional. Accessed June 26, 2015.

24. Institute of Medicine Standing Committee on the Scientific Evaluation of Dietary Reference Intakes (US). *Dietary Reference Intakes for Calcium, Phosphorus, Magnesium, Vitamin D, and Fluoride*. Washington, DC: National Academies Press; 1997.

25. Choi YS, Joung H, Kim J. Evidence for revising calcium dietary reference intakes (DRIs) for Korean elderly. *FASEB J*. 2013;27:1065.28.

26. Mediati RD, Vellucci R, Dodaro L. Pathogenesis and clinical aspects of pain in patients with osteoporosis. *Clin Cases Miner Bone Metab*. 2014;11(3):169-172.

27. Maier GS, Seeger JB, Horas K, Roth KE, Kurth AA, Maus U. The prevalence of vitamin D deficiency in patients with vertebral fragility fractures. *Bone Joint J*. January 2015;97-B(1):89-93.

28. Yang YJ, Kim J. Factors in relation to bone mineral density in Korean middle-aged and older men: 2008-2010 Korea National Health and Nutrition Examination Survey. *Ann Nutr Metab*. 2014;64:50-59.

29. Hong H, Kim EK, Lee JS. Effects of calcium intake, milk and dairy product intake, and blood vitamin D level on osteoporosis risk in Korean adults: analysis of the 2008 and 2009 Korea National Health and Nutrition Examination Survey. *Nutr Res Pract*. 2013;7:409-417.

30. Peterlik M, Boonen S, Cross HS, Lamberg-Allardt C. Vitamin D and calcium insufficiency-related chronic diseases: an emerging world-wide public health problem. *Int J Environ Res Public Health*. 2009;6:2585-607.

31. Rice BH, Quann EE, Miller GD. Meeting and exceeding dairy recommendations: effects of dairy consumption on nutrient intakes and risk of chronic disease. *Nutr Rev*. 2013;71:209-223.

32. Crandall CJ, Newberry SJ, Diamant A, et al. Treatment to prevent fractures in men and women with low bone density or osteoporosis: update of a 2007 report. *Comparative Effectiveness Reviews*, No. 53. Rockville, MD: Agency for Healthcare Research and Quality; 2012.

33. Thyfault JP, Mengmeng Du, Kraus WE, Levine JA, Booth FW. Physiology of sedentary behavior and its relationship to health outcomes. *Med Sci Sports Exerc*. 2015;47(6):1301-1305.

1. 髋关节骨性关节炎——保守治疗策略

Meri Goehring, PT, PhD, GCS, CWS

William H. Staples, PT, DHSc, DPT, GCS, CEEAA

Lewis,男性,62岁,门诊被诊断为右髋关节骨关节炎。他和妻子生活在一栋单层牧场式的房子里,还养了两只狗。Lewis是一名会计师,在每个工作日中他有8~10小时是坐在桌子面前用电脑工作或者是和顾客谈论工作的事情。尽管他在工作时经常久坐不动,但他在工作之余仍保持着积极的生活方式。Lewis和妻子有很多共同的兴趣爱好,包括徒步旅行、骑山地自行车、滑雪、打高尔夫球、跑步及遛狗。Lewis在高中曾经是一名多项全能运动员,并在大学里进行了两年的田径和越野训练。他自述膝关节处的疼痛在过去的6个月里逐渐加重,并且从上个月开始已经导致他参加日常娱乐活动受限。他还主诉除了膝关节疼痛加重之外,当他坐着及站起来或长时间站立时,右侧髋关节前部也出现疼痛。他的主要目标是能够恢复正常的生活方式包括娱乐活动。

这位患者的既往史包括:他在15年前外出跑步时曾经被一辆卡车撞击,导致他右髋关节脱位,右侧第6、7肋骨骨折,同时伴有脑震荡。在到达急诊室时他的髋关节功能已经受损。Lewis在受伤后没有接受物理治疗,而是随时间自行恢复。无其他严重损伤或疾病。

物理治疗检查

身高:180.3cm;体重:79.4kg;心率:62次/min;血压:126/78mmHg;血氧饱和度:99%。

腰椎:腰椎检查时没有症状出现。

髋关节:Faber、Ober及Thomas试验在右髋关节均显示阳性结果。

膝关节:进行任何特殊的测试或膝关节运动时没有重新出现膝关节疼痛。

下肢肌力测试:

臀中肌:右侧=3+/5,左侧=4-/5;髋关节内旋:双侧4/5;膝关节伸展:右侧=4/5,左侧=5/5。

臀大肌:右侧=3+/5,左侧=4/5;髋关节外旋:右侧=4-/5,左侧=4/5;膝关节屈曲:右侧=4/5,左侧=5/5。

关节活动度测量:右侧髋关节所有运动平面的关节活动度均减小,双侧膝关节或踝关节的关节活动度均正常。

平衡:单腿站立(三次测验的平均值):右侧=22s,左侧=1min+。

功能结果测量:

下肢功能量表:46/80分。

［译者备注:下肢功能量表是一个由20个与下肢功能相关的问题组成的问卷式量表,每个问题回答得分从0分(不能完成)到4分(完成没有一点困难)。总分80分,得分越高,预示下肢功能越好。］

■ 病例研究问题

1. 骨关节炎的发病率是多少?

2. 有什么危险因素(如果有的话)预示患有骨关节炎?

3. 对于骨关节炎的患者来说跑步是否是危险因素?

4. 臀中肌的肌力减弱是否与Lewis的骨关节炎有关?

5. 关节炎是否会增加跌倒的风险?

6. 可以用哪种测试来判断一个人没有跌倒的风险?

7. 在这个病例中下肢功能量表是否是一种合适的结果测量工具?

8. 为什么Lewis适合保守治疗,而不是全髋关节置换术这种手术治疗(考虑娱乐活动、年龄及术后预防措施等因素)?

9. 制订一个初步的计划,要考虑4~6种干预措施(如手法治疗,治疗性运动,等等)。

10. 你会考虑为这位患者制订减重计划吗?

11. 描述骨关节炎在各个阶段的疼痛程度。

2. 全髋关节置换术:病例1

Meri Goehring, PT, PhD, GCS, CWS

William H. Staples, PT, DHSc, DPT, GCS, CEEAA

George,男性,74岁,是一名在当地YMCA前台做义工的退休技工。目前,他和妻子住在一栋两层楼房里,沿右手边的扶手上5个台阶就可以进入。他的卧室和浴室位于二楼,需要上12个台阶。他的浴室没有如厕的扶手杆,但在淋浴间有一个扶手杆。George的视力较差（0.3 左右），但除此之外，他日常生活活动可以自理，但由于术前疼痛，他不能长距离步行，去杂货店购物时需要一辆电动推车来辅助前行。在进行髋关节置换术之前，George 已经有 5 年的间歇性髋关节疼痛的病史，直到 6 个月之前，他的疼痛变成了持续性，且疼痛在站立或步行时变得难以忍受（8/10）。

George 在一综合医院做完从外侧入路（也称 Hardinge 入路）的骨水泥固定全髋关节置换术后第一天就开始接受物理治疗师的评估和治疗。他主诉在右髋关节和手术切口周围的疼痛为 4/10 级。George 似乎健康状态不错，身材精瘦、营养良好，体质指数（BMI）为 25。昨天在护士的两人中度帮助下，他能够起床并移动到床旁坐便器上。除了坐站转移和走了两步到床旁坐便器处之外，他还没有尝试走路。根据病历报告了解到患者仰卧位时静息心率为 67 次/min，血压为 127/67mmHg，呼吸频率为 15 次/min。当他坐位时，显示他的心率为 72 次/min，血压为 122/70mmHg。患者在中度的帮助下能坐起来，而且坐位时不会出现失去平衡和头晕的情况。

坐位时进行肌力测试显示双上肢和左下肢肌力均正常（5/5）。右下肢肌力由于疼痛而受限，膝关节屈曲和伸展时肌力为 3+/5，踝关节跖屈和背屈时肌力为 4/5。髋关节没有进行肌力测试。在站立位时，George 的脸有些苍白并自述感到有点头晕。测量心率和血压后发现其心率为 84 次/min，血压为 109/65mmHg。当站立几分钟并喝点水后，George 感觉好转，并愿意步行去浴室。重测血压为 123/74mmHg。到达浴室后，George 通过两人中度帮助能完成安全的如厕转移。他最多只能步行 6.1m，过程中需要两次 30 秒的站立休息和一人中度的帮助。之后，治疗师告知了 George 关于他术后髋关节活动应避免的注意事项，并帮助 George 移回床上准备做腿部训练。

术后第二天：George 能通过少量的帮助从卧位转移到坐位，而且能通过一人中度帮助完成转移到升高了的坐便器位置上，能够详述关于髋关节活动应避免的注意事项，并且能在少量的帮助下步行 24.4m，过程中需要一次 30 秒的站立休息。

■ 病例研究问题

1. 为什么 George 适合做外科手术？

2. 描述用于该患者的手术径路。

3. 为什么治疗师需要知道术后的治疗方法，并且如何区分？

4. 这种外科手术的可能并发症是什么？

5. "标准的髋关节活动应避免的注意事项"是什么？

6. 如果为 George 提供标准的髋关节活动应避免的注意事项是什么？为了防止其髋关节脱位，需要给他进行什么指导教育？

7. 一个骨水泥固定全髋关节置换术会对该患者有什么影响？

8. 哪些标准化测试可用于该患者？

9. 在住院治疗期间什么类型的干预措施会被使用？

10. George 什么时候可以回到他的义工工作中？

3. 全髋关节置换术：病例 2

Meri Goehring, PT, PhD, GCS, CWS

Margaret 是一名 83 岁的退休家庭主妇。她和她 89 岁听力不好的丈夫生活在一栋无障碍公寓的一层。他们有一个为她丈夫准备的，但现在她每天用来洗漱淋浴的带有淋浴长椅的步入式淋浴间。在厕所旁边沿着工作台面有一个扶手杆，在需要帮助的时候使用。目前 Margaret 会使用加高的坐式马桶，帮助她避免与术后髋关节活动的注意事项相悖。

在进行手术前，Margaret 所有的日常生活活动和工具性日常生活活动都能自理。她还帮忙照顾她的丈夫 Ronald，例如给他做饭、打扫家务和洗衣服，并且带他去看医师。她丈夫 Ronald 今天陪她一起来看医师，他看起来很健康，作为一个比 Margaret 高大很多的男人，他的身高有 177.8cm，体重有 124.7kg。在 Margaret 进行髋关节置换术之前，她已经经历了大约 10 年间歇性的左髋关节疼痛，但在过去两年里，她的疼痛已经变成了持续性（7/10），无论她一整天是步行还是活动。

Margaret 接受了一个前外侧入路（也称 Watson-Jones 入路）的骨水泥固定全髋关节置换术。她似乎健康状况不错，营养良好且身体素质不错，体质指数（BMI）为 29.5。

术后第三天（亚急性期）Margaret 在当地一家专业护理机构（康复护理院）接受康复治疗。她主诉说当她坐着时左髋关节疼痛为 5/10 级，当她通过坐站转移移动到床旁坐便器时疼痛为 8/10 级。她主诉在左髋关节和手术切口处有疼痛，疼痛位于腿的后侧，沿着臀大肌走行。伤口已经出现红肿和发炎,但这个时候并没有明显过量的渗液出现。在用无轮助行器来完成一次坐站转移时(从床旁到坐便器往返),她需要一人中度的帮助。她通过无轮助行器能步行9.1m,用轮椅时她需要一人中度到最大的帮助,而且中间需要一次20秒的站立休息。

下肢的徒手肌力测试显示,Margaret左侧外展肌的肌力为2/5,左侧髋关节屈伸肌力为3+/5且伴有疼痛增加;右侧髋关节肌力为4/5;双侧膝关节屈伸为3+/5,踝关节跖屈和背屈为4/5。上肢的徒手肌力测试显示,Margaret双侧大概为3+/5到4-/5。在评定过程中,Margaret被多次嘱咐要遵守髋关节术后的注意事项。此外,她完成计时起立行走测试耗时27.64秒。

术后第四天(在康复护理院的第二天):Margaret担心这个时候她本应在家照顾她的丈夫。她丈夫没有自己独处过超过一天时间;现在是他独自在家的第四天了。她也不记得关于髋关节术后的注意事项。她步行13.7m需要一次站立休息,疼痛减少但是对无轮助行器的依赖增加。她仍需要一人中度的帮助来完成坐站转移。当她坐在椅子上时,她会频繁地尝试交叉她的腿,她说如果能够做这个动作她会很舒服,因为在家里她总是这样坐着。另外,她会反复告诉治疗师她担心她的髋关节会疼痛,而且担心髋关节会不听使唤了,她感觉自己很虚弱。

■ 病例研究问题

1. 为什么Margaret适合做外科手术?

2. 描述用于该患者的手术径路。

3. 为什么治疗师需要知道术后的治疗方法,并且如何区分?

4. 这种外科手术可能的并发症是什么?

5. 一个人做完手术后在25年内的存活率是多少?

6. "标准的髋关节术后注意事项"是什么?

7. 如果为Margaret提供标准的髋关节术后注意事项,为了防止其髋关节脱位,需要给患者进行什么指导教育?

8. 为什么这些预防措施是合适的,而且在多长时间内它们仍是合适的?

9. 一个骨水泥固定全髋关节置换术会对该患者有什么影响?

10. 哪些标准化测试可用于该患者?

11. 在亚急性恢复期(康复护理院)哪种类型的干预措施会被使用?

12. Margaret什么时候可以回家并且继续承担照料者的身份?

13. 现在可以做些什么来帮助Ronald吗?

14. 髋关节置换术可以起作用多久?

4. 髋部骨折:病例1

Meri Goehring, PT, PhD, GCS, CWS

Marsha是一名91岁丧偶的非洲裔美国妇女,是一名退休的图书管理员。Marsha患有骨质疏松症,经双能X线吸收法(DEXA)测量后得分为-2.6。Marsha的听力和视力也不好。Marsha喜欢阅读大字版的书籍并且积极参加教堂活动。她和家人生活在当地一家退休社区内。在Marsha的日常生活活动中,她是可以自理的并且可以使用手杖在社区内步行。Marsha自述十天前在去浴室的途中跌倒。由于腹股沟处剧烈的疼痛导致Marsha不能从地上起来。她当时佩戴着生活警报按钮,所以很快得到了帮助。她说她的髋部损伤导致了跌倒。在对左侧髋关节进行了切开复位内固定术(post-open reduction internal fixation,ORIF)以治疗股骨转子间骨折后,现在Marsha已经在一家专业护理机构(康复护理院)内接受5天的物理治疗了。Marsha在手术住院期间无特异性病情变化。

对患者的检查从系统回顾开始。Marsha对人物、地点和时间的认知定向都很清楚。Marsha的生命体征是:血压为124/84mmHg,心率为80次/min且有规律,呼吸频率为17次/min,血氧饱和度为96%。Marsha每6小时服用曲马多(tramadol)100mg,对乙酰氨基酚(paracetamol)500mg。右下肢和双上肢的肌力和关节活动度均在正常功能范围内。左髋关节的屈曲、外展和内收肌力均为2+/5,腘绳肌和股四头肌肌力为4/5,踝关节肌力为5/5。轻触觉完整;手术切口周围也没有感染的迹象。Marsha的左髋在休息时疼痛3/10级,最痛为7/10级。Marsha的左下肢有50%的负重要求。在无轮助行器的帮助下Marsha能够步行10.7m。她在左下肢不负重使用助行器步行10m试验时的最快步速为0.35m/s。

■ 病例研究问题

1. 文中提到的股骨骨折常发生于股骨的什么

部位?

2. 髋部骨折有多普遍?

3. 什么因素使髋部骨折更有可能发生?

4. 髋部骨折患者的死亡率是多少?

5. 文中股骨骨折后的预后如何?

6. 为什么要开这些药物?

7. 除了口服药物,其他常见的止痛方法是什么?

8. 手术延迟是否会引起潜在的并发症?

9. 骨折后的害怕跌倒心理将如何影响这个患者?

10. 这个患者有骨质疏松症吗?

11. 可能会发生什么类型的髋关节固定失败?

12. 这个患者的康复方案是什么?

13. 一个典型的出院后的治疗方案需要什么?

14. 对这个患者有什么髋关节手术后注意事项吗?

15. 对于髋关节骨折后的患者,可以采用哪些标准化的测试/功能结果评估指标?

5. 髋部骨折:病例 2

Meri Goehring, PT, PhD, GCS, CWS

Ron,89 岁,是一名汽车工厂的退休工人。他的双髋、双膝和双手都患有严重的骨关节炎。他独自居住在一栋两室一卫单层牧场式的房子里。他的妻子在 5 年前因心脏病发作去世。他在过去 56 年里一直住在这栋房子里,并没有离开的打算,因为这里是唯一让他感觉到舒服的地方。Ron 所有的日常生活活动和工具性日常生活活动都能自理,他以前从没有跌倒过,直到 3 天前跌倒了一次,导致左髋部骨折。Ron 当时正沿着一条他房子附近的小径走路,这条小径在过去自他从工厂里退休后的 23 年里几乎每天都会走。他被一棵树根绊倒,导致他左髋部受伤,并且伴有极难忍受的疼痛。幸运的是,另一个行人当时也走在这条小径上,在 Ron 跌倒后的 10min 内发现了他并叫了救护车。在跌倒之前,Ron 在小径上行走时只需要一根拐杖,在社区里需要时也会使用手杖。他自述跌倒之前在家里从不使用任何辅助器具。由于股骨颈骨折,医师对 Ron 的左髋采用三根长螺丝切开复位内固定法,1 天后他在一家三级综合医院接受物理治疗。骨科医师考虑到他的年龄和整体的身体情况,没有给他进行全髋关节置换术,对此 Ron 有些失望。

对患者的检查从系统回顾开始,检查结果显示静息心率为 93 次/min,坐位时血压为 136/87mmHg,呼吸频率为 21 次/min。在站位时,Ron 的血压为 109/68mmHg。Ron 对人物、地点和时间的定向都很清楚,左髋关节手术切口周围的轻触觉也完整。他表示在休息时疼痛为 2/10 级,站立时疼痛为 5/10 级。髋关节屈曲时肌力为 2-/5,髋关节内收时为 3/5,髋关节外展时为 2/5,髋关节伸展时为 3/5。每个医师都叮嘱 Ron 最多可以让左腿承受 25% 的体重,并且提示他负重不要超过 25%。在增加对一个标准的 4 点助行器的依赖性的情况下,Ron 能够步行 8.2m,主要通过双上肢和右下肢承重,在转弯时尤其需要助行器的帮助。计时起立行走测试结果显示,他可以在 29 秒内通过助行器完成测试。

住院 3 天后,Ron 已经能够在标准助行器(译者注:无轮助行器)负重 25% 并且不需要提示的情况下步行 24.4m。从床、椅子和厕所都可以独立完成转移。社会工作者曾经建议 Ron 去康复护理院接受进一步的康复治疗,但 Ron 坚持不去。

■ 病例研究问题

1. 什么是股骨颈骨折?

2. 股骨颈骨折后会有哪些肉眼可见的及影像学的改变出现?

3. 囊内髋部骨折的主要并发症是什么?

4. 关于髋部骨折有哪些性别差异?

5. 髋部骨折后可能导致死亡的主要并发症有哪些?

6. 患有髋部骨折的社区居民中,因骨折而最终住进长期护理机构的比例是多少?

7. 髋部骨折后的康复方案有哪些?

8. 什么信息可以帮助你判断患者会有一个好的结果/预后?

9. 什么信息可以帮助你判断患者会有一个糟糕的结果/预后?

10. Ron 是否应该去康复护理院接受进一步的康复治疗或回家接受居家康复护理?

11. 你可能会采用什么类型的标准化测试?

12. 居家康复护理服务中最常使用的髋部骨折的干预措施是什么?

13. 髋部骨折后回家接受居家康复的平均次数是多少?

14. 对于这种类型的固定手术有哪些髋部术后的注意事项?

6. 微创前外侧全髋关节置换术

Julia Levesque LeRoy, PT, GCS
Linda M. deLaBruere, PT, GCS

今天一位 66 岁的女性患者接受了右侧髋关节前外侧入路全髋关节置换(total hip arthroplasty, THA)微创手术(minimally invasive surgery, MIS)。手术当天她就被安排了一个物理治疗计划——右下肢承重步态训练,还进行了踝泵、臀部肌肉和股四头肌训练。由于她独居,因此也要求物理治疗师对其出院安排提出建议。

患者身高为 165.1cm,体重 76.2kg,右髋关节疼痛约 3 年。她的右髋关节术前 X 线显示存在中度~重度的退行性关节疾病,髋臼下缘有骨赘。她曾经历过四次失败的类固醇注射保守治疗,每次注射可暂时减轻疼痛 3 个月;还经历过针对疼痛模式、运动和活动调整的门诊物理治疗。她因髋部疼痛(数字量表评分为 8/10)无法步行超过 15.2m,所以她选择进行全髋关节置换术。术前检查显示她的血压为 140/95mmHg,呼吸频率为 18~20 次/min,心率 92 次/min。她的右髋关节活动度为屈曲 90°,外展 0°~30°。她上楼梯只能一个台阶一个台阶地上,无法越过一节台阶到下一节台阶。今天上午她接受了右侧微创前外侧入路全髋关节置换术。

术后并发症包括左侧"冻结肩"、抑郁、焦虑、高血压和双侧髋关节骨关节炎。她的药物治疗包括赖诺普利(lisinopril)20mg;依地普仑(lexapro)10mg;劳拉西泮(lorazepam)0.5mg;葡糖胺(glucosamine)2 000mg;鱼油 1 200mg(术前一周她被要求停止摄入葡糖胺和鱼油)。

目前的生活状况:患者离婚并独居在一栋两层楼的房子里,卧室和浴室在楼上(楼梯右侧有栏杆);楼下还有一个空房间和一个客用浴室。进入家中还要上三级台阶,台阶两边带扶手。她在办公室工作,步行通常不用辅助设备,但在过去 3 个月中,由于疼痛增加,她需要借助手杖来移动。她可以开车并且能独立完成所有的日常生活活动和家务。她穿脱鞋袜越来越困难,因此一直穿拖鞋。她开始雇佣别人帮忙打扫院子,她的女儿和刚出生的外孙住在附近,她有很多朋友并且从教会那里得到了很多帮助。她最好的朋友请了一星期的假以便在她术后回家时照顾她。她曾在医院参加一个术前教育课程,以了解手术后的预后。她已经在术前提前准备了食物放在冰箱里,还进行了清洁和购物。她已经购买了一个前轮助行器和一个可以升高的马桶座。

检查

患者在完成右侧微创前外侧全髋关节置换术后的手术当天,右侧髋关节功能性关节活动度可达到 90°,髋外展达到 10°。由于刚做完手术,没有检查被动的关节活动度。由于近期的手术,没有为患者进行徒手肌力测试,然而,她可以做到借助最少的帮助使右下肢进行床上床下的移动。生命体征为:仰卧位血压 110/70mmHg,心率 85 次/min;坐位血压 98/65mmHg,心率每 90 次/min;站立位血压 95/60mmHg,心率每 96 次/min;前后移动时血氧饱和度为 98%。患者无眩晕、头晕症状。她在床上从仰卧位到坐起需要最小的帮助,即略微升高床头并有一个人帮她移动右腿。用前轮助行器进行从坐到站的转移时需要两人接触性保护(contact guard assistance, CGA)的帮助及口头提示她手的位置。她用带轮的助行器训练步态时也需要两人接触性保护的帮助以患肢跟进健肢的步行方式行走 10m,行走过程中,她需要正确使用口头提示助行器并达到患肢的负重要求。进一步的步行训练要到术后第 1 天进行。此外,她觉得自己已经准备好回家了,而且很想在明天下午回家。如果需要,她很愿意在术后第 2 天出院。她的长期目标是和外孙们待在一起,并帮忙照顾他们。

患者接受了关于缺乏具体的髋关节术后注意事项的教育。她听过后侧入路全髋关节置换术后活动的相关注意事项,但并没有意识到这些事项对她并不适用。踝泵、臀部肌肉和股四头肌的治疗性运动每次要重复 10 次,在清醒状态下,患者被要求每小时完成一次。

评估

患者出现右侧髋关节功能性 ROM 和肌力下降,功能移动性受损,术后步态异常。此时疼痛并不是限制因素,尽管该患者血压低,但无症状。她在术前就安排了手术援助,并且很想在术后就回家。她受益于在急性护理期进行的 1~2 天的专业物理治疗,解决了上述功能障碍,并且进行楼梯和汽车转移训练来确定安全出院回家的需要。推荐患者进行家庭物理治疗安全评估,特别是使用适当辅助设备的楼梯和步态训练。

■ 病例研究问题

1. 全髋关节置换术有多普遍?

2. 前侧入路和后侧入路髋关节置换术之间有什么区别：比如，预防措施，治疗性运动，术前准备？

3. 患者如何为手术作准备？

4. 术后立即下床比术后 1 天下床有哪些好处？

5. 微创性前/外侧入路全髋关节置换术的平均住院时间是多少？

6. 全髋关节置换术后做哪些运动是有益的？

7. 关于出院建议，家庭康复与住院康复相比好处是什么？

8. 关于这种类型的手术，上门居家（家庭）的 PT、OT 和护理（RN）有什么好处？

9. 有哪些术后并发症是患者应该注意的？

10. 用手杖和拐杖作为辅助设备相比对于助行器有什么好处吗？

11. 患者什么时候可以开始期待回归正常的生活（驾驶，工作等）？

7. 髋关节疼痛

William H. Staples, PT, DHSc, DPT, GCS, CEEAA

一位 62 岁的男性以 6 周前开始的右侧髋关节疼痛为主诉进行物理治疗。5 周前，他的主治医师为他进行了诊治，并进行了影像学检查，结果未显示骨折和退行性改变。医师建议服用艾德维尔（advil）以减轻疼痛和炎症，并告诉患者在运动前要做伸展运动。此外，他建议患者进行少量的高强度训练。患者同时服用厄贝沙坦（irbesartan）每天 30mg 治疗轻度高血压和氟替卡松（flovent）（110μg，每天 2 次，喷 2 下）治疗哮喘。

患者因无法跑步而接受了这次物理治疗。患者是一个狂热的跑步者，在他的髋关节疼痛开始之前他每周都跑 48km 以上。在过去的几年中，他平均每年跑 4~5 场 2 小时内的半程马拉松。此外，他从大学开始就一直在踢竞技足球。3 周前他在医院门诊曾接受过另一个治疗师的诊治，说他的梨状肌紧张并给予了拉伸治疗。患者报告说拉伸的感觉很好，但并没有使他能够跑起来。

患者报告说当他踢足球时和完全拉伸屈髋肌以及伸膝试图踢球时，他的髋关节就会开始疼痛。他报告说他感觉到并且听到在髋关节后部发出一声明显的响声。当时立即有 6/10 级的疼痛，他以为自己拉伤了腘绳肌。最初，第一周患者在行走时无法避免疼痛（减痛步态模式），但现在只要他不跑步疼痛就会减弱。患者主诉当跑步或负重时，腹股沟疼痛（4/10），髋关节疼痛（6/10）。他只能慢跑 1.6km，在髋关节疼痛或疼痛难以忍受前他不得不停下来。他对拉伸运动没有帮助感到沮丧，并且已经咨询另一位治疗师进行进一步的评估。

关节活动度测试在正常范围内，内旋轻度受限。腘绳肌被动活动受限在 75°，双侧相等，并没有引起任何疼痛。髋关节、膝关节、躯干肌力均为 5/5。髋关节在运动时没有弹响。足动脉搏动完整，神经学检查阴性。患者否认有任何癌症史、盗汗或最近体重下降。由于怀疑髋关节有病理性改变，治疗师为他进行了专业的测试。

■ 病例研究问题

1. 髋关节退行性改变在影像学上是什么表现？

2. 髋关节内旋受限是一个很重要的发现吗？

3. 你将使用的第一个测试是什么？

4. 描述第一个测试的体位。

5. 你是否测量腿长差异？怎么测量？

6. 这和梨状肌有关吗？如果是，你将如何测试来观察它是否是疼痛的原因？

7. 什么是 Stinchfield 抵抗髋关节屈曲测试？

8. 髂胫束会导致这个问题吗？你怎么测试？

9. 你还有什么其他的检查可以作鉴别诊断？

10. 你怎样测试前髋关节盂唇撕裂？

11. 你怎样测试后髋关节盂唇撕裂？

12. 测试结果阳性后，你怀疑为后髋关节盂唇撕裂。你要如何进行确诊？

13. 如果诊断为后髋关节盂唇撕裂，你会为患者选择什么治疗方案？

14. 盂唇撕裂在老年人中常见吗？

8. 膝关节骨性关节炎：第一部分

William H. Staples, PT, DHSc, DPT, GCS, CEEAA

一位 60 岁的男性患者来到诊所被诊断为左膝疼痛。他是当地一家餐馆的主厨，每天有 8~10 小时处于站立状态。他主诉早上膝关节内侧轻度疼痛为 2/10，由于晚上进行了餐饮服务而加重到 5/10。站立时疼痛更强烈，他自述白天由于疲劳会尽可能多地坐下来休息以尽量减轻腿的负重。他每天口服布洛芬（ibuprofen）4 次，一次 400mg。他的医师告诉他，他患有骨性关节炎（osteoarthritis，OA），并在昨天为他的膝关节注射了类固醇，他的主治医师建议他进行物理治疗来帮助解决疼痛问题。

检查显示他没有其他重大病史和其他用药史。他身高 185.4cm，体重 88.5kg。他的生命体征为心率 74 次/min，血压 138/86mmHg，呼吸频率 18 次/min。他说他没有时间锻炼，并表示"我的工作就是锻炼"。左膝关节的主动关节活动度在屈曲 117°时受限，左膝被动关节活动度在 125°时受限。在中间范围到最大范围之间活动时可听到捻发音。X 线显示左膝内侧关节间隙缩小。患者自述他第一次膝关节受伤是在大学时期打篮球的时候，并且后来做了两次手术，包括 30 年前的半月板切除术。神经、心肺和皮肤系统的检查没有发现其他问题。他没有骨性关节炎家族史，他说他每天晚上吃晚饭时都会喝两杯酒。

■ 病例研究问题

1. 骨性关节炎有多常见？
2. 骨性关节炎最常发生在什么关节？
3. 导致骨性关节炎的最常见因素是什么？
4. 这个患者正在服用的什么类型的药？
5. 他服用的药物有副作用吗？
6. 你希望患者在注射类固醇后经历什么？
7. 由于目前注射了类固醇，有什么注意事项吗？
8. 你会给这个患者什么建议？
   a. 鞋类
   b. 支架
   c. 物理因子
   d. 锻炼
   e. 减重
   f. 教育
9. 有什么具体的锻炼或活动计划会使这个患者受益？
10. 你将采取哪些预防措施？

9. 膝关节骨性关节炎：第二部分

William H. Staples, PT, DHSc, DPT, GCS, CEEAA

三年前，你第一次在医院门诊看见这个患者。你最近转到了医院的居家康护部工作，并接到一个转介知会单需要去这个患者家里出诊。患者现在是一名 63 岁的男性，在 2 天前刚接受了左侧全膝关节置换术（total knee replacement，TKR）。患者仍然是当地一家餐馆的主厨，每天必须站立 8~10 小时。疼痛越来越严重，当达到 8/10 级时，他决定接受手术。术前患者口服布洛芬每天 4 次，每次 600mg，他每年接受 3~4 次膝关节糖皮质激素注射，效果良好但只有短期的疼痛缓解时间（2 个月）。患者自述他每天都戴着护具，但在上次见到你之后只参加了 3~4 个月的家庭锻炼计划。

检查发现患者有高血压病史，因此他每天口服厄贝沙坦 300mg。手术后的药物治疗包括氨酚氢可酮（Norco）（重酒石酸氢可酮和对乙酰氨基酚）每 4 小时 10mg，利伐沙班（拜瑞妥）每天 10mg，持续 8 天。治疗还包括每周三次物理治疗和用左下肢承重，他在医院会使用轮式助行器，康复护理的目的是在 10 天内除去固定钉。

患者身高 185.4cm，体重 97.5kg，生命体征是心率 74 次/min，血压 134/82mmHg，呼吸频率为 18 次/min。手术切口放置了固定钉，无引流，用无菌纱布垫覆盖。他两侧下肢都穿了长筒袜。左膝静息时疼痛为 3/10，被动活动关节为 7/10。左膝关节活动度主动屈曲限制在 3°~67°；左膝关节活动度被动屈曲限制在 1°~75°。患者可行直腿抬高，但是有一个 12°的伸肌滞后。神经、心肺及皮肤系统检查无发现异常。OA 家族史为阴性，但心血管疾病史阳性，2 年前他父亲因脑卒中去世。患者主诉每天吃晚饭时都会喝两杯酒。

餐馆老板给他 3 周的时间来恢复，然后他需要回去工作。

■ 病例研究问题

1. 为什么患者每年只接受 3~4 次皮质类固醇注射？
2. 患者为什么服用利伐沙班（拜瑞妥）？这个药有什么副作用吗？
3. 患者目前服用的其他药物有哪些副作用？
4. 你会给这个患者什么术后建议？
   a. 鞋类
   b. 支架
   c. 物理因子
   d. 一般性锻炼
   e. 减重
   f. 教育

5. 哪些具体的练习对患者有益？

a. 被动 ROM 技术

b. 主动运动

c. 抗阻运动（开链和闭链练习）［离心和/或向心练习］

6. 你会如何改善患者的步态？

7. 你现在是否还有其他的治疗或预防措施？

8. 是否有证据表明临床上持续被动活动（continuous passive motion，CPM）有助于帮助患者改善关节活动度？

9. 这个患者的长期治疗计划是什么？

10. 什么样的结果评估能最有效地检测患者的长期康复效果？

10. 膝关节骨性关节炎

Nikki Snyder, PT, DPT, OCS, CSCS

Joe 是一位 75 岁的男性患者，因右侧膝关节骨性关节炎而接受物理治疗。Joe 在 18 岁时参军，服役 5 年。在部队时，Joe 右侧膝关节受伤并做了内侧半月板切除手术。他自述手术后已经完全恢复，并可以继续服兵役。从部队转业后，他找了一份为当地报纸印刷和染色的工作。Joe 的工作包括需要在印刷室里走动，操作重型设备，监控印刷机和爬梯子。3 年前 Joe 作为印刷室的主管退休，退休后体重增加了 9.1kg，目前的体质指数为 38。在进行物理治疗检查时，发现 Joe 的生命体征为血压 158/85mmHg，心率 75 次/min，呼吸频率 18 次/min，血氧饱和度 99%。Joe 虽然服用高血压和高胆固醇药物，但其他方面健康状况良好。Joe 不经常运动，但每周和朋友一起打两次高尔夫球。Joe 离婚后独居，有两个成年孩子，住的地方离他有 1 287.5km 远。Joe 家里一楼的面积有 304.8m^2。家里没有台阶，也没有楼梯进出房子。他现在每天额外服用四次泰诺（tylenol）。

物理治疗评估显示右侧膝关节活动度为伸展 0°和屈曲 119°，其他四肢在正常活动范围内。右下肢膝关节徒手肌力测试结果为伸膝 4/5 和屈膝 5/5；髋关节屈曲、伸展、外展肌力为 4/5，踝背屈和跖屈为 5/5。他的左腿肌力总体为 5/5。Joe 的步态为正常的步态模式，没有明显的偏差，但不能控制右腿上下台阶，并且在坐站转移时右膝关节疼痛。他在一天的大部分时间里都存在右膝疼痛，为 2/10，并且疼痛随着活动增加。物理治疗的进一步测试发现：麦氏征试验时右膝内侧疼痛为 4/10，睁眼状态右腿单腿站立时间为 3 秒，左腿为 30 秒，而压痛点在右膝关节内侧关节线。

■ 病例研究问题

1. 什么并发症导致了 Joe 的骨性关节炎？

2. 疾病预防控制中心（Centers or Disease Control and Prevention）如何定义肥胖？

3. 确定 Joe 右膝骨关节结构的最佳诊断检查是什么？

4. 建议做什么临床试验以进一步检查是否存在内部结构异常？

5. Joe 右膝关节半月板撕裂的可能性是多少？

6. 是否建议通过进一步的诊断测试来排除内部结构异常的存在？

7. 哪些功能测试表明 Joe 的膝关节通过物理治疗有改善？

8. 关于 Joe 的膝关节骨关节炎疼痛建议进行哪些物理治疗方法？

9. 物理治疗对老年膝关节骨关节炎患者的预后如何？

10. 针对这个患者的关节炎疼痛，目前的药理学建议是什么？

11. 你建议这位患者服用硫酸软骨素（chondroitin sulfate）和葡糖胺吗？

11. 单室膝关节置换术

William H. Staples, PT, DHSc, DPT, GCS, CEEAA

今天下午你在医院里碰到了一位 66 岁男性患者，他在早上接受了微创单室膝关节置换术。患者有两年的右膝内侧骨关节炎的病史，并在那时候放置了一个减重的支架。但是在过去的一年里，疼痛继续加重导致患者静坐更加不想活动。在疼痛加重前，他很好动。手术前，患者每天服用塞来昔布（celebrex）两次，每次 200mg，每隔 4 小时服用对乙酰氨基酚（acetaminophen）325mg。评估时，右膝是用术后的夹板（固定器）包扎的。固定器被移除之后，膝关节屈伸的关节活动度分别为主动活动范围 5°~75°，被动活动范围 3°~92°。患者可以直腿抬高，但是存在 5°的伸肌滞后现象。左下肢和双侧上肢的肌力和关节活动度均在正常范围内。目前的治疗药物包括对乙酰氨基酚 10/325，氢可酮-对乙酰氨基酚（oxycodone-APAP）10～500mg，他服用硫酸吗啡泵（患者自控镇痛），一小时前停止静脉输液。生命体征是心率 66 次/min，血压 126/84mmHg，呼吸频率 14 次/min，血氧饱和度 99%。你做的临床计划是让患者站起来并且开始步态训练。

■ 病例研究问题

1. 这种手术与"传统的"全膝关节置换术有何不同？

2. 这种微创单室膝关节置换术的优点有哪些？

3. 单室膝关节置换术的缺点有哪些？

4. 哪种患者适合这种手术？

5. 现在开始物理治疗是否太早？

6. 你现在会采取什么预防措施？

7. 有哪些典型的训练可以作为这个患者的家庭锻炼项目？

8. 3~4 周后，你将如何加强训练？

9. 一个康复计划的最后阶段应包含什么？

10. 进行单室膝关节镜检查时患者的膝关节是否允许做跪下动作？

11. 术后随着膝关节置换术后病情好转或恶化，患者是否有能力做跪下动作？

12. 什么是对乙酰氨基酚（氢可酮-对乙酰氨基酚）？

13. 什么是患者自控镇痛？

12. 半月板撕裂

William H. Staples, PT, DHSc, DPT, GCS, CEEAA

一位好动的 64 岁患者，周三到诊所主诉自从上周日的足球赛后他的右膝开始疼痛。他自述在铲球的时候受伤，但是当时并没有立即感觉到疼痛。比赛结束后他与队友喝了几杯，起身离开时感到膝关节上有刺痛。在过去 3 天里疼痛逐渐加重。右膝轻微肿胀（大约比左边肿大 1cm），触碰时皮温轻微升高。沿着内侧关节线有压痛。他通常每周跑大约 32km，但是昨天由于疼痛加重，只能行走 30min 便停下来。患者现在行走只有轻微的疼痛，在下蹲、蹲起或坐位站起时疼痛加重。生命体征是心率 60 次/min，血压 114/

78mmHg，呼吸频率 12 次/min，脉搏血氧饱和度 99%。他每天服用萘普生（aleve/naproxen）3 次，每次两片，一片 220mg。你决定做一些测试来确定患者膝关节的完整性。

■ 病例研究问题

1. 半月板小撕裂有哪些征兆和症状？

2. 你将做什么测试来确定患者是否存在半月板撕裂？

3. 你将如何进行研磨试验？

4. 你将如何进行麦氏试验？

5. 如果研磨试验和麦氏试验的结果都是半月板撕裂阴性，需要排除哪些别的诊断，或者确认是否还有别的结构损伤？

6. 如果研磨试验和麦氏试验的结果都是半月板撕裂阳性，你会建议患者去看骨科医师吗？

7. 如果这个患者的研磨试验和麦氏试验结果均是半月板撕裂阳性，你是否会建议他做关节镜手术？

8. 老年人是否更容易导致半月板撕裂？

9. 你会建议这个患者做什么锻炼？

10. 你还有其他建议吗？

13. 全膝关节置换术：病例 1

Meri Goehring, PT, PhD, GCS, CWS
William H. Staples, PT, DHSc, DPT, GCS, CEEAA

Jim，男性，是一名 70 岁的退休渔夫。他和妻子住在一幢两层楼的房子里，他的妻子虽然身体健康却不能给他提供生活上的照顾。他的卧室在二楼，一楼到二楼有 25 个台阶。在膝关节置换前，他所有的日常生活都是独立的。Jim 的右侧膝关节置换术已经延迟 3 年了，在打高尔夫和在帆船上航行的时候疼痛有 7/10。Jim 在大学时是一名跳高和跳远运动员，现在有些超重，体质指数（BMI）为 26，且右膝疼痛持续了 35 年。他已经接受了药物保守治疗和训练，但是病情持续恶化。

Jim 现在在一家三级综合医院，刚进行完手术。他非常虚弱，身上有一个留置导管，他的妻子在初次评估时在场。系统回顾包括病史，血压 110/55mmHg，心率 55 次/min，切口部位和右下肢麻木。Jim 的既往史包括骨性关节炎和 20 年前发生左侧肩袖撕裂。患者接受了脊髓神经阻断手术。Jim 能独立坐在床沿不感到恶心,血压轻微下降到 100/50mmHg,他的上肢和左下肢肌力很好。在一次站立试验中,他的血压降到了 95/47mmHg,出现头晕目眩的感觉。当 Jim 回到床上时,血压开始回升。在膝关节中线的周径测量存在 7cm 的差异,右侧大于左侧。Jim 膝关节屈曲的被动 ROM 是 74°,从中立位屈曲后伸膝的被动 ROM 是 7°。Jim 被扶到床上仰卧位躺下,右腿被放置在一个从 0° 到 120° 持续被动运动的(continuous passive motion, CPM)机器上。

术后第 2 天:Jim 起床后,依靠两轮助行器能走 45.7m;留置导管已经被取出;常规的膝关节置换术后改善关节活动度的康复方案已在进行中。他在住院期间每天接受 2 次物理治疗。

■ 病例研究问题

1. 为什么要建议 Jim 做手术?

2. 全膝关节置换术有多常见?

3. 为什么在过去 20 年里,全膝关节置换术的数量急剧增加?

4. 25 岁的人患骨性关节炎的几率有多少?

5. 接受全膝关节置换术的患者平均年龄是多少?

6. Jim 在术后潜在的并发症是什么?

7. 哪种人出现并发症的风险最高?

8. 术后哪种日常生活能力(ADL)预期会受到影响?

9. 术后患者的体育运动会受到什么样的影响?

10. 术后预期的就业情况会受到什么样的影响?

11. 哪种物理治疗干预将会用于治疗这个患者?

12. 将采用什么标准化测试/功能预后指标来记录该患者的进展情况?

13. 什么时候将会出现最大的病情改善?

14. 全膝关节置换术:病例 2

Meri Goehring, PT, PhD, GCS, CWS

William H. Staples, PT, DHSc, DPT, GCS, CEEAA

Betty 是一名 68 岁的女裁缝,她拥有自己的服装商店专门经营婚纱。她独自生活在一栋公寓里,只需要两步台阶即可进入一楼。她的公寓里没有栏杆,也没有适应性设施。她的两个女儿住在离她大约 20min

车程的小镇上,在家时她没有得到帮助,因为与她结婚 45 年的丈夫最近因肺癌过世。在长达 2 小时的手术前,她所有的日常生活活动和各种工具性日常活动都是独立完成的。她在当地的老年中心工作,每周有 3 个早上在上班前会在跑步机上锻炼,另外两个工作日的下午在那里打牌。手术前,麻醉师把她的身体状态按照美国麻醉学家学会(American Society of Anesthesiologists, ASA)分级评为 2 级。她自述过去 20 年里左膝都有轻微疼痛,WOMAC 得分为 36。调查发现她中等偏胖,体质指数为 30,没有其他慢性病。今天她女儿可以带她去治疗,但是接下来需要她孙子带她去治疗,直到骨科医师允许她离开。Betty 借助标准助行器(译者注:无轮助行器)采用减痛步态进入诊所,由于疼痛加重,只能通过脚趾触地来承重左腿的重量。她自述试着在医院做家庭训练,但由于疼痛,动作与标准动作不一致。

在骨水泥固定左侧全膝关节置换术后 7 天,即手术出院后 3 天,Betty 第一次来到骨科康复门诊就诊。因为感到关节僵硬且活动受限,所以她对来看物理治疗很是期待。她自述绷带处有过度引流,手术切口处的压痛也加重。你注意到她膝关节处有发红、肿胀,引流液清晰又稍有出血。她自述昨晚醒来的时候膝关节僵硬,之后就没有变得柔软。Betty 说自己可以每天借助标准助行器在家走 2~3 次,或者当在家中活动需要更多帮助的时候,如从坐位站起,需要通过借助搀扶身旁家具来完成。自从手术后她就没有在自己的床上睡过觉;目前她只用海绵擦浴,因为她在进出浴缸时因没人帮助且也没有扶手可依靠而心生恐惧。

Betty 的既往史包括,前额上有过皮肤癌,8 年前在机动车事故中右侧股骨骨折,后来痊愈,还有骨性关节炎。

Betty 的右下肢肌力总体为 4/5,双上肢肌力总体为 4+/5。左下肢,屈髋肌的肌力为 3+/5,由于左膝关节疼痛,导致股四头肌肌力为 3/5,腘绳肌肌力 3-/5,足跖屈背屈肌力总体为 4/5。在肢体围度测量中,你发现患者在关节线处左腿和右腿有 9cm 差异。Betty 膝关节被动屈曲关节活动度达 83°,伸膝的被动关节活动度为 -6°,两个动作都因为疼痛受限。Betty 膝关节的主动屈膝为 78°,主动完全伸膝为 -9°,两个动作也均因疼痛受限。患者在 22.6 秒内借助助行器完成了计时起立行走测试。她的生命体征是心率 78 次/min,呼吸频率 18 次/min,血压 148/86mmHg,血氧饱和度 96%,体温 38.3℃。

■ 病例研究问题

1. 什么是 WOMAC?

2. Betty 是否有可能不需要膝关节置换?

3. 是否有除了手术以外的其他治疗选择?

4. 更常见的膝关节或髋关节置换术是什么?为什么?

5. Betty 的术后潜在并发症是什么?

6. 美国麻醉师协会量表是什么?

7. Betty 是否存在患并发症的高风险?

8. Betty 是否有可能出现并发症的迹象?

9. 术后哪种日常生活能力(ADL)预期会受到影响?

10. 术后患者的体育运动会受到什么样的影响?

11. Betty 是否能在治疗后重返工作岗位?

12. 最初的 4 周内,哪种典型的物理治疗干预措施将会用于治疗这个患者?

13. 接下来的 4 周,哪种典型的物理治疗干预措施将会用于治疗这个患者?

14. 8 周后,哪种典型的物理治疗干预措施将会用于治疗这个患者?

15. 将采用什么标准化测试/功能预后指标来记录该患者的进展情况?

15. 全膝关节置换术:病例 3

William H. Staples, PT, DHSc, DPT, GCS, CEEAA

患者是一名 65 岁的女性,由于不断恶化的骨性关节炎,主观口头模拟评估疼痛程度为 5/10~7/10,接受了骨水泥固定左侧全膝关节置换手术。疼痛限制了她的移动能力和完成功能性活动,如做家务的能力。患者的既往病史很重要,包括甲状腺功能减退、胃食管反流病、双膝骨关节炎、维生素 D 缺乏症和肥胖(体质指数为 30)。患者和退休的丈夫一起生活,她的丈夫承担了大部分的家务,他们住在一个没有扶手,只需要两个台阶就可以进入的一层楼的房子里,房子里有一个需要经过 12 个台阶到达的有洗衣房的地下室。患者在过去的几年里习惯了久坐不动的生活方式,这是由于双侧膝关节疼痛加剧和关节活动度的减少造成的。手术前,患者所有的日常生活活动都能独立完成,包括做饭、打扫、开车、上楼梯和所有转移。患者

物理治疗的主要的目标是减轻疼痛,并恢复到以前的活动水平,比如可以长时间站立做饭、可以上下楼去洗衣服和偶尔照顾孙子。

患者在术后 1 天进行膝关节绷带包扎,适当引流,膝关节固定。为了检查左膝前侧的切口,手术敷料被拿掉,切口大约 25cm 长,且手术钉完好。切口线因少量的出血而变红,关节肿胀,比右侧肿大 8mm。患者报告左膝疼痛有 8/10,且左膝水肿加重,左下肢总体肌力为 4/5,除了股四头肌是 2/5,有 25° 的伸肌滞后。膝关节活动度(取下固定器后)为主动伸膝 7°~52° 和被动伸膝 4°~63°,伴疼痛。她的床上移动性减少,需要中度帮助,床边站立(中度帮助)或转移有困难,从床到椅子的转移需要最大帮助。当不进行物理治疗时需要戴上固定器来维持伸膝功能,或者由于术前的虚弱,在康复初期阶段用助行器辅助行走来保护切口。她有静脉注射线,正在接受抗生素和吗啡镇痛泵的治疗。她的生命体征是心率 82 次/min,呼吸频率 18 次/min,血压 132/84mmHg,血氧饱和度 96%。其他的药物包括利伐沙班(拜瑞妥)、维柯丁(vicodin)(氢可酮和对乙酰氨基酚)、耐信(nexium)(艾司奥美拉唑 esomeprazole)和左旋甲状腺素(synthroid)。

第二天的步态训练,治疗师要求负重训练。治疗师选择在步态训练时取下固定器。她从坐位转移到站立位时需要中度帮助。在平衡杠内步行 6.1m 需要四人中度帮助。固定器在患者进行主动运动、助力运动和被动关节活动训练时取下,此时疼痛为 8/10,包括腘绳肌、股四头肌的等长收缩训练和伸髋、踝泵练习。她的生命体征和第一天一致。

第三天,患者情绪好转,停止使用吗啡止痛,患者迫切地想回家。转移时她需要少量帮助。在步态训练中,她使用一个带滑轮的助行器,没有固定器的情况下出现了下面的步态偏差。在左腿支撑期时,她没有完全的伸膝,脚后跟没有着地,全足着地时大约有 50% 的负重。在左腿的摆动期,她的屈膝角度减小,步长缩短。现在,患者只需最少的帮助就可以借助带轮的助行器步行四组 15.2m 的距离,每次休息 3~4min 就可以恢复。她的膝关节活动仍然受限,在关节活动训练时有明显的持续性疼痛(7/10),因此身体代偿屈膝。

第四天,患者病情有很大改善,只需要旁立性帮助,患者就可以借助带滑轮的助行器步行 38.1m,左侧大约负重 75%。患者可以用带滑轮的助行器以 0.6m/s 的速度进行 10m 步行测试。她不能在没有中度帮助的情况下安全地上下楼梯。社会工作者下午要召开

一个护理计划会议。会议将会讨论关于是否使用持续被动运动机器。你根据自己的专业判断作出了一个决定,患者在明天的治疗后可以出院回家,并转介居家康复护理,患者将会面临许多的环境变化。

■ 病例研究问题

1. 骨水泥固定和非骨水泥固定的全膝关节置换术有什么区别?

2. 为什么医师会选择骨水泥固定而不选非骨水泥固定?

3. 什么是利伐沙班(拜瑞妥)? 标准剂量是多少?

4. 哪条膝关节韧带通常在全膝关节置换术中保留或去除?

5. 你是否会建议用持续被动运动机器来帮助增加膝关节的活动范围?

6. 是否有证据支持使用持续被动运动机器可以降低深静脉血栓的风险?

7. 什么是伸肌滞后?

8. 第二天,治疗师在步态训练时保留固定器的决定是否正确? 原因是什么?

9. 第三天,治疗师在步态训练时取下固定器的决定是否正确? 原因是什么?

10. 什么是最重要的临床测试结果之一?

11. 为什么要进行 10m 步行测试?

12. 比起去专业的护理机构,为什么治疗师相信患者可以回家?

13. 患者家里的环境需要做哪些改变?

14. 什么设备也可以使患者受益?

15. 有没有其他的干预措施可以帮助这个患者康复?

16. 髌骨软骨软化症

Eric Shamus, PT, DPT, PhD

Erin N. Pauley, DPT, MS, ATC, CSCS

一名 68 岁女性近期出现右膝关节前方疼痛。疼痛性质为钝痛和酸痛,在爬楼梯和久坐时出现。患者自述由于膝关节疼痛,导致她不能捡起地上的物体。患者否认最近膝关节有创伤或者外伤史,但她自述当她做清洁的时候,双膝是跪在地板上的。她过去的病史不显著,神经系统检查包括皮节、肌节和腱反射都在正常范围内。右腿股四头肌活动性中度受限,徒手肌力测试显示肌力受限,伸膝肌力 4-/5 级,伸髋肌力 4/5 级。患者右膝关节在整个关节活动运动过程中存在捻发音。麦氏(McMurray)试验和韧带应力试验阴性。患者髌骨研磨试验(Clarke 征)阳性,轻度压力压在髌骨上都会感到不适。

评估完成后你决定需要做更多的关于此种疾病的研究来确定你的治疗方案。请根据你的研究回答下列问题。

■ 病例研究问题

1. 什么是髌骨软骨软化症?

2. 哪些人群患髌骨软骨软化症的风险最大?

3. 髌骨软骨软化症的常见症状是什么?

4. 患髌骨软骨软化症的可能原因是什么?

5. 有哪些特殊的试验适合用来鉴别诊断髌骨软骨软化症?

6. 推髌试验或者费尔班克(Fairbank)试验是如何测试的?

7. 髌骨研磨试验(Clarke sign)是如何测试的?

8. 患者的康复计划可能包括什么训练?

9. 对于髌骨软骨软化症的患者来说,适合的拉伸有哪些?

10. 对于髌骨软骨软化症的患者来说,合适的治疗方案是什么?

11. 其他什么情况下可能出现膝关节前方疼痛?

17. 胫骨平台骨折

Meri Goehring, PT, PhD, GCS, CWS

Mary,65 岁,女,在当地社区学院兼职教数学。她从全职教学的学校退休,但是继续教授一个学期的课程来补充她的退休收入。她已婚 40 年,她的丈夫拥有并经营一家酒类专卖店。他们经常旅游,并且喜欢品尝美食和美酒。他们住在一个公共交通设施良好的社区。十天前,玛丽正跑着追赶公共汽车,当她从台阶上走下便道时扭伤了左膝,她即刻感到剧痛。她去看了骨科医师,并做了影像检查(X 线),X 线显示没有任何骨折迹象,医师感觉可能是半月板撕裂或者韧带扭伤,所以给她的患侧膝关节注射了可的松,并建议她进行物理治疗,因此你在门诊看到了她。

你对 Mary 进行检查并做了几个测试。首先,筛选检查表明玛丽有高血压 175/90mmHg。她的体质指数(BMI)是 32,属于肥胖。她身高 182.9cm,她说她一直很重。她承认她和丈夫喜欢饮酒,她一天的饮酒量能达 3~4 杯,周末有时会饮更多。她自述自己没有规律的锻炼,但是她每周有 5 天步行去乘公交,大约 10min 的路程,每天两次。她的皮肤未见异常,神经系统检查阴性。可是,她自述去年冬天当她步行去乘公交时,在结冰的路面上摔倒了好几次。你决定给她做一个平衡测试,结果发现她的 Berg 平衡得分是 38/56。

她自述可的松注射对她并没有太大帮助,膝关节仍然很痛,有时候夜里会使她痛醒。她仍然去工作,但是步行速度特别慢。当她步行来到诊所时你注意到她使用一种减痛步态即左腿支撑的时间很短,然后很快迈出右腿。

你对她的肌肉骨骼评估结果如下:

右下肢所有关节的肌力和关节活动度都在正常范围内。

左下肢髋关节和踝关节的肌力和关节活动度都在正常范围内。左膝关节活动度正常,但是在屈膝的关节活动末端感到疼痛。左下肢伸膝肌力 4/5,屈膝肌力 5/5。患者的 WOMAC 指数也进行了评估。

左膝的骨科测试结果如下:内外翻应力试验阴性;前后抽屉试验阴性;后侧副韧带的后凹陷(Posterior sag)试验阴性;旋转不稳定试验阴性;轴移(Pivot shift)试验疼痛;髌骨稳定性试验正常;麦氏(McMurray)试验疼痛;研磨(Apley)试验疼痛。将音叉施加在患者胫骨前部近端引起了阳性的疼痛反应,用一个听诊器能够听到远端细小摩擦音。

Mary 拒绝爬楼梯,她自述此时爬楼梯膝关节有剧烈的疼痛。

你怀疑 Mary 可能有半月板撕裂,但是由于她的疼痛程度和夜间疼痛怀疑可能是其他原因造成的,这是不同寻常的。可的松的注射并没有降低她的疼痛,这也是一个值得关注的问题。所以,你为 Mary 提供了拐杖,指导她在耐受的情况下负重,并且在平地行走或上楼梯时用三点步态。她对你提供拐杖表示感激,尽管她认为自己的年纪使用助行器还过早,但是使用拐杖可以减轻疼痛,让她走得更远。

你打电话给骨科医师,告诉他关于患者血压和膝关节疼痛以及测试表的结果。然后骨科医师要求 Mary 做一个磁共振,结果发现 Mary 有个无移位的胫骨平台骨折,医师建议 Mary 要有 6 周的无负重步态训练。

■ 病例研究问题

1. 什么因素能够导致胫骨平台骨折?

2. 患者的肥胖是一个诱因吗?

3. 患者的饮酒史与骨折有相关性吗?

4. 为什么把患者有高血压病史告诉给她的医师有这么重要?

5. 什么是骨性关节炎指数(WOMAC)?

6. 骨性关节炎的衡量标准是什么?

7. 在这个案例中骨关节炎指数(WOMAC)是有效和可信的吗?

8. 还可以使用哪些其他类型的测试?

9. 有哪些主要症状表明该病可能不是半月板撕裂,而是可能由其他肌肉骨骼问题引起的?

10. 为什么这不能通过 X 线片诊断出来?

11. 为什么用一个音叉来检查骨折?

18. 跟腱炎

William H. Staples, PT, DHSc, DPT, GCS, CEEAA

患者 63 岁,男性,在门诊就诊,他在一个月前决定开始慢跑,以此作为减重和提高心血管健康的方法。患者身高 176.8cm,体重 81.2kg,但是自述开始新的运动计划之后已经减重了大概 2.3kg。生命体征:心率 74 次/min,呼吸频率 18 次/min,血压 142/90mmHg,血氧饱和度 97%。他自述左踝后部和腓肠肌远端肌肉疼痛。目前口头评分量表疼痛程度为 3/10,但是慢跑 1 000m 后疼痛程度增加到 5/10。腓肠肌肌腱和跟腱触诊疼痛。患者自述在过去的一周他慢跑的距离大约从 3.2km 增加到 4.8km,但是难过的是他不得不放弃跑步。

双下肢的肌力和关节活动度都在正常的范围内。患者穿的是便鞋,但是他的运动鞋在他的车里,你可以要求他取回运动鞋,然后检查。你在他穿运动鞋或光脚的情况下观察他的步态。可以发现在双足承重的情况下双足过度内旋(足弓塌陷),左足更严重,由此可以确定该患者为跟腱炎。

他服用的药物包括安博维(厄贝沙坦)300mg 每天早晨服用 1 次,阿司匹林 81mg 与晚饭一起服用,目前无重大疾病史。

■ 病例研究问题

1. 医学术语"平足"是什么意思？

2. 你可能用什么样的测试来判断目前患者的内旋（足弓塌陷）情况？

3. 这时什么样的干预措施能够降低疼痛？

4. 对于患者目前的跑步计划你将会给他什么样的建议？

5. 对该患者来说，什么样的干预措施能够长期预防跟腱炎的继续发生？

6. 该患者的体质指数（BMI）是多少？

7. 为什么检查患者的鞋子很重要？

8. 你为什么要观察患者的裸足步态？

9. 什么是安博维？

10. 你会关注他静息时的生命体征吗？

11. 有没有提供其他的能够降低血压的方法？

19. 足底筋膜炎：病例 1

Meri Goehring, PT, PhD, GCS, CWS

George，62 岁，男性，是一个最近退休的高中历史老师，目前和妻子在大农场式的家里生活。George 是个乐观积极的人，但是因照顾生病的妻子而显得疲惫，这是由于他妻子大多数日常活动都需要他帮助。因此，George 没有时间参加更多的体育活动，身体处于肥胖的边缘（BMI＝30）。他注意到在过去的近两个月里他的右脚有逐渐加重的疼痛，为了解决疼痛，George 现在来门诊就诊。他自述随着晨起前几步的走动，他的脚疼痛更严重，白天在站立或长时间步行后，疼痛更严重。疼痛为刺痛，部位在跟骨的内侧结节。为了止疼他已经服用了布洛芬，但是他发现只减轻了一点疼痛。他想要一个更持久有效的治疗方式。

George 在静息时的系统检查表现，心率 88 次/min，血压 132/80mmHg，呼吸 26 次/min。Gwoege 的认知功能和三维定向力都正常。他的右膝上有一条五年前进行全膝关节置换术后恢复良好的瘢痕，在他的右脚跟抬离地面之前，他能够下蹲且屈膝达到 90°。George 的右踝被动背屈角度距离中立位差 5°，与他的左踝相比，内翻和外翻受限，左踝能够通过中立位到达背屈位（大约 5°）。他在站立和步行时有高弓足。此外，双侧足前部内旋明显，在行走时右足比左

足内旋更严重。他不能用足跟行走，也几乎不能在脚趾行走超过 3 步后保持足够的平衡。当你让他站立 3min 时，他的疼痛变得更剧烈并要求坐下。松垮实验（slump test）阴性。

■ 病例研究问题

1. 足底筋膜炎是怎样改变患者的移动功能的？

2. 足底筋膜炎对患者的平衡将会有其他的影响吗？

3. 在这种情况下为什么老年人比年轻人有更大的潜在危险？

4. 你应该排除哪些其他的诊断？

5. 对于足底筋膜炎的诊断有没有特异的金标准？

6. 最常见的症状是什么？

7. 对于 Georgre 这种情况是否存在已知的病因？

8. 什么样的非手术治疗是有效的？

9. 物理疗法已经被证实是一种有效的治疗方法吗？

10. 当对患者进行测试时，你可能使用哪种标准量表？

11. 手术干预是可能的吗？

20. 足底筋膜炎：病例 2

Meri Goehring, PT, PhD, GCS, CWS

Mary，73 岁，女性，每周在教堂的二手商品店工作三天。她独居在狭小的一楼公寓。Mary 积极参加当地 YMCA 的锻炼团队，每周至少 5 天参加。身高与体重匀称，体质指数为 28。她来这里就诊是一位医师推荐的，该医师感觉她可能存在足底筋膜炎。

患者自述过去两个月来，她一直在努力加班工作，因为这家店的经理发生了一起车祸后，身体恢复得非常缓慢。患者自述她大量的时间都是站在收银台前，但有时候也会走一些路去重新整理和储存旧衣服。在过去的两个月，她平均每周工作 5 天，有时每周 6 天，每天工作 8 小时。在最近的两周内，她双足的足底部开始出现疼痛，早晨更严重，行走时疼痛减轻。她自述如果坐下后，再开始行走时会变得非常疼。疼痛在足跟区，但是两只脚的整个脚底都有疼痛感。她要帮助她的子女赚取生活费用，所以她需要继续工作。疼痛性质为刺痛，她指出足跟的内侧为疼痛开始

的位置。为了减少疼痛她服用了布洛芬,有些作用。她还有骨质疏松症并且在服用非处方药,但是没有服用其他药物。

Mary 在静息时的系统检查表现,心率 88 次/min,血压 140/80mmHg,呼吸频率 26 次/min。Mary 的认知功能和三维定向力都正常。在她的右脚跟抬离地面之前,能够下蹲且屈膝能达到 80 能。Mary 双足的被动踝背屈活动范围都是距离中立位差 5°。她在站立和行走时有高弓足,但双足在站立时足前部内旋严重。她不能用足跟或脚趾走路超过 3 步。当你要求她站立 3min 时,她的疼痛仍存在。她自述如果保持忙碌并再走些路,疼痛就不会那么严重。

■ 病例研究问题

1. 患者的症状是典型的足底筋膜炎吗?
2. 如果患者在合适的时间范围内没有任何好转,你将会做什么?
3. 患者询问为什么会出现这种情况,是否存在一个特定的病因?
4. 什么类型的治疗方案已经在进行临床随机试验?
5. 手法治疗和锻炼被证实是有效的吗?
6. 你会建议使用矫形器吗?
7. 有哪些内在和外在的因素能导致该病情的发展?
8. 足底筋膜的功能是什么?
9. 有关该病的物理治疗方法是否有新的报道?
10. 你对患者有其他的建议吗?
11. 你可能用什么类型的标准化评估来衡量康复效果?

21. 痛风:病例 1

Meri Goehring, PT, PhD, GCS, CWS

George,72 岁,男性(退休卡车司机),左侧第一跖趾间关节痛风发作。自述在穿鞋和负重(尤其步行)时疼痛,并且在夜间也感到疼痛。患者肥胖,已诊断有高血压、糖尿病和高胆固醇血症。George 既往有酗酒史,描述偶尔眼前出现黑斑和视力模糊、阻塞性睡眠呼吸暂停综合征、多尿症、双侧膝痛、下背痛、脚/小腿感觉改变。他的医师针对痛风开了非甾体类抗炎

药(NSAIDs)和皮质类固醇注射。

根据在门诊进行的物理治疗检查,患者左脚的第一跖趾间关节出现红、热、肿胀。患者描述疼痛与第一跖趾间关节受压和活动相关。除了这个跖趾间关节活动度不足,其余关节的活动度都在正常范围内。由于疼痛他左脚承重无法超过 2min,且步行距离也有限。由于久坐不动的生活方式,患者表现出明显的心血管功能失调以及下肢肌力不足。生命体征:心率 80 次/min;呼吸 20 次/min;血压 144/90mmHg;血氧饱和度 95%;体温 37.1℃。在整个过程中,肌力约为 4/5。

■ 病例研究问题

1. 什么是痛风?
2. 痛风发生率是多少?
3. 为什么痛风会产生疼痛?
4. 有了正确的治疗,需要多长时间才能恢复?
5. 在这个案例中,为何药物治疗如此重要?
6. 痛风的危险因素是什么?
7. 在这个案例中,你还怀疑什么其他的特殊情况吗?
8. 有什么指征表明患者可能患有糖尿病并未控制?
9. 当患者正在经历急性疼痛时,可以进行什么类型的物理治疗?
10. 对于患者来说哪些是合适的目标?
11. 你可能提供什么样的物理因子治疗?
12. 你可能建议进行什么类型的锻炼?

22. 痛风:病例 2

Meri Goehring, PT, PhD, GCS, CWS

Tracy,58 岁,男,工厂工人,左侧后踝疼痛。他在被骨科医师诊断为跟腱炎和(或)滑囊炎后转诊到门诊。他说负重(特别是行走)时极度疼痛并且任何运动都会引起疼痛。他休息状态评估时疼痛为 4/10,任何形式的负重下疼痛为 8/10。患者超重,但不肥胖,体质指数(BMI)为 30。没有酗酒史,但多数晚上都会喝一些啤酒。有由骨性关节炎引起的双侧膝关节疼痛史,但是患者自述,这种疼痛和他之前的疼痛不同,是一种钝痛,在白天会加重,休息时会减轻。骨科医师开了非甾体抗炎药治疗疼痛但并不是很有效。

患者自述无外伤史。根据物理治疗检查,发现踝

足的肌力和关节活动度在正常范围,且疼痛只在足跖屈抗阻时才出现。跟骨结节上有点肿并有一个骨性硬结,触诊疼痛。跟腱触诊无疼痛。

在冰敷、按摩和锻炼三种治疗后无改善。事实上,按摩后患者表示疼痛加剧。继续询问患者关于疼痛和家族史的问题,因为你怀疑可能还有其他问题。患者告知有痛风家族史。你决定联系患者的家庭医师通知他你的发现,并讨论了导致痛风的可能因素。停止进一步的物理治疗并建议患者限制脚上的负重直到患者可以回到他的家庭医师那里。医师发现患者血液的尿酸水平很高并对患者开始药物治疗,症状在 48 小时内减轻。

■ 病例研究问题

1. 痛风是关节炎的一种吗?
2. 在这个案例中,你还怀疑什么其他的特殊情况吗?
3. 为什么在这个案例中仔细观察和触诊很重要?
4. 你发现的结节有具体名字吗?
5. 如何利用影像诊断,更好地显示这些结节?
6. 为什么在这个病例中持续的主观问题很重要?
7. 患者患痛风的危险因素是什么?
8. 痛风只影响一个关节吗?
9. 患者的双膝骨性关节炎是他痛风的因素吗?
10. 你可能为患者制定什么目标?

23. 肩部撞击综合征

Meri Goehring, PT, PhD, GCS, CWS

Hank,64 岁,是一名退休的当地学校系统维护主管。他和妻子住在一起,他们喜欢参加每年的双人高尔夫和网球联赛。Hank 在这个地区还帮邻居做一些杂活以充实生活。两个星期前,当他正在一个邻居的水槽下安装水管时,感觉右肩上方锐痛。几天后他尝试打高尔夫,他的肩膀并没有妨碍到他,所以他觉得没事。但第二天他去参加网球联赛时,打球时他感到相当疼痛,发球时最明显。从那时起,他避免伸手过头顶上的动作,这样他就不会感到肩膀锐痛。

Hank 有高血压、房颤、下背痛病史。他目前正在服用氢氯噻嗪、丙咪嗪(盐酸丙咪嗪)、普罗帕酮(盐酸普罗帕酮)、香豆素(华法林)和布洛芬治疗疼痛。

当你在骨科诊所看到 Hank 的时候,他评估自己的疼痛在休息时是 2/10,在进行任何盂肱关节运动时是 5/10。在进行抬手超过头顶的运动时疼痛最严重为 7/10。他的病例系统回顾中记录心率 72 次/min,血压 124/70mmHg,呼吸频率 14 次/min,他的方向感很好。你可以要求患者脱掉衬衫来检查他的肩关节,你注意到他脖子的底部有一个很大的、不对称的痣,痣的边缘周围有少量出血,对此你在病历中予以记录描述。他的姿势显示头前倾,右盂肱关节内旋时肩膀呈中度的圆肩,且休息位时两肩胛骨从脊柱向外展。与左侧上肢的盂肱关节和肘关节的肌力 5/5 相比,他的右侧大概是 4/5。患者疼痛弧试验、霍金斯-肯尼迪(Hawkins-Kennedy)试验、尼尔(Near)试验以及针对肩部不稳定性的费根(Feagan)试验为阳性。他的肱骨头的上部和前部触诊时有疼痛。

■ 病例研究问题

1. 肩痛有多普遍?
2. 肩部疼痛最常见的原因是什么?
3. 肩部撞击综合征的症状是什么?
4. 病例中是什么导致了疼痛?
5. 哪些内在因素会导致这个问题?
6. 哪些外部因素会导致这个问题?
7. 物理治疗对肩部撞击综合征有益吗?
8. 有什么其他保守治疗可用于肩部撞击综合征?
9. 有关于注射皮质类固醇和物理治疗哪个效果比较好的看法吗?
10. 哪些常用测试可诊断或排除肩部撞击综合征?
11. 在鉴别诊断中需排除哪些其他问题?
12. 这个患者是否可选择手术?
13. 这个痣有引起你的注意吗?

24. 肩部疼痛

Meri Goehring, PT, PhD, CWS

Mary,50 岁,女,在当地一所大学当秘书。她独居且从未结过婚。Mary 身体一直健康,但她说自己超重,体质指数(BMI)为 32。患者自述她不经常运动,喜欢看书和看电影作为娱乐。她也喜欢烹饪。患者说她在 6 周前感觉左肩的前面有一些锐痛,她认为这可能跟她在重新整理厨房橱柜时做手臂超过头顶动作有关。现在患者自述从背后、头部到全身都感觉疼痛。她说疼痛在夜间，或躺在左臂上时疼痛加剧，且在运动时很容易变得更痛。她说在肩膀做任何运动时都会感到疼痛。

Mary 肩关节疼痛和功能障碍指数（Shoulder Pain and Disability Index，SPADI）为 70。系统回顾：患者血压 155/85mmHg，心率 90 次/min，呼吸 28 次/min。四肢和颈部的轻触觉完整；胸廓和患侧肩关节活动范围在功能限制范围内。上肢 DTR2+。她的右上肢肌力始终是 5/5 且关节活动范围没有受限。根据对她左肩关节的测试，发现外旋、外展和内旋活动范围减小且有弹性终末感和疼痛限制关节活动：外旋 5°，外展 20°，内旋 13°。在可活动的范围内，她肩关节的外旋、外展和内旋肌力为 2+/5。关节运动评估显示其在所有方向均受限，在交臂抱胸试验时疼痛为 8/10，她能用患侧手触伸到裤子后面的口袋，但却不能触摸到脖子后面。

■ 病例研究问题

1. 你怀疑这个病例的诊断是什么？
2. 这个诊断的常见体征和症状是什么？
3. 这个诊断是否有统一的诊断标准？
4. 什么动作经常受限？
5. 什么是关节囊受限模式？
6. 这种疾病的损伤机制是什么？
7. 这种疾病的流行病学是什么？
8. SPADI 是为住院患者还是门诊患者研发的？
9. 在该情况中是否有达成一致的诊断？
10. 冻结肩的医学术语是什么？
11. 是否存在类似的但事实上不同的情况？
12. 在他们的诊断中什么标准化的测试被证明是可靠和有效的？
13. 可以使用哪种类型的康复干预措施？
14. 这种疾病有医疗干预吗？

25. 肩袖肌撕裂：病例 1

Meri Goehring, PT, PhD, GCS, CWS

Leon，72 岁，男性，喜欢与他的孙子们打高尔夫球及下棋。他很独立，虽然已经从当地的企业管理岗位退休，但仍关注金融消息，目前独居。当在社区时，Leon 左手挂单点手杖行走。大约一个月前，在他跟儿

子和孙子打高尔夫时感到左肩短暂疼痛。在接下来的一周，他感到肩关节中度疼痛，他感觉在进行任何肩部活动和使用手杖行走时肩关节变得虚弱。Leon 睡觉时通常是左侧卧位，但是当他这样躺的时候，疼痛会变得更尖锐更严重，甚至会让他在晚上醒来。

在看过医师并进行影像学检查后，影像显示肩袖肌完全撕裂。Leon 想在外科手术前尝试保守治疗，医师把他介绍到门诊，他的左肩被注射了两支曲安奈德。Leon 有高胆固醇、高血压和房颤病史。他目前每天都在服用立普妥和氢氯噻嗪，以及在需要时服用硝酸甘油。

当回顾患者的病历和系统检查时，你注意到他认知定向正常且很健谈，没有明显的皮肤问题，他脉搏弱但心率规律为 72 次/min，血压 126/70mmHg，血氧饱和度 96%，呼吸频率 14 次/min。

他的肌力记录如下：肩屈曲：右侧 4+/5，左侧 3+/5；外展：右侧 5/5，左侧 4/5；外旋：右侧 5/5，左侧 3+/5；内旋：右侧 4+/5，左侧 3+/5；肘屈曲：右侧 5/5，左侧 4/5；肘伸展：右侧 5/5，左侧 5/5。

患者左肩关节内旋/外旋和外展主动关节活动范围中度受限。患者的物理治疗目标是能够打高尔夫和陪孙子玩，并能够在搬运物品时无痛感。

■ 病例研究问题

1. 说出支持/稳定肩关节的四条肌腱。
2. 这些肌腱的主要作用是什么？
3. 肌腱病出现肩膀疼痛有多常见？
4. 肩袖撕裂的主要原因是什么？
5. 这些多发于什么年龄？
6. 肩袖撕裂最常见的临床症状是什么？
7. 肩袖肌损伤难以完成哪些功能性动作？
8. 哪种影像学诊断可以确诊肩袖肌撕裂？
9. 什么时候符合手术指征？
10. 保守治疗最佳时间是什么时候？
11. 什么是氢氯噻嗪（HCTZ）？
12. 曲安奈德是什么？

26. 肩袖肌撕裂：病例 2

Meri Goehring, PT, PhD, GCS, CWS

Lorenzo，69 岁，是一位汽车厂退休工人，和妻子居

住在一栋二层楼里。他们家进门前要上 5 个台阶,右手边有扶手(上楼时);在家里上二楼时,左手边有扶手。楼下有简装浴室,楼上有设施完备的浴室,带有独立的淋浴间但没有安装扶手。他妻子最近也退休了,他们喜欢去看电影,看孙子孙女,每个月去当地的收容所做一次志愿者。

Lorenzo 刚刚进行了左侧冈上肌的肩袖修复术。因为前一段为了准备即将到来的假期,他在干活时,伸手过头顶拾起一个箱子时左侧冈上肌撕裂。放下箱子后,他突然感到疼痛,由于疼痛剧烈并持续了好几天,于是他决定去看医师。磁共振显示冈上肌肌腱完全撕裂。由于经历了剧烈的疼痛,他认为物理治疗可能无效,患者选择了手术治疗。

今天这是术后 3 天,患者来找你咨询。出院时他的主刀医师给他开了术后前三周的运动处方,即科德曼(Codman)钟摆运动训练,同时提醒患者要避免肩关节的任何被动运动,并咨询 PT。经过三周的训练咨询,患者术后第四周可以开始为期一周的辅助性主动关节活动度训练,然后在下一周(术后第五周)进行主动关节活动度训练。患者每次来诊所进行康复训练时,都是戴着手臂外展肩吊带。术后第七周患者才允许做主动外旋训练活动。

你开始对他进行初次的系统评估,生命体征:血压 126/94mmHg,心率 73 次/min,呼吸 16 次/min,血氧饱和度 92%,四肢轻触觉正常。右上肢肌力和关节活动范围正常。左肩被动关节活动度严重受限,包括屈曲 75°、外展 72°、内旋 25°。左侧肘部、腕部和手部未受限。他表示左侧握力比右侧下降,测力计测量显示,左侧:12.7kg;右侧:23.6kg。患者进行上肢功能评分(DASH 评估量表),得分 87 分。

■ 病例研究问题

1. 肩袖手术的目的是什么?
2. 患者是否需要佩戴肩吊带,为什么?
3. 康复治疗是否可立即开始,为什么?
4. 应用关节松动技术是否合适?什么时候,选择哪种类型?
5. 肩带应该什么时候取下以及应该何时开始一些锻炼项目?
6. 在没有进行手术的情况下,物理治疗的目标是什么?
7. 如果有手术指征,如何选择?
8. 为什么有不同类型的术后肩关节固定姿势?
9. 手术干预与非手术干预会有什么不同结果?

10. 典型的术后康复方案有哪些?
11. 影响恢复结果的常见因素有哪些?
12. 标准的预后评估可能有哪些以及恢复到正常活动的标准是什么?
13. 肩部常量评分(Constant Shoulder Score)是什么?
14. 达到正常活动的标准是什么?

27. 肱骨头骨折

Meri Goehring, PT, PhD, GCS, CWS

Mary,65 岁,代课教师,担任国际传教士 15 年,为照顾年迈的母亲,过去七年一直在美国国内。她患有骨质疏松(DEXA 评分 1.75),胸椎轻度后凸,脚趾和手指指甲真菌感染。Mary 一直积极坚持每周练两次瑜伽,每周 5~6 天的慢跑,每次跑 3.2~4.8km。Mary 上一次跑步时在冰上滑倒,左肩着地,左肱骨骨折,50%移位。Mary 是左利手。医师建议手术,但患者没有医疗保险,她想尝试保守治疗。

Mary 在当地医院设置的骨科公益门诊就诊。伤后 9 周,X 线显示,骨折断端骨痂形成,医师允许她开始物理治疗。

物理治疗评估进行了系统的检查。血压 110/65mmHg,心率 67 次/min,呼吸 14 次/min,血氧饱和度 98%。轻触觉正常,深反射正常(左上肢未查)。Mary 用肩带制动左肩 9 周,手部、腕部、前臂和上臂中度水肿。患者在休息时肩膀疼痛是 0/10,在活动范围的终末端疼痛是 4/10。休息时手指和腕部疼痛范围为 2~6/10,活动后缓解。患者由于肩部活动范围的限制而显得焦虑不安。她的肩关节主动屈曲可至 30°,主动外展可至 25°并伴有肩关节耸肩代偿表现。前臂旋后可至 45°,中度受限。手指伸直到中立位时中度受限。肘关节伸展可至 -7°,轻度受限。进行徒手肌力测试时,她在关节可达范围内能抵抗部分阻力。患者的手和腕部存在僵硬和疼痛问题。QuickDASH 上肢功能障碍评分:48 分。目前她刚开始服用抗生素治疗炎症,并服用大量营养品以促进肱骨头恢复。

医师给患者居家的建议是肩、肘、腕和手指的牵伸及关节活动。

■ 病例研究问题

1. 患者可能是哪种骨折类型?

2. 患者这种情况需要手术吗？

3. 这种类型的骨折有哪些常见的危险因素？

4. 什么措施对这种类型的骨折有保护作用？

5. 存在这种类型骨折的患者有哪些常见的临床问题？

6. 骨折愈合分哪几阶段？

7. 每个愈合阶段大概多长时间？

8. 如果需要手术，需要哪种类型的修复术？

9. 如果不需手术，可能需要什么治疗？

10. 患者可能存在哪些功能受限？

11. 为什么这个患者会担心功能受限？

12. 患者什么时候能恢复正常功能？

13. 可能的并发症有哪些？

14. 典型的康复治疗方案包括什么？

15. 满足各种进食所需动作需要肩关节能做哪些活动？

16. 对于患者的这种情况的标准功能评估有哪些？

17. 患者什么时候可以回归工作岗位？

28. 肱骨颈骨折

Meri Goehring, PT, PhD, GCS, CWS

Ethel，77 岁，工作 42 年的退休秘书。她独居在一间牧场风格的两居室里，门前有两个台阶。洗衣房在地下室，需走一段楼梯。既往病史中她膝肩腕部患有骨质疏松和关节炎、胸椎中度后凸、2 型糖尿病。Ethel 一直积极参加一个跳 Zumba 舞的老年人训练班，在那里她还可以进行每周一小时的椅上有氧锻炼。在上一个暴雪天，Ethel 在门前人行道上铲雪时，踩冰滑倒，右手撑地。所幸她的邻居也在外面看见了这一切，并且立即赶来营救，发现她右肩着地并感到剧烈的疼痛。邻居把 Ethel 带到急诊，发现她右侧肱骨颈有轻微（1.5cm）的移位骨折。目前，骨科医师不建议进行手术，并表示 Ethel 可通过保守治疗恢复。Ethel 在骨折后 1 周去门诊接受物理治疗。

Ethel 的系统检查包括：血压 146/85mmHg，心率 86 次/min，呼吸 16 次/min，血氧饱和度 94%。神经科感觉检查，轻触觉正常，双上肢和双下肢的腱反射 2+。患者制动一周，可见左肘关节中度水肿，左腕关节和手轻度水肿。关节活动范围表现为肘关节伸展中度受限，腕关节轻度受限，尤其是伸展和桡偏。徒手肌

力测试时，肘关节由于疼痛不能抵抗阻力。患者表示，医师曾建议她进行腕部锻炼以维持腕部活动，减轻左臂水肿。她表示由于疼痛导致最近两天没有进行锻炼。患者表示休息时肩部疼痛为 3/10，最好的时候是 1/10，这种情况一般是坐在椅子上手臂有支持且肩部正在热敷。情况差时，疼痛可达 8/10。患者表示"只有生小孩比这更痛"，QuickDash 上肢功能障碍评分：74 分。

■ 病例研究问题

1. 这类骨折很常见吗？

2. 手术干预或保守治疗哪个更常见？

3. 引起该类型骨折有哪些常见因素？

4. 造成肱骨近端骨折有哪些危险因素？

5. 哪种疾病易引起该类型的损伤？

6. 什么方法能降低骨折风险？

7. 优势手不同是否有差异？

8. 急性骨折的一般临床表现有哪些？

9. 对肱骨近端骨折严重移位有哪些手术干预方法？

10. 肱骨近端骨折常见的功能受限有哪些？

11. 患者什么时候能恢复正常功能？

12. 可能的并发症有哪些？

13. 典型的康复方案包括什么？

14. 患者什么时候能恢复肩部功能？

15. 满足患者正常进食需要哪些肩部活动？

16. 在评估里应包括哪几类标准评估？

17. 患者什么时候可以回归工作岗位？

18. 肱骨近端骨折 Neer 分型四部评分系统是什么？

29. 肩关节脱位

Eric Shamus, PT, DPT, PhD

Steven B. Ambler, PT, DPT, MPH, CPH, OCS

一个 69 岁的患者，门诊就诊，主诉右肩关节前部疼痛。疼痛开始于 1 周前，他摔倒使右肩关节脱位。他被救护车送到医院急诊室后，在那进行了复位。

患者受伤后一直佩戴肩带，每天服用萘普生 500mg，一天两次，休息时无痛。当他早起和将上肢举过头顶时，有 4~5/10 的疼痛。他否认肢体麻木、刺痛及其他症状。患者目前退休，手臂一直佩戴肩吊带。他是左利手，希望能继续完成庭院劳动和家里的其他活动。

生命体征:心率 72 次/min,呼吸 15 次/min,血压 154/89mmHg,血氧饱和度 97%,体温 37℃。

系统评估:没有明显皮肤和神经系统问题。

既往病史:2 型糖尿病史 9 年,糖化血红蛋白较高(7.5)。

评估决定了你需要做更多的研究来确定治疗方法,请根据你的研究回答下面的问题。

■ 病例研究问题

1. 哪个方位的肩关节脱位是常见类型,为什么?
2. 哪个方向的肱骨运动易引起前脱位?
3. 相关病理变化有哪些?
4. 肩关节脱位后,这位患者的哪些活动可能受限?
5. 半脱位和全脱位的差异及半脱位的常见指征?
6. 哪些因素易导致肩关节半脱位或全脱位?
7. 脱位首选的影像学检查是什么,为什么?
8. 鉴别诊断有哪些?
9. 脱位后复位的常见问题有哪些?
10. 患者在一周内就诊,可进行哪些特殊结构检查和运动测试帮助指导患者?
11. 患者在一周内就诊,可做哪些适当的治疗?
12. 脱位后的预后如何?
13. 影响这位患者愈后的积极因素或消极因素有哪些?

因为她现在不能开车,独自生活,没有社会上的支持。

根据检查,Carolyn 右侧肩关节水肿增加、皮肤发红。她的切口愈合良好,无感染迹象。目前,她的疼痛用主诉疼痛分级法为 5/10。每 6 小时服用对乙酰氨基酚片(10mg/325mg),这会降低她的疼痛水平。自从两周前最后一次治疗后,患者右侧肢体被肩带固定,右侧肩关节不能主动活动。这次没有检查主动关节活动范围和肌力测试。被动活动受限,尤其是外旋。

■ 病例研究问题

1. 进行全肩关节置换的常见病理状态是什么?
2. 相对半肩关节置换,医师为什么更倾向选择全肩关节置换?
3. 进行全肩关节置换的患者常见的影像学表现?
4. 什么是简易智力状态评估量表?
5. 在为患者治疗后你觉得她可能有哪些生理-心理-社会问题?
6. 你认为患者的康复有延误吗?
7. 目前哪些物理疗法的干预手段适合患者?
8. 哪种类型的锻炼适合患者? 在前四周、前六周、前十二周如何训练?
9. 患者的主要目标是哪些?
10. 患者需要接受什么病情教育?
11. 你是否还有其他建议?
12. 患者能否独自回家?

30. 肩关节置换术:病例 1

Meri Goehring, PT, PhD, GCS, CWS
William H. Staples, PT, DHSc, DPT, GCS, CEEAA

Carolyn,72 岁白种人,2 周前进行了右侧全肩关节置换术。由于疼痛和僵硬,骨科医师选择行全肩关节置换术来代替半关节置换。术前,她发现肢体活动困难,无法参加娱乐活动,比如在游戏机上玩保龄球,也不能完成日常活动,比如擦地板、穿衣服。术后,Carolyn 先在医院接受物理治疗,然后转到康复护理院后继续接受物理治疗。但在护理院的两周时间里,她都一直拒绝治疗。Carolyn 有认知障碍的迹象,简易智力状态评估量表显示为"异常"。Carolyn 之前步行、开车和日常活动都无需帮助,一人独居在小牧场里。她没有子女,并且很享受这种独居生活。她被转到康复护理院是

31. 肩关节置换术:病例 2

Meri Goehring, PT, PhD, GCS, CWS
William H. Staples, PT, DHSc, DPT, GCS, CEEAA

Colleen 是一位患有严重的右肩关节骨性关节炎的 72 岁女性(退休邮政工人),两周前刚做了无固定的右侧肩关节置换术,她的肩袖完好无损。她的左肩关节也有轻微的骨性关节炎,而且她吸烟,每天一包烟,有 52 年烟龄。她根据医师的要求在手术前三天停止吸烟,但上周又开始吸烟。她报告说没有全身不适症状,戴着眼镜,偶尔因季节性过敏会出现鼻窦炎/鼻塞。她经常干咳,偶尔有胃灼热的感觉,有甲状腺功能减退症(甲减)病史,每天服用左甲状腺素(synthroid/levothyroxine)100μg 来控制病情。

目前,Colleen 一天中大多数时间都佩戴肩带,但

在家的时候就会脱掉。她会每天口服 3~4 次诺科（Norco），每次 5mg，但一般都在夜间或治疗前/后服用。她的伤口有一些脱皮和血痂，但这是正常的，右肩膀出现轻微红肿。在门诊物理治疗检查中，右肩被动活动范围在各个方向上都受限，最明显的是屈曲、外展和外旋。所有方向的关节活动的终末感都为空虚感，且因疼痛受限。肘、腕和手的活动范围正常且无痛。在家她一直做钟摆运动和辅助性关节活动训练，但还不能举起任何比咖啡杯重的东西，她每天都按医院所指导的用冰敷肩膀 2~3 次。她能完成肩关节外展、内收、屈曲、伸展、内旋和外旋的等长收缩并且没有疼痛的增加。她也能保持肩胛骨上提、下沉、上旋或下旋的等长收缩。Colleen 最觉困难的是穿衣（尤其是系胸罩的背扣）、沐浴（如洗头发）和梳妆动作。她的丈夫负责在家打扫卫生和做饭，还有开车接送她。

■ 病例研究问题

1. 诺科（Norco）是什么？
2. 诺科可能出现的副作用是什么？
3. 你认为患者的康复存在一些问题或者延误吗？
4. 什么是一个无固定的肩关节置换术？
5. 在 Colleen 治疗的第一阶段，你会为她制定哪些短期治疗目标（2~4 周）？
6. 目前你会采取什么干预措施？
7. 肩关节置换术后最常见的术后并发症是什么？
8. 目前应避免进行什么运动或锻炼？
9. Colleen 恢复得很好，现在是术后五周（第二阶段，4~12 周），你现在打算采取什么样的干预措施？
10. 现在治疗已经进入第十三周，你现在需要教患者什么运动？
11. 服用左甲状腺素（Synthroid）的患者有什么注意事项？
12. 未经治疗的甲减患者有什么症状和体征？

目前，Eunice 一天中大部分时间都戴着一个外展夹板，但在家的时候脱下。她需要每天 4 次服用 5/325mg 诺科（Norco）来镇痛。她的伤口有一些脱皮和血痂，右肩有些轻微发红和肿胀。在门诊物理治疗检查中，右肩被动活动范围在各个方向上都受限，最明显的是屈曲、外展和外旋。所有方向的活动末端都产生空虚感，且因疼痛受限。肘、腕和手的活动范围正常且无痛。在家去掉夹板时，她一直做钟摆运动和辅助性关节活动训练，也还不能举起任何比咖啡杯重的东西，她每天都按医院所指导的每天冰敷肩膀 2~3 次。她能完成肩关节外展、内收、屈曲、伸展、内旋和外旋的等长收缩并且只有轻微疼痛增加。她也能保持肩胛骨上提、下沉、上旋或下旋的等长收缩。Eunice 最觉困难的是穿衣（尤其是系胸罩的背扣）、沐浴（如洗头发）和梳妆动作。她的丈夫负责在家打扫卫生和做饭，还有开车接送她。

■ 病例研究问题

1. 服用诺科（Norco）的最佳时机是什么时候？
2. 诺科可能会出现哪些副作用？
3. 你认为她的康复存在一些问题或者延误吗？
4. 什么是逆向肩关节置换术？
5. 逆向肩关节术后肩关节的原动肌是哪块肌肉？
6. 在治疗的第一阶段，你会为 Eunice 制定什么短期治疗目标（2~4 周）？
7. 目前你会采取哪些干预措施？
8. 肩关节置换术后最常见的并发症是什么？
9. 目前应避免进行哪些动作或练习？
10. Eunice 训练得很好，现在是术后五周（第二阶段，4~12 周），你会采取哪些干预措施？
11. 该治疗现在已进入第十三周，你会教患者做哪些训练？
12. 针对患者服用的二甲双胍，有哪些注意事项和副作用？
13. 安全运动的标准血糖值是多少？

32. 逆向肩关节置换术

William H. Staples, PT, DHSc, DPT, GCS, CEEAA

Eunice 是一位 75 岁的女性（退休护士），她因严重的右肩骨关节炎而于两周前进行了右侧逆向肩关节置换术，她的肩袖有被破坏。她还有 2 型糖尿病，每天口服二甲双胍（格华止）2 次，每次 500mg。

33. 肩袖肌损伤伴逆向肩关节置换术

James R. Creps, PT, DScPT, OCS, CMPT

Joe 是一名 77 岁的男性，他是右利手，现在仍然很活跃。他在一个高级高尔夫球俱乐部，已经把高尔夫作为爱好打了五十多年了。在参加高尔夫赛季的过程中,他注意到他的右肩有些疼痛,且似乎变得无力。另外,如果他想右侧卧位睡觉,他会感到关节痛。Joe试图用止痛药和抗炎药物治疗这一症状,但他发现症状并没有得到改善。为此,他打电话给他的主治医师,并安排了见面。

医师让他做了磁共振检查,结果显示盂肱关节有严重的关节炎,并且肩袖内侧有严重的撕裂伤。在撕裂区可见肌肉萎缩、层状剥离和脂肪浸润。他的主治医师决定给他进行关节注射来减轻炎症,并建议他进行物理治疗来保守治疗。

物理治疗师给他的肩关节做了一个全面的检查,经评估发现在冈上肌肌腱远端有中度触痛。所有的神经学检查都是正常的,然而,Joe表现出严重的右肩外展、外旋无力并且垂臂试验阳性。生命体征:心率68次/min;呼吸频率16次/min;血压132/74mmHg;血氧饱和度98%;体温37℃。

Joe的物理治疗师试图用手法治疗和运动疗法治疗他的疾病,但病情没有明显改善。经过八周治疗后,Joe转诊到了矫形外科。外科医师认为Joe适合做逆向肩关节置换术。Joe接受了手术,但严重的并发症导致术后住院时间延长。Joe最终出院了,出院后继续在物理治疗诊所做了12周的康复治疗。6个月后他再次进行评估,显示只有轻微的肩痛。Joe继续打高尔夫球,但他从未达到过术前的功能水平。

■ 病例研究问题

1. 肩袖撕裂是老年人肩部疼痛和功能障碍的常见原因吗?

2. 老年人肩袖撕裂会更严重吗?

3. 脂肪浸润和肌肉萎缩在慢性肩袖撕裂中常见吗?

4. Joe的肩袖撕裂严重但却没有明显的疼痛,这是不正常的吗?

5. 磁共振会大幅增加肩袖撕裂的诊断费用吗?是否能使用其他临床指征来确定患者是否适合做肩袖修复的外科手术?

6. 与肩袖外侧撕裂相比,老年人肩袖内侧撕裂进行传统治疗通常与较差的长期预后有关吗?

7. 是否已经确定注射糖皮质激素对治疗肩袖撕裂疾病有效?

8. 在卫生保健提供者之间是否存在共识,对于老年肩袖撕裂患者,保守治疗或手术治疗哪个最好?

9. 逆向肩关节置换术对保守治疗失败的患者来说,可以作为一个可供选择的治疗方法来治疗肩袖损伤吗?

10. 与肩关节置换术相比,逆向肩关节置换术后围术期并发症的发生率会增加吗?

11. 逆向肩关节置换术是治疗肩袖撕裂的关节病的常见治疗方法吗?

34. 肱二头肌肌腱断裂

Meri Goehring, PT, PhD, GCS, CWS

William H. Staples, PT, DHSc, DPT, GCS, CEEAA

George,77岁,男性,是一名退役的海军中士,曾在韩国服役。George一个人住在两层楼的房子里,喜欢飞钓和骑自行车。六周前,George在清洗排水沟时从梯子上掉了下来,磁共振显示他右肩袖撕裂,肩胛盂缘上唇自前向后撕裂(superior labral tear from anterior to posterior,SLAP)。George立即接受了手术,修复了右肩袖和SLAP撕裂伤。George有家族性心脏病史,高胆固醇、骨性关节炎和高血压。George在25年前做了腰椎L4/5融合术,35年前做了右侧半月板切除术,10年前做了左肩袖修复术并且在5年前又做了一次,20年前做了左膝关节镜手术,40年前发生过左踝骨折。George服用立普妥(阿托伐他汀钙)控制关节炎和高胆固醇。

今天是George术后一周,在门诊进行了初步评估。他的血压稳定在120/70mmHg左右,心率为75次/min,呼吸频率为16次/min。George主诉右肩屈曲时有6/10疼痛,并且在右上臂发现一个肿块,在过去三天里逐渐变大。他说他提着4.5kg牛奶时觉得有点不舒服,然后出现了一个肿块。他报告说他的手臂疼痛没有比平时加重,实际上屈肘时疼痛更少一些。在医院初步完成了对肩关节辅助下的主被动关节活动度评估和等长收缩运动。

你作为物理治疗师进行检查后,会看到一个明显的"凸出"畸形。肘关节和肩关节的活动范围没有发生改变。

■ 病例研究问题

1. 肱二头肌肌腱断裂的最常见形式是什么?

2. 最常涉及的肌腱是什么?

3. 肱二头肌肌腱是浅层的还是深层的?

4. 肌腱断裂具体在哪里?

5. 这种损伤最常见的类型是什么？

6. 这种损伤是否与有严重的肩关节损伤病史有关？

7. 这种损伤的主要功能障碍是什么？

8. 以前的肩袖损伤有什么影响吗？

9. 肱二头肌肌腱断裂的症状和体征是什么？

10. 如何最好地诊断肌腱断裂？

11. 标准化的功能检查包括哪些内容？

12. 是否建议手术来修复肱二头肌肌腱？

13. 预后恢复可能是什么状态？

14. 患者需要什么类型的健康教育？

35. 腕部骨折：病例 1

Meri Goehring, PT, PhD, GCS, CWS

Leonora 是一名 72 岁的女退休推销员。她体重较胖，体质指数（BMI）为 32。她和女儿以及三个外孙住在郊区的一栋四居室、两层楼的房子里。她和女儿以及两个孙子住在二楼。据 Leonora 说，这所房子不方便残疾人使用。她经 X 线骨密度仪（DEXA）检测的 T 分值（T-score）是 −2.9，提示可能患有骨质疏松症。最近她咨询过营养师，通过吃有益健康的水果蔬菜来控制她的高胆固醇和糖尿病。目前她每天喝 4~5 杯咖啡，一天喝 5~6 罐汽水，晚上睡觉前通常喝 236ml 的苏打水。目前，Leonora 服用辛伐他汀（simvastatin）、甲福明、阿替洛尔（atenolol）、维柯丁（vicodin）、环苯扎林（cyclobenzaprine）、萘普生（naproxen）、舍曲林（zoloft）和艾司唑仑（lunesta），通过尼古丁贴剂来戒烟。

最近她在照顾她的孙子时，被地上的玩具绊倒，导致左腕骨折。她主诉说她摔倒伸出手臂撑地时，听到了咔嚓声。她意识到手腕与前臂错位了，并说手腕看起来"像一个餐叉！"在伤后 13 周，你在门诊部看到 Leonora。这 13 周里，她左腕部因骨折而外固定了 7 周，之后又制动 6 周。现在来看 PT 时，X 线显示她的骨折已经有 85% 完全愈合。

你给她做了一个系统的检查后发现：血压 167/89mmHg，心率 84 次/min，呼吸频率 21 次/min。上肢的轻触觉是正常的，但在双下肢到膝盖的部分轻触觉减弱。整个下肢的锐觉/钝觉完整。她双侧肢体的神经反射为 2+。双侧肩关节活动度正常。受伤的左臂肘关节活动范围减少了 25%，腕关节主动屈曲活动仅能屈曲到 5°，背伸到 3°，桡偏为 2°，尺偏为 3°。被动活动时，腕关节活动度因剧烈疼痛而受限，屈曲为 10°，背伸为 5°；桡偏 3°，但不像所有其他运动一样严重，尺偏 2° 伴有剧烈疼痛。Leonora 在休息时腕关节的疼痛为 6/10，在活动时疼痛为 10/10（最坏的情况）。用握力计测试时，Leonora 右手握力为 21.8kg，左手由于剧烈疼痛握力达到 3.6kg。触诊时发现手指和手严重肿胀，腕部中度肿胀，左肘轻微肿胀。一个切口位于腕桡侧缘，长度为 7.6cm，目前看起来很正常。由于 Leonora 感觉疼痛严重，所以没有给她进行徒手肌力测试。

Leonora 的左腕在 QuickDASH 上肢功能障碍评分为 92 分，计时起立行走测试为 23.4 秒，5 次坐站试验结果为 21 秒。

■ 病例研究问题

1. 出现的骨折是什么类型的？

2. 腕关节骨折所占骨折的百分比？

3. 腕关节骨折的主要危险因素是什么？

4. 还有哪些因素与骨折风险相关？

5. 腕关节骨折最常见的治疗方法是什么？

6. 为什么腕关节骨折对老年人有重大影响？

7. 腕关节骨折最常见的损伤机制是什么？

8. 腕关节骨折与髋部骨折有关吗？

9. 有哪些内在和外在的因素会导致低创伤的腕关节骨折？

10. 桡骨远端骨折的远期预后如何？

11. 可能发生的一些并发症有哪些？

12. 正在进行的康复治疗包括哪些？

13. 治疗也应该训练未骨折的手臂吗？

14. 你将采用什么类型的标准化治疗措施？

36. 腕部骨折：病例 2

Meri Goehring, PT, PhD, GCS, CWS
William H. Staples, PT, DHSc, DPT, GCS, CEEAA

Lonnie，79 岁，男性，一名已经退休的保险推销员。他和夫人住在一栋两层楼的房子里，他们还养了两只狗和三只猫。他家的主卧室和书房都安排在了二楼，他喜欢在书房看书或者下象棋，进入这栋房子需要迈三个台阶。Lonnie 是一个又高又瘦的男人，身高

193cm,有中度的胸椎后凸,体质指数(BMI)为 22。Lonnie 每周都要去健身房三次进行举重训练,并且每周有 3 天时间他会在户外散步;由于教堂活动,周日他会休息。那天当 Lonnie 正在人行道上散步时,突然被路上一个凸起的东西绊倒,跌倒时他右手着地。正是因为这次摔倒,导致他右侧腕关节骨折,骨折部位大约距离腕骨近端 3cm。现在他的右腕要石膏固定 8 周。Lonnie 是右利手。针对 Lonnie 的药物治疗有维柯丁、对乙酰氨基酚(acetaminophen)、立普妥(lipitor)和美托洛尔(lopressor)。Lonnie 说他酒量一般,有时晚上会与朋友喝一两杯啤酒。

石膏固定 2 天后,Lonnie 即被转介到你的诊所,让你为他提供他接下来 8 周的家庭康复计划,以便他 8 周后回来做进一步的康复。

在骨折 8 周后和移除石膏固定一周后,Lonnie 来到骨科康复门诊进行治疗。X 线显示已经有骨组织生成并且在骨折处生出骨痂。Lonnie 说在他状态最好的时候疼痛为 2/10,运动时疼痛为 7/10。检查从生命体征和系统检查开始,Lonnie 的血压为 127/86mmHg,心率为 75 次/min,呼吸频率为 17 次/min。轻触觉完整。

Lonnie 伸肘的关节活动度受到了轻微的限制,为 8°。腕关节主动屈曲的关节活动度受限为 5°,伸展受限为 3°;被动屈曲的关节活动度受限为 10°,被动伸展受限为 7°。尺偏受限为 2°,桡偏受限为-1°。

Lonnie 的手和手指不能完全伸展,由于腕部的疼痛至不能握拳,只能轻微握拳抓住一根高尔夫球杆。检测他的握力之后发现,左手握力为 30.4kg,右手握力为 8.6kg。Lonnie 的右手,腕部和手指处有中度的肿胀。DASH 上肢功能评分为 78 分。Lonnie 开始治疗,并给予家庭训练,重点在于改善腕部和手的关节活动度。

■ 病例研究问题

1. 这种类型的损伤最常见的是什么类型的功能障碍?

2. 哪些内在的和外在的因素能导致这种类型的损伤?

3. 对于桡骨远端骨折的治疗有哪些选择?

4. 有哪些并发症是可能发生的?

5. 进行固定之后对最初的康复计划有什么影响?

6. 你会教育患者进行什么样的预防措施?

7. 需要在 8 周后进行的康复计划是什么?

8. DASH 为 78 分,这一结果告诉了你什么?

9. 腕关节患者自行评估量表(Patient-Rated Wrist Evaluation,PRWE)是什么?

10. 这个患者是否应该接受骨质疏松的筛查?为什么?

11. 人们通常会由于骨质疏松而骨折吗?

12. 如何诊断骨质疏松症?

13. 是否有药物可以帮助治疗骨质疏松?

37. Colles(腕部)骨折:病例 3

James R. Creps, PT, DScPT, OCS, CMPT

Phyllis,85 岁白人女性,在她的家里摔倒后被救护车送到了医院。经过急诊部门的诊断,判定她的右腕关节受伤并且为桡骨远端的 Colles 骨折。把骨科医师叫过来商议后,Phyllis 的腕部以手法复位并用石膏套固定在旋后的位置。尽管桡骨远端没有对齐,但骨科医师认为手术固定对确保骨折处的足够稳定性不是必要的。Phyllis 从骨科出院时,接受了出院指导,并告知她要按骨科医师的指示去做。

Phyllis 按照骨科医师所指导进行治疗计划,其中包括在骨折 8 周后拆除石膏进行物理治疗,每周 3 天,持续 4 周。4 周物理治疗结束之后,她用腕关节患者自行评估量表(Patient-Rated Wrist Evaluation,PRWE)进行自我评估。在腕关节伤后 3 个月,她说虽然在收拾家务方面仍有些困难,但在日常生活活动方面的功能有很大改善。伤后 6 个月,她说感觉自己已经基本上恢复到正常状态,独立生活也毫无困难了。

■ 病例研究问题

1. 跌倒导致这种类型的损伤常见于老年人吗?

2. Colles 骨折更常见于男性还是女性?

3. 年龄是否会增加骨密度下降且骨质疏松患者骨折的可能性?

4. 给老年人适当地使用钙、维生素 D、骨化药物、抗抑郁药物和双效药物是否能使这种类型骨折的发生率降低?

5. 对桡骨远端骨折的外固定是否比手术固定效果更好?

6. 桡骨远端骨折的对齐对 Colles 骨折的临床结局是否有很大的影响?

7. 在这类骨折的石膏固定期间为什么要把前臂置于旋后位?

8. Phyllis 是否与大多数经历这种损伤的患者一

样,能回到先前的活动水平?

9. 对于测量这种类型损伤患者的主观评估结果时,腕关节患者自行评估量表(PRWE)是否是可信且有效评估工具呢?

10. 描述一种典型的 Colles 骨折康复治疗方案。

38. 桡骨远端骨折

William H. Staples, PT, DHSc, DPT, GCS, CEEAA

一名 84 岁的老年女性,和她的女儿生活在一起,在一次摔倒之后造成了开放性右桡骨远端Ⅳ型关节内骨折,现在已经在医院里接受治疗 8 周了。她摔倒时掌心向下,手腕过伸位。医师通过掌侧固定角电镀技术(volar fixed-angle plating technique)给她做了切开复位,并用石膏绷带固定来减少可能的骨折。由于在伤口周围发生了细菌感染,她不得不在医院治疗 10 天,而且必须经历一疗程的静脉注射庆大霉素。她在医院进行物理治疗时,她使用带手臂平台的步行器,并且给她布置了一个家庭训练计划,即"让她尽可能地握拳,尽可能地伸直手指,如果完整的主动运动不能完成,就通过没受伤的手的帮助来使手指的关节进行全关节范围的被动运动,而且一天之内多次各方向活动你的肩关节和肘关节"。两周前医师已经把她的绷带拆除了,给她用上了一个可穿脱的腕托。她现在服用的药物有呋塞米(furosemide),对乙酰氨基酚每 4 小时 325mg,钙素鼻喷雾剂(鲑鱼降钙素)(miacalcin nasal spray/calcitonin salmon),钙和软便剂。

在你为她检查时你会发现她很机敏,方向感也没有问题,戴眼镜时的矫正视力是正常的,但听力有些不好。当被问及她是否佩戴了助听器时,她说她的听力是最近才变坏的,是年龄大了的原因,她还说她有耳鸣。在检查时她把戴着的腕托摘了下来。她说她一直在坚持训练。除右腕外,她上下肢体其他各部的肌力大约为 4/5;她双侧肩关节的屈曲和外展的关节活动度减少了 12°~15°。她右侧腕关节主动伸展为 10°,主动屈曲为 25°。可以充分旋前但旋后却不能越过中线的。她被动范围超过任何一个主动范围时都显得相当痛苦。除了拇指,其他手指的主被动关节活动度都是正常的。她的拇指除了伸展是正常的,其他所有的运动都由于部分固定而缺少大约正常范围的 50%。握力用测力计测量,左手为 20kg,右手为 2kg。

她经常是呈向前弯曲的姿势,并伴随着头部向前和中度的胸椎后凸。在过去的 4 周内她开始使用手杖在家里进行步态练习。她的骨科医师在病历中叙述说患者的主要问题是在术后 12 周内腕关节没有负重。

■ 病例研究问题

1. 在老年人中桡骨远端骨折有多普遍?
2. 骨折的一些潜在原因是什么?
3. 什么是开放性骨折?
4. Ⅳ型关节内骨折是什么?
5. 描述一下手掌的掌侧固定角电镀技术。
6. 这种类型的骨折有更通俗的名字吗?
7. 什么是庆大霉素?
8. 庆大霉素可能有哪些副作用?
9. 什么是耳鸣?
10. 如果庆大霉素会造成听力受损,可能恢复吗?
11. 什么是钙素,并且常规剂量是多少?
12. 康复过程将如何进行?
13. 测量握力的合适方法是什么?
14. 为什么测量握力很重要?

39. 退行性腕掌关节部疾病

James R. Creps, PT, DScPT, OCS, CMPT

Nina,84 岁,女性,右利手,现在和她的丈夫生活在一起。她很有创造力并且在过去 60 年里把缝被子当成了一项爱好。一周前,她和几个亲密的朋友一起参加了一个周末大家缝活动。当她回到家里时,她觉得她利手的拇指有种难以忍受的疼痛。她尝试休息和冰敷来缓解她的症状;然而,她的疼痛却继续加重了。因此,她给她的主治家庭医师打了电话,并立即安排了当天的就诊。

医师为她的手做了周密的检查,经过评估,在她的右手拇指底部发现有明显的触痛。所有神经学检查都是正常的;然而,Nina 在进行拇指主动的关节内收外展时出现了困难。磁共振和放射学检查显示腕掌关节存在严重的关节炎(相当于 Eaton and Littler 分级的 4 级),且伴有第一掌骨背部平移,以及前斜韧带和掌骨间韧带功能不全。Nina 的医师给她开了萘普生,给她的拇指上了夹板固定,并且建议她去做保守的物理治疗。

Nina 的物理治疗师针对她的情况尝试了手法治疗,治疗性训练和贴扎,但她的情况并没有好转。经过 6 周的治疗和她医师的回访后,Nina 被建议去看一下骨科医师。骨科医师觉得 Nina 很适合使用非固定假体进行全关节置换术。Nina 经过手术后没有出现并发症,在常规术后护理后骨科医师就允许她出院了。一年后使用了腕关节患者自行评估量表(PRWE)和密歇根手功能调查问卷(Michigan Hand Questionnaire Score),再对她进行评价,发现她的手功能和疼痛都有好转了。她已经恢复到了以前的功能水平,可以再次开始缝被子了。

■ 病例研究问题

1. 在老年人中退行性腕掌关节部疾病有多普遍?

2. 这种情况更常见于男性还是女性?

3. 拇指的关节活动度会普遍受到影响吗? 还是某些特定的运动更容易受到限制?

4. Eaton and Littler 分(级)类系统用于腕掌关节炎的影像学分期有多普遍?

5. 第一掌骨的背部平移在这种情况下常见吗?

6. 频繁出现这种情况的关节韧带稳定性是否存在问题?

7. 萘普生在减轻这类患者的疼痛方面效果如何?

8. 支具能有效地稳定存在严重关节炎的患者的腕掌关节吗?

9. 手法治疗和锻炼是治疗这种情况的有效选择吗?

10. 如果保守的物理治疗方法没有效果,手术会是有效的选择吗?

11. Nina 是否像大多数接受腕掌关节炎手术治疗的患者一样,能恢复到之前的活动水平?

12. 对于测量这种类型损伤患者的主观评估结果时,腕关节患者自行评估量表(PRWE)是否是可信且有效的评估工具呢?

---

40. 颈椎部关节炎——保守治疗策略

Meri Goehring, PT, PhD, GCS, CWS

Evelyn 是一名 98 岁的学校退休老师,来诊所就诊,她抱怨说颈部有不明原因的疼痛。在她的一生中,颈部疼痛都是"断断续续"的,但就在过去的几个月里,这种疼痛越来越严重并且更持续了,这限制了她进行日常生活和娱乐活动的能力。她抱怨说偶尔会有轻度~中度的头后部痛,尽管这痛通常可以用布洛芬缓解。她有一张医师开的物理治疗转介单,上面写着:"高位颈椎骨性关节炎:请 PT 评估和治疗。"

她先前的病史对她目前的问题没有什么影响。

患者住在退休社区的一间小卧室公寓里。在颈部疼痛增加之前,她定期每周至少参加 3 次成年组的健身班训练,并且她还在一个大型医疗中心兼职来回递送邮件的工作,她携带的邮件重量一般在 9kg 左右。

病例回顾发现患者很机敏,认知定向正常,没有神经系统障碍或认知障碍。皮肤干燥且未受损。有明显的双侧上肢无力,但肌节和皮节检查完好无损。

患者身高 145cm,体重 48kg。

生命体征为:心率:50 次/min;血压:102/68mmHg;呼吸频率:18 次/min;血氧饱和度:96%;体温:36.9℃。

颈椎疼痛:休息时为 3~5/10,伸展运动时为 6~8/10。

姿势评估(站立位)及运动质量筛查:头和肩关节中度前倾,胸骨后凸及腰椎前凸减少,肩胛节律异常和运动质量下降。

关节活动度和肌力测试:

运动测试	徒手肌力测试得分(右,左)	关节活动度(右,左)
颈部屈曲	4-/5	47°
颈部伸展	3+/5[a]	50°
颈部侧屈	3/5[a],3/5	35°[a],40°
颈部旋转	3-/5,3/5	50°,60°
肩关节屈曲	3/5,3/5	100°,101°
肩关节外展	3-/5,3-/5	89°,90°

[a] 测试时有疼痛。

平衡:双侧单腿站立≥20s。

功能结果评估:颈椎功能障碍指数(Neck Disability Index):25/50。

通过初步的检查,你确定患者没有跌倒的风险并且适合进行物理治疗来作为一种保守治疗的选择?

■ 病例研究问题

1. 颈椎病还有别的名称吗?

2. 通过患者病史和检查发现哪些体征和(或)症状可以确诊颈椎病?

3. 有什么发现可能会让你确诊该患者确实患有颈椎病?

4. 颈椎病的病因是什么?

5. 你有什么诊断想要排除吗?

6. 在这个案例中,颈椎功能障碍指数是合适的结果测量指标吗?

7. Evelyn 适合进行物理治疗吗?

8. 作为一名物理治疗师,这个患者的头痛是你所关心的吗?

9. 严重的头痛通常与骨关节炎有关吗?

10. 描述 3~5 个在物理治疗检查中发现的损伤,这些损伤可以通过标准的物理治疗干预手段来进行治疗。

11. 有哪些类型的物理治疗方案也许对患者有效?

12. 软颈托应该应用于治疗吗?

41. 骨质疏松症:病例 1

Meri Goehring, PT, PhD, GCS, CWS

你是一名家庭健康物理治疗师,正在拜访一位新的患者,你是第一次去她家。你的患者 Nancy 是一名 76 岁的非洲裔美国妇女,上个月在进厨房的时候被她的猫绊倒了,摔倒在地时右臂伸直,导致了肱骨骨折(主要的诊断)。最近她的上臂石膏被去除,肩带也不再用了,并被安排了物理治疗。她的次级诊断是全身功能障碍和平衡能力下降。

她的病历记录:物理治疗评估和治疗,右侧上肢肌力下降和关节活动度受限。

社会史

Nancy 的丈夫在两年前去世,之后她就一直独居在他们的单层房子里。Nancy 和丈夫没有孩子,她的邻居和她两个姐姐住在距离她几小时路程的地方,她们会时不时来看看她,但是她说她经常会好多天看不到人或没有任何人跟她说话。她坦言,自从丈夫去世后就一直很抑郁,养成了久坐不动的生活习惯,很难离开家。由于视力下降,Nancy 不再自己开车了,同时还导致她最近经常跌倒。由于去商店有困难,她吃不到很多新鲜的水果和蔬菜。她一天喝 5~6 杯咖啡,不抽烟、不喝酒。

既往病史

小时候左腕骨折,高血压,有过偏头痛史(大约每月 2 次),4 年前进行过左侧髋关节置换术,诊断测试提示存在骨质疏松性病变。她母亲 82 岁时跌倒过,造成了髋关节骨折,继而去世了。

既往功能水平

在跌倒之前,Nancy 能独立完成所有的日常生活活动和在家附近行走,但需要每周一天请人来家进行清洗和买生活用品服务。社区步行需要借助小型四点拐杖来维持平衡。

物理治疗查体

身高:165.1cm	体重:49.9kg	体质指数为 19.5

生命体征:心率 70 次/min;呼吸频率 18 次/min;血压 134/82mmHg;体温 37℃;血氧饱和度 96%。

姿势:中度的胸椎后凸;头和肩关节前倾;站立位躯干过度前倾。

徒手肌力测试:显示总体肌力 3-/5,右上肢:3-/5;左上肢:4-/5;右下肢:3+/5;左下肢:3/5。

关节活动度:右上肢肩关节各个方向活动度中度下降,但是能完成日常生活活动,左上肢肩关节有轻度的屈曲、外展和外旋障碍。

平衡:四方步测试(Four Square Step Test, FSST)18.5 秒。跌倒效能量表(Fall Efficacy Scale, FES-I):80。

耐力:2 分钟踏步测试(Two-Minute Step Test):38。

精神状态:患者头脑清醒,对时间、地点、人物和事情认知定向清晰。老年抑郁量表分值(Geriatric Depression Scale Score)得分 15。

■ 病例研究问题

1. 这个病例里出现的哪些危险因素让你觉得 Nancy 可能患骨质疏松症?

2. 问题 1 中哪个危险因素是不能改变的?

3. 问题 1 中哪个危险因素是可以改变的?

4. 什么诊断测试是诊断骨质疏松症的金标准?这个方法如何实施?

5. 作为物理治疗师,我们可以提供哪些干预来帮助治疗骨质疏松症患者?

6. 抗阻训练是否提示患者患有骨质疏松症?为什么或为什么不?

7. 解释负重的原理以及原理如何与病例联系起来。

8. FES-I 是什么?如何测量?

9. 为什么改善平衡和预防跌倒是你对这个患者关注的重点？

10. 患者平衡能力的下降对你的干预计划有什么影响（如果有的话）？

11. 四方步测试所得出的时间预示什么？

12. 写出三条关于 Nancy 的功能目标。

42. 骨质疏松症：病例 2

Meri Goehring, PT, PhD, GCS, CWS

作为一名康复医院的物理治疗师，你被安排去评估和治疗 Harold，一名 70 岁的白人，男性。5 天前，Harold 由于严重的背痛被送进了急诊室，原因是在他两层楼的房子里下楼梯时踩空了一个台阶而摔倒。影像诊断显示脊柱压缩骨折在 L$_3$ 和 L$_4$ 椎体之间。DEXA 扫描证实了对患者脊柱中度骨质疏松病变的怀疑。在住院前，Harold 独自居住，他和妻子已经离婚 5 年了。他家二楼有三间卧室和一间浴室，一楼有一间浴室但是没有卧室。进入房子需要 3 个台阶，右手边有扶手栏杆。Harold 是一名退休的水管工，目前在当地的五金店兼职。他的职责是为顾客备货和取货，需要做弯腰弓背，把手伸到头顶等动作。Harold 有 10 年的酗酒史，他还说在离婚后他没有吃过一顿像样的饭。发病前额外的活动包括散步、打牌和在体育赛事上赌博。患者自从进入急诊室后，就没有喝过酒。他还自述"有动力康复并且准备让生活回归正常"。

药物治疗：氟替卡松（Flovent），在急性哮喘发作时服用泼尼松（prednisone）（每年发作 3~4 次，15 年以上用药史），赖诺普利（lisinopril），甲福明，对乙酰氨基酚。

既往病史：哮喘，高血压，高血脂，糖尿病，双髋骨关节炎。

物理治疗查体

身高：185.4cm；体重：72.6kg。

安静时的生命体征	站立时的生命体征
心率：80 次/min	心率：96 次/min（患者有头晕的感觉）
血压：130/90mmHg	血压：106/74mmHg
呼吸频率：24 次/min	呼吸频率：38 次/min

姿势评估：患者腰椎曲度减小，胸椎后凸增加。

关节活动度：上肢关节活动度和肌力都在正常范围内，但是患者抱怨在肩关节屈曲到最大范围时下背部会有疼痛（3/10）。躯干弯曲时有中度背痛（6/10），屈髋时有轻度背痛（2/10），但是在轻度躯干伸直和伸髋的时候疼痛缓解。测量时发现双侧髋关节活动度下降。

肌力：下肢肌力减弱（4/5），核心肌力和髋关节外展肌力减弱（2/5）。

生活质量指标：QUALEFFO-41	54.4

步态：患者可以借助轮式助行器在平地上行走 61m 远，站立时需要帮助来保持平衡。

上下楼梯：患者只需要最小的帮助就可以利用扶手上下 4 层楼梯。

■ 病例研究问题

1. 什么诊断结果可以诊断出骨质疏松症？

2. Harold 是否有原发性或继发性骨质疏松症？

3. 该患者目前有哪些危险因素可能是导致骨质疏松症的原因？

4. 患者是否超重？

5. 为什么要对患者采取额外的跌倒预防措施（考虑骨质疏松症的影响）？

6. 解释患者站立时的生命体征反应。正常或不正常？涉及什么？

7. 为什么抗阻训练对患者是有效的干预？

8. 什么是 QUALEFFO-41？它是怎么使用的？

9. 患者的哪些心理社会因素可能会影响你的治疗能力？

10. Harold 最重要的两个健康教育需求是什么？

11. 在允许 Harold 回家前，他需要满足哪些条件？

12. 有哪些医护专业人员可以参与对患者的治疗？你有什么建议？

43. 骨质疏松症：病例 3

Meri Goehring, PT, PhD, GCS, CWS
William H. Staples, PT, DHSc, DPT, GCS, CEEAA

Molly，76 岁女性，在 10 年前退休了，在此之前她在当地的保险公司担任了多年的总裁秘书。退休后她喜欢编织、缝纫和阅读。她知道体育活动的重要性，并尝试着在家附近定期散步，但她注意到在过去的几个月里，她用轮式助行器行走时，她的身体较以往更向前倾向她的助行器。上周，她走在去往邻居家路上的时候，突然感到背部的胸腰交界处有剧烈的刺痛。她还注意到疼痛会放射到胸部，害怕会心脏病发作。她去看了她的医师，做了检查，心血管检查均呈阴性。在胸腰椎的 X 线片，医师发现她的第 12 胸椎有一个前楔形压缩性骨折。在进行 DEXA 后，Molly 被发现有骨质疏松症，T 值为 -2.7。她急切地想保守治疗，现在正在骨科康复诊所里就诊。

在对 Molly 的临床观察中，你注意到她坐着的时候有脊柱后凸（驼背），站立时中度的头前倾和圆肩。当她从等候室走到治疗室时，你可以看到她身体过度向助行器前倾导致驼背增加。呼吸时，她明显使用的是辅助呼吸肌。她自述在坐位或站立时疼痛会加重，大约为 6/10，但侧卧的时候好转，为 2/10。

在系统回顾中，你记录到 Molly 的静息心率为 82 次/min，呼吸频率 16 次/min，血压为 130/75mmHg。她双侧肩关节屈曲为 120°，徒手肌力测试时肌力为 4-/5。她的盂肱关节的内旋和外旋在正常范围内。当用曲度尺（flexicurve）测量她的脊柱曲线时，她的驼背指数为 14.25（公式：胸围/胸长度×100）。她很难调动她的背伸肌，也无法让腹横肌来参与核心稳定。

没有神经系统症状，皮肤完整。

■ 病例研究问题

1. 什么诊断通常与椎体骨折有关？

2. 骨质疏松导致的骨折中，椎体骨折占多大比例？

3. 什么方法可以用来确定某人是否患有骨质疏松症？

4. 椎体骨折会发生在没有骨质疏松患者的身上吗？

5. 椎体骨折最常发生的位置在哪里？

6. 压缩性骨折的症状是什么？

7. 如果发生身高缩短，会出现疼痛吗？

8. 物理治疗能使椎体骨折的人受益吗？

9. 哪种类型的力量训练应该加入到治疗中？

10. 是否任何类型的矫形器都能使椎体骨折的患者受益？

11. 骨质疏松症的最佳治疗时间是什么时候？

12. 手术可以改善吗？

13. 什么是曲度尺（flexicurve）？

44. 骨质疏松症：病例 4

Meri Goehring, PT, PhD, GCS, CWS

Jean，87 岁女性家庭主妇，已丧偶 10 年。她有高血压、骨质疏松症，体质指数（BMI）为 17.5，驼背（dowagers hump）明显，最近有抑郁症、高度焦虑。Jean 和女儿住在一起，女儿之前一直为 Jean 准备食物，提供日常生活活动的帮助。Jean 在家里接受过 2~3 次/周的物理治疗。Jean 在过去 6 个月里有偶尔的跌倒史（在过去的 6 个月里有 3 次），走路需要四轮助行器辅助。Jean 正在服用降压药物及维生素补充剂。Jean 有上胸背部疼痛（5/10），影像显示 T_5 有新的椎体压缩性骨折，T_6 有一处陈旧骨折，这是她之前没有提到的。患者的 DEXA 的 T 分值为 -2.8。Jean 习惯久坐不动，不进行定期的锻炼。

系统检查显示，Jean 的血压是 140/73mmHg，心率 70 次/min，轻触觉完整，否认麻木和刺痛感，反射正常，呼吸正常，在患者的手臂和腿上有淤伤。Jean 自述"皮肤很薄"，存在几处老年性紫癜。Jean 的姿势表现出身体中度佝偻，伴随着头和肩前倾，脊柱后凸增加。Jean 自述今天休息时前胸正中疼痛 3/10，活动时 5/10。Jean 的巴氏指数（Barthel）为 65 分，简易智能精神状态量表（Mini Mental Status Exam，MMSE）为 23 分，ABC 量表为 33%，计时起立行走测试为 24 秒。Jean 的下肢总肌力为 4-/5。她的上肢和下肢主动关节活动度都在正常范围内，除了肩关节屈曲在 140° 时受限，双侧腘绳肌紧张。

■ 病例研究问题

1. 在美国，椎体压缩性骨折有多常见？

2. 骨质疏松症和骨量减少有什么区别？

3. 哪个部分的脊椎最容易发生压缩性骨折？

4. 哪些相关问题会降低生活质量？

5. 治疗骨质疏松症的药物有哪些？

6. 应该先实施哪种类型的物理治疗？

7. 背部肌肉强化训练是否有帮助？

8. 适宜合身的躯体矫形支具对患者有哪些益处？

9. 你可能会推荐哪种类型的躯体矫形支具？

10. Jean 的"皮肤很薄"，当建议用矫形支具时，你会采取什么预防措施呢？

11. 什么是老年性紫癜？

45. 背侧椎体后凸成形术:病例 1

James R. Creps, PT, DScPT, OCS, CMPT

Martha,81 岁白人女性,身材瘦小,独自一个人生活且性格活跃。她定期服用类固醇药物来控制与风湿性关节炎有关的症状。两周前,她在花园里干活,试图拔起灌木根的时候,她感到下胸椎有剧烈的疼痛。每次尝试直立状态的时候都会伴随症状的增加,Martha 赶紧找到手机联系了她的儿子。当她儿子意识到她的症状如此严重时,他来到 Martha 家里把她送到了当地医院的急诊科。

在接受急救服务时,医师为她做了全面的体格检查,结果显示在 T_{10} 有明显的触痛,脊柱不能伸直到中立位。所有的神经学检查都正常,然而,Martha 自述由于疼痛,在进行深吸气时有困难。放射学检查发现 T_{10} 有压缩性骨折,骨折稳定,没有影响到脊椎的后缘。考虑到要为患者进行合适的治疗,急诊室医师要求与骨科医师进行协商。Martha 自述她母亲在去世的前几年一直遭受类似的损伤。

骨科医师觉得 Martha 很适合球囊扩张椎体成形术(balloon kyphoplasty),可以减少她的疼痛,稳定椎体骨折,但是她最初选择了保守治疗。Martha 被送回家的时候,带回缓解疼痛的药物,活动受限,并且进行了胸部支架固定。在接下来 6 周的随访中,Martha 有明显的持续胸痛,呼吸困难,胸部过度屈曲的姿势。因此,医师还是为 Martha 安排了球囊扩张椎体成形术,以减轻她的症状,改善她的姿势并且稳定她的胸椎节段。

■ 病例研究问题

1. 胸椎骨折有多常见?

2. 导致 Martha 椎体压缩性骨折最可能的原因是什么?

3. 这种类型的损伤在老年人中有多普遍?

4. 是什么使患者陷入压缩性骨折的危险?

5. 由于这种情况的护理,患者是否存在另外的椎体骨折的风险?

6. 这种损伤是否提示要保守治疗?

7. 如果保守治疗失败,是否在文献中能验证球囊扩张椎体成形术的有效性?

8. 球囊扩张椎体成形术用于治疗胸椎压缩性骨折有多普遍?

9. 球囊扩张椎体成形术的完成和哪些风险有关?

10. 使用球囊扩张椎体成形术用于稳定胸椎压迫性骨折有哪些好处?

11. 球囊扩张椎体成形术后,可以预期恢复到哪种类型的活动水平?

46. 骨质疏松症:耻骨支骨折

Lucy H. Jones, PT, DPT, MHA, GCS, CEEAA

治疗师需要为一位新患者做一个居家康护评估。Delores,85 岁女性,主要诊断为骨质疏松症。患者的病史包括高血压和胃食管反流病。患者在浴室摔倒后导致右耻骨支骨折,住院治疗 3 天后在康复科治疗一周。现在已经返回家中,独居在一套牧场风格的房子里,到达该房子的第二层楼需要走 14 个台阶,通向车库有 3 个没有扶手的台阶。患者家里有一只小狗。现在用助行器能够步行 15.2m,患者习惯在一楼的沙发上睡觉。患者可以独立地从沙发上转移到站立位。除了右髋所有运动的肌力为 3/5,她四肢的肌力大约是 4/5。患者最近在一楼做一些洗刷的家务,也能够用微波炉加热食物。

患者主要的目标是能够上楼梯到卧室。她的第二个目标是能够离开家去看望离她家路程大约 30min 的女儿。她右侧腹股的疼痛程度现在是 6/10。药物治疗包括阿司匹林、抗高血压药氢氯噻嗪、酒石酸美托洛尔片(metoprolol tartrate)、聚乙二醇(polyethylene glycol 3350—OTC)、奥美拉唑(omeprazole)、羟考酮(oxycodone)、乳酸杆菌(lactobacillus acidophilus)和维生素 D_3。

■ 病例研究问题

1. 骨质疏松症的患病率和发病率是多少?

2. 骨质疏松症的性别差异是多少?

3. 女性骨盆相对男性骨盆而言,独特之处是什么?为什么这一特点使女性比男性更易发生骨盆骨折?

4. 为了诊断骨质疏松症,需要什么样的影像检查?为什么重要?患者应该多久进行一次影像检查?

5. 什么是骨折风险评估工具,它的优点和缺点是什么?什么时候它是一个合适的测量工具?

6. 骨骼结构的两种类型是什么?它们有什么不同,它们是如何合作的?

7. 骨质疏松症、生理和代谢的危险因素是什么?

8. 什么是肌少症,它是怎样影响肌力并且导致骨质疏松性骨折的?

9. 与骨质疏松相关的脊柱后凸畸形对跌倒有什么影响？

10. 什么是老年衰弱综合征,骨质疏松症有什么影响？

11. 跌倒的影响是如何来决定临床干预的？家庭锻炼计划要如何帮助患者恢复功能从而预防跌倒并且改善她的功能状态？

47. 椎管狭窄:病例 1

Meri Goehring, PT, PhD, GCS, CWS

Larry,73 岁,男性,退休的售货员,与妻子一起生活,家中养两只狗。住在两层楼的房子里,主卧和卫生间在楼上。患者喜欢和退休的同事一起打高尔夫球,观看他的孙子孙女打棒球,开车。他非常独立,除了高胆固醇外没有其他潜在的疾病,正在服用他汀类药物来治疗高胆固醇。患者唯一的抱怨是偶尔不太寻常的下腰痛或左腿放射痛,患者注意到,当他走路或者做任何超过头顶的活动时,疼痛是最严重的。患者自述当坐在躺椅上或者侧躺睡觉时疼痛好转。患者自述二便无变化,体重无变化,疲劳也没有增加。患者自述唯一一次感到在背部没有疼痛的情况下步行,是和妻子一起在杂货店购物的时候,他也能开运货车。他的家庭医师要求做 X 线检查,结果发现他除了骨性关节炎,腰背部并没有明显异常。你在你的运动康复诊所见到了来就诊的 Larry。

通过病例系统回顾来进行检查,结果发现患者血压为 132/85mmHg,心率为 74 次/min,呼吸频率 16 次/min,血氧饱和度 96%。你注意到体表没有异常,触诊时皮肤温度也没有任何变化。与他的胸椎和骶骨相比,Larry 的腰部增加了肌肉保护。在触诊时没有找到压痛点。坐在椅子上时轻触觉完整。站立 3min 时,轻触觉完整但是左脚的第一个脚趾(大脚趾)感觉异常。Larry 双侧上下肢肌力为 4+/5。Larry 在完成脊椎主动关节活动时,所有的方向除了屈曲都存在 50% 的活动受限。通过反复的运动测试,Larry 在活动到屈曲位时没有疼痛感,自述有轻微的牵拉感,但是没有合并症状。随着反复的伸展,Larry 自述他的下背痛和左侧臀部的疼痛加重。左侧反复的弯曲也增加了他左侧臀部的疼痛。Larry 目标是可以在无痛的情况下打高尔夫,可以观看他的孙子孙女们打棒球和开车。

病例研究问题

1. 在这个病例中最可能的诊断是什么？
2. 哪些情况被认为导致了这一问题？
3. 这一问题的一些体征和症状是什么？
4. 这种情况通常发生在什么年龄？
5. 什么类型的影像学检查是用来诊断该疾病的？
6. 什么类型的药物治疗可能被包括在 Larry 的治疗中？
7. 患者在物理治疗中可能会出现什么问题？
8. 什么类型的物理治疗可能被实施？
9. 在治疗中应该包括常规的治疗吗？
10. 吊带/紧身衣能被用来治疗椎管狭窄吗？
11. 什么时候可以手术治疗？
12. 患者应该选择保守治疗或外科手术来治疗椎管狭窄吗？
13. 手术治疗中的微创腰椎减压术(minimally invasive lumbar decompression,MILD)是什么？
14. 腰椎狭窄的治疗中与脊柱手术相关的不良反应类型是什么？
15. 哪些标准化量表或功能结果工具可以应用于该人群？

48. 椎管狭窄:病例 2

Meri Goehring, PT, PhD, GCS, CWS

Jane,是一个 77 岁的家庭主妇,与 78 岁的丈夫一起生活。住在一个带地下室的具有牧场风格的房子里,该地下室是唯一需要走楼梯的地方。Jane 喜欢玩纸牌(桥牌)、阅读及照顾她的孙子。Jane 在日常活动和工具性日常活动上都特别独立。Jane 被认为是超重的,体质指数为 29.5,有 2 型糖尿病,膝关节和腕部有骨性关节炎。Jane 自述有 6 个月的下背痛病史,偶尔在她的大腿后部和右侧臀部有放射痛,故今天来寻求治疗。Jane 自述没有注意到下肢感觉的任何变化或者腿部的无力感。她的肠道和膀胱没有变化包括失禁,体重没有变化,无疲劳增加。Jane 说她唯一能感觉得到缓解的体位是坐在沙发上休息。Jane 自述她的睡眠由于背痛而受到了干扰,因为她通常是仰卧位睡眠。Jane 去看主治医师并且接受了 X 线检查,结果发现除了"脊柱关节炎",其他无明显异常。她到一个骨科门诊来找你看病。

谈论了病史后,通过系统回顾来进行检查,发现:血压 142/86mmHg,心率 68 次/min,呼吸频率 14 次/min,血氧饱和度 97%。体表未发现擦伤或挫伤,触诊时皮肤温度也没任何变化。Jane 在她的腰部和右侧臀部增加了肌肉保护,尤其是臀中肌和腘绳肌。当 Jane 笔直坐在椅子上时,双上下肢的轻触觉和本体感觉无异常。当 Jane 有"良好坐姿"时,下腰部疼痛增加,当 Jane"坐姿不佳"时,下腰部疼痛减轻。Jane 的双侧 slump test 阳性,在病情初期右侧触发刺激比左侧疼(分别在屈髋 30° 和屈髋 45°)。肌力测试显示下肢和腹部肌肉无力。Jane 的下肢肌力等级为 4/5,核心稳定性为 3/5。在上肢和左下肢反射测定显示 2+/5。在右下肢(髌骨和跟腱)反射被记录为 1+。双侧直腿抬高 80° 无疼痛。Jane 的腰椎 ODI 评分(Oswestry Disability Index)为 58%。Jane 的物理治疗目标是"恢复到正常",在无疼痛的情况下能够玩 2 小时的纸牌。

■ 病例研究问题

1. 什么能引起神经源性跛行?

2. 神经源性跛行的症状是什么?

3. 为什么腰椎管狭窄症者一侧直腿抬高时经常没有疼痛?

4. 对于椎管狭窄症者来说,哪里是最常见的部位?

5. 有没有其他可能的原因来解释为什么这里是狭窄的最常见部位?

6. 狭窄的第二常见的部位是哪里?

7. 这种情况对我们社会来说是需要付出很大代价的吗?

8. 如果手术治疗不能进行,有什么其他类型的治疗可能被合并使用吗?

9. 什么类型的物理治疗被实施?

10. 在对这个患者的检查中可能会用到什么标准化量表?

49. 椎管狭窄:病例 3

Sarah Dudley, MPT, GCS, CEEAA
Stacy Martin, PT, CEEAA

一位 78 岁男性,由于椎管狭窄,日常生活能力和工具性日常生活活动能力受限,虚弱无力,复发性尿路感染(urinary tract infections,UTI)。由于大肠埃希菌引起的尿路感染,患者接受了住院治疗,此后导致了下背部疼痛和下肢无力,所以被推荐进行家庭健康理疗。患者的既往病史是很重要的,由于下肢神经根疼痛,两年前做了 $L_4 \sim L_5$ 微椎板切除术,此治疗只是最低限度地减轻了他的疼痛。该患者出现术后鞍部感觉异常、左足下垂、神经源性膀胱,目前需要长期使用导尿管,所以这是导致尿路感染最可能的原因。最近腰椎 MRI 显示 $L_5 \sim S_1$ 椎管狭窄,多级退行性椎间盘疾病和骨质增生。患者没有周围血管性疾病。其他的既往史包括:痴呆伴行为障碍、全身性骨关节炎、2型糖尿病伴周围神经病变、充血性心力衰竭和老年黄斑变性。他独居,需要他弟媳/嫂子更多的帮助,他弟媳/嫂子住在城外,说无法满足他不断增长的需要。患者有过跌倒史但没有明显受伤,但在过去的 6 个月里他需要多种康复治疗,患者的家庭健康物理治疗目标是待在家中和恢复到社区活动水平。

物理治疗查体

患者单独住在一套具有电梯的二层楼的公寓里。他有些焦虑,很容易分心,穿衣和打扮都很整洁,警觉,有方向感。他的公寓干净,没有杂乱。他拥有一辆带轮的助行器和一支单点拐杖,然而,在公寓里他拒绝使用任何辅助设备。他通过助行器在公寓外步行来进行社区活动。

患者自述有严重的背部疼痛,疼痛呈间歇性。他最初说到自己感觉很好的一天只有 1/10 的疼痛,后来在整个疗程中他的腰骶区疼痛增加到了 6/10,并伴有双下肢神经根病。这导致他需要频繁地坐下休息。由于疼痛限制,他只能忍受站立 1 分钟,步行 9.1m。他的步态模式是分腿站立并且行走时呈高度警惕状态。尽管他的疼痛程度严重,但是今天在家时患者拒绝使用助行器和拐杖。在坐位时他的疼痛降低到 0~2/10。

功能评价

TUG 得分:19.5 秒,不伴有老年痴呆(高跌倒风险)。

Berg 平衡得分:33 分(高跌倒风险)。

姿势评估:头前倾,胸椎后凸,腰椎前凸减少。

步态评估:身体向前倾的高防护步态模式,分腿站立支撑而且双侧足跟没有着地,并且伴有右侧足下垂。在没有老年痴呆的情况下,由于颈部和背部的疼痛达到 6 ~ 8/10,所以他行走的距离限制在 9.1m。

神经检查:使用尼龙单丝测试,患者在膝盖以下到双侧脚趾的区域缺乏保护性感觉。深层腱反射到双侧跟腱反射是逐渐降低的。他的本体感觉在双侧大脚趾跖趾关节和踝关节受损。

神经肌肉检查:患者有右足下垂伴糖尿病足达 3-/5,双侧伸髋达 3+/5,双侧髋外展 4/5,双侧股四头肌 4/5。

体表检查:患者双下肢毛发减少,下肢肢体末端皮温发凉。

心肺系统:患者在休息时有低血压为 82/52mmHg,心率为 70 次/min,活动时血压增加到 100/50mmHg,心率达到 72 次/min。患者整个过程无症状。

胃肠道/泌尿系统:患者由于腰椎术后有尿潴留,所以长期内置导尿管。他自述便秘,在这期间有 4 天没排便,但是有一次夜间大便失禁的病史。

患者目前正在做家庭理疗,由于他背部疼痛伴随腿部无力和姿势的改变使其表现衰弱,综上,使他成为一个具有高跌倒风险伴随功能耐受低的人。这种并发症使他不能实现目标,无法成为在社区居住的老年人。

■ 病例研究问题

1. 什么是腰椎椎管狭窄(lumbar spinal stenosis,LSS)典型的表现(例如,症状和体征)?

2. 如何诊断腰椎椎管狭窄?

3. 腰椎椎管狭窄患者最常见的损伤是什么?

4. 在这种情况下哪种问卷和功能测试应该被应用?

5. 什么适应性的设备能够有效治疗这些腰椎椎管狭窄的患者?

6. 对于治疗腰椎椎管狭窄症来说,什么物理治疗干预措施已经被认为有效?

7. 外科咨询前应该尝试进行多久的保守治疗?

8. 硬膜外激素注射对于腰椎椎管狭窄患者有效吗?

9. 对腰椎椎管狭窄患者来说有什么类型的手术干预措施?

10. 在治疗腰椎椎管狭窄的症状时,手术干预或保守治疗,哪个更有效?

11. 腰椎椎管狭窄症的流行病学是什么?

12. 对于保护性感觉来说什么是尼龙单丝测试?

50. 椎管狭窄:L_2 ~ L_5 手术稳定

Lucy H. Jones,PT,DPT,MHA,GCS,CEEAA

Keith,53 岁,男性,在背部和腰背部的 L_2 ~ L_5 的前后列进行了脊柱融合术,术后 2 周进行家庭护理理疗。经皮神经电刺激疗法使用了一个月,只有很小的疼痛减少量。术前 6 个月在患者身上植入了一个肌肉刺激器,然后对该患者进行了试验发现对降低疼痛也只有很小的影响。患者的下背部先前有多年的疼痛,源于患者年轻时的几次受伤。患者一天抽一包烟,过去有高胆固醇血症、胃酸反流的病史,下背部疼痛 8/10,但是没有神经根症状。患者在术后直立位时就一直戴着脊柱支架,一根直立的金属从他的脊柱一直支撑到他的左膝,起稳定作用,患者的髋部制动装置用来防止左髋关节伸展。脊柱手术术后的前 4 ~ 6 周协议包括不能扭转、旋转、前倾,坐位不超过 30min。目前患者正处在周期性的出汗和疲劳的全身反应时期。患者也在抱怨便秘。

Keith 所服用的药物:

鲁比前列酮(amitiza):24mg,每天 1 ~ 2 次

多库酯钠(colace):100mg,每天 1 ~ 2 次

氢吗啡酮(盐酸二氢吗啡酮)(dilaudid/hydromorphone):4mg,必要时每 4 小时一次

氨氯地平(lotrel):10 ~ 20mg,每天一次

普瑞巴林(lyrica/pregabalin):75mg,每天 1 ~ 2 次

羟考酮(oxycodone):30mg,每 3 小时一次

普伐他汀(pravachol):20mg,睡前 2 片

兰索拉唑(prevacid):30mg,每天一次

天诺敏(阿替洛尔)(tenormin/atenolol):50mg,每天一次

安定(地西泮)(valium):5mg,每 6 小时一次

甲基纳曲酮(relistor/methylnaltrexone):12mg,每天一次

Keith 有几个与功能相关的目标。Keith 想在活动时能够减轻背痛,在他的房子周围做一些简单的工作,能够开车;开高尔夫球车载着他的朋友绕着高尔夫球场转圈,由于背痛他已经有好几年不能打高尔夫球了。Keith 希望可以重返在手术前工作过的会计行业工作。

43

第二章 肌肉骨骼病例

■ 病例研究问题

1. 什么是椎管狭窄？

2. 什么样的非手术治疗可以被用来治疗椎管狭窄？

3. 什么是肌肉刺激器，它是如何作用来减轻疼痛的，适应证和预防措施是什么？

4. 对椎管狭窄的体格检查和鉴别诊断是什么？

5. 椎管狭窄与腰椎间盘突出在疼痛上的表现有什么不同？

6. 椎管狭窄有效的治疗可选择哪些？

7. 椎管狭窄手术的手术预防措施是什么？

8. Keith 所服用的缓解疼痛的药物是什么，以及这些止痛药的作用和副作用是什么？

9. 为什么 Keith 在白天会有周期性的发汗并伴有全身反应？

10. 患者在这种情况下怎样治疗便秘？

11. 描述经皮神经电刺激疗法的生理功能和疼痛的闸门控制学说。经皮神经电刺激疗法作为疼痛缓解机制，并不像患者所想的那样成功，原因是什么？

12. 对于 Keith 的家庭计划，重点是什么？就他预期的活动水平提出他的出院计划。

13. Keith 戴脊柱支架的目的是什么？

51. 骨肿瘤：病例 1

Meri Goehring, PT, PhD, GCS, CWS

Wilbur，84 岁退休砖匠，与 82 岁的妻子住在一栋单层房子里，进屋前有 3 个台阶。因为他的妻子在 3 个月前进行过背部手术，所以他将家里浴室的马桶座加高了以便他妻子使用。他妻子需要借助助行器才能行走，且进出汽车时需要帮助。Wilbur 在被诊断为骨肿瘤之前所有日常生活活动和工具性日常生活活动都可以独立完成，现在他说"做任何事都比 25 岁的时候要慢很多"。4 个月前 Wilbur 被诊断为骨肿瘤，最近做了手术（髂嵴骨移植的肿瘤切除术），切除了他左下肢靠近膝关节（股骨远端）的软骨肉瘤。该手术也包括在股骨内放置髓内钉。截至目前，影像显示软骨肉瘤已被完全切除，目前病情处于缓解状态。术后第一天在 Wilbur 接受手术的所在医院，你接到了 Wilbur 的 PT 转诊单，要对 Wilbur 进行评估和治疗。此刻，Wilbur 的负重要求是 50% 负重。

系统检查显示：心率 77 次/min，血压 136/84mmHg，呼吸频率 19 次/min，血氧饱和度 95%。四肢包括手术切口周围的轻触觉显示完整，手术切口/瘢痕处轻触觉减弱，双侧反射 2+。

手术切口沿股骨远端从外向内，有缝线，显示健康没有明显感染的迹象，左膝关节肿胀。检查显示 Wilbur 左下肢无力而上肢肌力正常，上肢徒手肌力测试大概 4+/5，左下肢双侧髋屈曲肌力为 3/5，膝屈曲和伸展为 2/5 并伴疼痛指数为 7/10，踝背屈 3/5。Wilbur 右下肢肌力为 4-/5。在术前 Wilbur 在站立位左脚能完成 3 个脚后跟抬起动作，右脚能完成 9 个。

借助一无轮（标准）助行器和升高床的高度，Wilbur 在需要一人中度的帮助下可以下床。借助助行器和一人中度的帮助以及中间休息 1min，Wilbur 可以在左下肢部分承重的情况下步行 13.1m。他在步行的时候需要穿戴上一个膝关节制动器，但在医院进行主动训练时要脱下。他被允许承受左下肢 50% 的负重，但他自述由于疼痛以致不敢负重。Wilbur 可以用 26.7s 完成计时起立-行走测试且右腿可单腿站立 4s。

■ 病例研究问题

1. 骨肿瘤有哪些不同的类型？

2. 描述多发性骨髓瘤的另一种方式（名字）是什么？

3. 什么是软骨肉瘤？

4. 软骨肉瘤在什么年龄最好发？

5. 软骨肉瘤有多常见？

6. 软骨肉瘤最好发的部位是哪里？

7. 软骨肉瘤是如何分类的？

8. 软骨肉瘤的临床症状是什么？

9. 这没有被诊断出来的原因是什么？

10. 为什么这可能被误诊为另一种疾病？

11. 如何诊断？

12. 软骨肉瘤/肿瘤的分级系统是什么？

13. 这些类型的肿瘤的分期系统是什么？

14. 软骨肉瘤目前的治疗手段是什么？

15. 这种疾病的生存/预后如何？

16. 此时该患者需要什么物理治疗方法？

52. 骨肿瘤:病例 2

Meri Goehring, PT, PhD, GCS, CWS

Wilbur 现在已经从手术所在医院出院回家。目前以下方面他觉得非常困难:使用助行器行走,上下楼梯,进出浴室,穿脱鞋子和袜子,以及为来物理治疗诊所看病而不得不进出汽车等。在接受切除股骨远端软骨肉瘤和放置髓内钉的手术出院后 7 天,患者第一次来到你的诊所进行检查。Wilbur 由妻子 Martha 陪伴而来,但 Martha 自己也有身体上的障碍,她需要借助助行器才能行走,且进出汽车时也需要帮助。他们的女儿,Jane,今天能开车送他们来做物理治疗的评估,下次就诊 Jane 只能是请假才能开车带他们过来了。Wilbur 住在进屋有 3 个台阶的单层房子里。他们有一间带有马桶且马桶座被加高了的浴室,Wilbur 现在正在使用它,因为他使用正常高度的马桶有困难。

系统检查显示:心率 74 次/min,血压 128/82mmHg,呼吸频率 16 次/min,血氧饱和度为 97%。四肢除了手术部位轻触觉显示完整,手术部位仍有感觉改变,轻触觉锐/钝痛觉均减弱。上下肢双侧反射 2+,左下肢髌腱反射由于手术切口较大而暂时没有做。

检查显示,Wilbur 两上肢和右下肢肌力为 4+/5。左下肢显示中度~重度无力,包括:髋屈曲为 3+/5,膝屈曲为 2/5,膝伸展为 2-/5,踝背屈 2+/5,踝跖屈 4/5。Wilbur 左脚能完成 3 个脚后跟抬起动作,右脚能完成 11 个。在双侧屈髋肌、左侧腘绳肌、左侧股四头肌和左侧腓肠肌/比目鱼肌,Wilbur 有中度点样触痛和肌肉紧张。左膝关节活动度受限,主动 8°~72°,被动 3°~84°。

Wilbur 说在休息时大腿远端和膝关节疼痛是 4/10,在活动时上升至 8/10,且局部负重和完全弯曲膝关节是他尝试过的活动中最疼的。Wilbur 现在使用助行器和膝制动器辅助步行,他左下肢仅仅敢以脚趾触地承重(尽管他是可以 50% 承重的)。在展示他的行走能力时,Wilbur 步行中出现了左髋部上提,左膝关节过度屈曲,以完成步态摆动相时的廓清动作,以避免右脚触碰地面。Wilbur 右下肢能完成单腿站立 7 秒,但伴有明显的摇晃及对髋策略的依赖。Wilbur 可以用 25.4 秒完成计时起立-行走测试,过程中助行器右转明显困难。

■ 病例研究问题

1. 恶性纤维组织细胞瘤的别名是什么?

2. 软骨肉瘤是典型的慢性还是快速增长的肿瘤?

3. 骨肿瘤按肿瘤部位分为哪三种?

4. 检查时需要排除什么肌肉骨骼疾病?

5. 可以使用什么类型的影像学诊断?

6. 骨肿瘤的分级或分期可使用什么系统?

7. 可选择什么医疗手段?

8. 在组织学评估的基础上,患有骨肿瘤的人的预后怎么样?

9. 为什么在这个病例中使用髓内钉?

10. 在这个病例中电刺激是可用的还是禁忌的?如果可用,这一物理疗法的目的是什么?

11. 可将哪些标准化测评纳入该物理治疗检查?

12. 患者进展顺利,将需要门诊治疗,那么现在应该在治疗中增加哪些干预措施?

53. 类风湿性关节炎:病例 1

Meri Goehring, PT, PhD, GCS, CWS

Judy,73 岁,女性,退休的接待员,丧偶 3 年。Judy 喜欢和她的 8 个孙子在一起并参加他们的课外活动。最近 Judy 双侧上肢会出现突然的疼痛。Judy 不确定是什么原因,她想也许是她从事园艺活动过度。她两侧的手和手臂感到了明显的僵硬和疼痛,上肢软组织有肿胀。她还感到非常疲倦,当她去看医师时发现她的红细胞沉降率(ESR)很高。

Judy 最近被诊断出患有类风湿性关节炎,其好发生于 60 岁以上的人,医师给 Judy 开了甲氨蝶呤(methotrexate)和泼尼松(prednisone)这两种药。

医师给 Judy 开了一个物理治疗的转诊单,让她去一个物理治疗诊所接受评估和治疗。Judy 既往病史有骨性关节炎、子宫切除术、慢性疼痛综合征、心律失常。Judy 没有参加过任何正式的健身锻炼。系统检查显示她的血压为 135/70mmHg,心率 70 次/min,呼吸频率 18 次/min,血氧饱和度 96%。神经系统方面:轻触觉是正常的,腱反射大体为 2/4。皮肤评估显示双侧肘关节上有皮疹且手指肿胀。早晨 Judy 上肢疼痛和僵硬为 6/10,到下午晚间的时候,可改善至 2/10。握力两侧相等但无力,左侧为 27.4kg,右侧 28.4kg。双上肢徒手肌力测试都有疼痛,但可以抵抗重力。由于疼痛,肩关节屈曲、外展、内旋和外旋的活动范围都受限。Judy 的生活质量评估(SF-36)为 65 分。

■ 病例研究问题

1. 类风湿性关节炎的病理生理学特点是什么？
2. 类风湿性关节炎最常见的体征和症状是什么？
3. 类风湿性关节炎最常见的炎症标志物是什么？
4. 类风湿因子阳性和抗 CCP 抗体的表达能否自动表明类风湿性关节炎的存在？为什么能或不能？
5. 类风湿性关节炎与心脏病理有关吗？
6. 类风湿性关节炎对肌肉的影响是什么？
7. 推荐什么医疗手段治疗类风湿性关节炎？
8. 什么是疾病活动评分（Disease Activity Score，DAS28）？
9. 你会推荐类风湿性关节炎患者做哪些生活方式的改变？
10. 物理治疗干预的目的是什么？
11. 你会推荐高强度的抗阻运动吗？
12. 对这个患者进行水疗是一个可行的选择吗？
13. 你会给这个患者提供什么样的病患教育？
14. 在你的干预里，你可能增加什么形式的治疗？
15. 关节保护策略应该是你照护计划里的一部分吗？
16. 按摩疗法能帮助这个患者吗？
17. 治疗性运动和移动性训练应在哪个阶段融入康复计划？
18. 在这类人群中可以使用哪些标准的测量/功能评估工具？

54. 类风湿性关节炎：病例2

Meri Goehring, PT, PhD, GCS, CWS

Maude，84 岁，退休女服务员。她的丈夫 Mervin，87 岁，患有阿尔茨海默病和听力困难，两人一起生活。她和丈夫生活在一栋单层的、牧场风格的并带有步入式淋浴间、高架马桶的房子里，房前有一个坡道进入她的家。她喜欢和她的 3 个孙子和 7 个重孙子在一起玩。Maude 的手和髋有疼痛和僵硬的症状，她的手有明显的中度肿胀。在过去的 2~3 周，她的这种疼痛恶化很明显。她抱怨有持续的疲劳感，没有精力去照顾她的重孙。根据进一步的面谈，你得知 Maude 在 3 年前被诊断为类风湿性关节炎，但不知道这会引起什么或意味着什么。在过去 3 年，她一直服用甲氨蝶呤，似

乎有所帮助，但除此之外，她的症状没有发生变化，Maude 现在来到了物理治疗的诊所寻求帮助。

Maude 有明显的既往病史，包括心血管疾病、高胆固醇、纤维肌痛及不安腿综合征病史。她有心脏病家族史，她的母亲和父亲都因心肌梗死去世，她的弟弟因房颤引起脑卒中去世。Maude 最近参加一老年健身班，每周上一次课。在最近疼痛加剧之前，她已经去过 2 个月了，从那以后她就再也没有去过。

系统检查显示：血压 146/93mmHg，心率 75 次/min，呼吸频率 14 次/min。反射检查显示四肢均为 2+，上下肢轻触觉均显示完整。双手中度肿胀，且与左手相比右手中间指关节周围更红。右手握力 16.8kg，左手握力 22.2kg，均因疼痛受限。徒手肌力测试显示她上肢肌力总体为 4-/5，下肢肌力总体为 4/5，并且在抗阻屈髋时髋部疼痛。Maude 评估其疼痛在早上为 8/10，中午下降为 4/10。中午活动时疼痛为 6/10。Maude 疾病活动评分（Disease Activity Score）得分为 5.0。她说该病每年偶尔发作 4 次。

■ 病例研究问题

1. 类风湿性关节炎常见的治疗方法是什么？
2. 早期诊断最重要的原因是什么？
3. 甲氨蝶呤是如何起作用的？
4. 甲氨蝶呤的副作用是什么？
5. 服用甲氨蝶呤可能出现哪些并发症？
6. 什么是疾病活动性评分（DAS28）？
7. 哪些因素影响预后？
8. 为什么锻炼在类风湿性关节炎患者中很重要？
9. 锻炼对类风湿性关节炎患者最重要的好处是什么？
10. 类风湿性关节炎患者进行物理治疗的主要目的是什么？
11. 评估过程中收集资料的最低标准是什么？
12. 类风湿性关节炎患者的物理治疗方案是什么？
13. 可以使用什么方式？
14. 什么是关节保护策略？
15. 在该疾病的急性发作期，患者是否应该继续运动？
16. 有哪些功能评估可以被纳入到类风湿性关节炎患者的检查中？
17. 哪些生物制剂被用于治疗类风湿性关节炎？

55. 肌肉减少症:病例1

Meri Goehring, PT, PhD, GCS, CWS

纵向研究已经证明人类在平均年龄约45岁时肌肉质量和体积开始下降,且每10年下降约6%。这种年龄相关的骨骼肌质量和功能的损失称为肌肉减少症。原因是多方面的,如失用、内分泌功能改变、慢性疾病、胰岛素抗药性、营养不良和炎症都可能导致肌萎缩。EWGSOP(European Working Group on Sarcopenia in the Older People)已经提出帮助鉴别肌肉减少症的标准。步速是一个机体活动水平的标准,已被EWGSOP和IWGS(International Working Group on Sarcopenia)采用。此外,双能量X射线吸收测定法也被用于判断肌肉衰减症的存在;骨骼肌质量低于年轻成年人2个标准差以上被认为是阳性的。

Josie,70岁,女性,因下肢无力被她的初级保健医师推荐物理治疗。Josie在过去几年慢慢出现行走困难。Josie说由于疲劳,之前经常出现频繁的跌倒,日常生活活动变得困难;她每周照顾孙子2~3次,但已无法陪他们玩耍。Josie的活动水平有限,且每周仅有一或两次离开家去进行短时间的购物。既往病史包括骨质疏松、子宫切除术和肥胖。目前,她正在服用阿仑膦酸钠(Fosamax)和唑吡坦(Ambien)。

评估上,通过徒手肌力测试发现上肢肌力始终为4/5,下肢为3+/5。使用手持测力计,右手(优势手)握力是22kg,左手是20kg。Josie的神经系统检查没有明显的感觉缺失。Josie的6m步行速度测试显示在水平地面上的步行速度为0.8m/s。Josie的生命体征评估见表55-1。

表55-1	生命体征		
	测试前	测试中	测试后
血压(mmHg)	160/90	189/98	168/92
心率(次/min)	87	130	95
呼吸频率(次/min)	20	25	23
血氧饱和度	97%	94%	96%

■ 病例研究问题

1. 与Josie的初级保健医师沟通是否合适?
2. 应该具体交流什么?
3. 什么次级健康问题令人担忧?
4. 在该病例中,肥胖扮演着什么角色?
5. 为什么握力是一项有用的测量手段?
6. 你会定义/描述这个患者为衰弱吗,为什么会或不会呢?
7. 为什么我们要关注虚弱?
8. 是否有另外的可以用来测试虚弱的功能测试?
9. Josie的保健计划应该包括哪些物理治疗干预措施?
10. 应该解决哪些功能限制?
11. 应该提供什么教育?
12. 你会做其他的转诊推荐吗? 为什么?

56. 肌肉减少症:病例2

Meri Goehring, PT, PhD, GCS, CWS

Ernie,82岁,男性,根据EWGSOP[1]发布的诊断标准,被诊断为肌肉减少症。此外,双能X线骨密度仪显示他的肌肉质量低,且比年轻人的平均值低2个标准差。目前,由于Ernie肌力减退,不能完成基本的日常生活活动,医师建议Ernie进行物理治疗。通过病史采集,Ernie透露他独自生活在半辅助生活中心,其用药包括:每天服用复合维生素、儿用阿司匹林、美托拉宗(Metolazone)和卡托普利(captopril)。

检查的生命体征:血压145/89mmHg,心率65次/min,呼吸频率18次/min,血氧饱和度97%。徒手肌力检查:发现上肢各肌肉肌力为3+/5级,髋部肌肉肌力3+/5级,膝部4/5级,踝部3+/5级。上肢感觉未见异常,但双下肢有袜套样感觉改变。Ernie进行了6m步行速度测试,显示在平地上的步行速度下降了0.7m/s,但期间未见其他生命体征的异常改变。

■ 病例研究问题

1. 可能是哪些因素导致Ernie患上了肌肉减少症?
2. 可以询问哪些额外的问题以更深入了解Ernie的病史?
3. Ernie跌倒风险是否比未患肌肉减少症的人高?
4. Ernie是否有功能受限的风险?
5. 是否存在与肌肉减少症有关的临床并发症?
6. 是否存在与肌肉减少症有关的个人和(或)社

会心理因素?

    7. 对 Ernie 评估时可采用哪些筛查工具?

    8. Ernie 的护理计划应包含哪些物理治疗干预方法?

    9. 你还有其他建议吗? 为什么?

    10. 对 Ernie 来说,预防是必要的吗?

参考文献

1. Hernandez H, Harris-Love M. Ahead of the curve: preparing for the clinical diagnosis of sarcopenia. *GeriNotes*. 2014;21(2):5-9.

第三章   神经肌肉病例

引言：

与年龄相关的神经系统变化

Deborah A. Kegelmeyer, PT, DPT, MS, GCS

神经肌肉系统有很多与年龄相关的变化,会对功能产生负面影响。正常的与年龄相关的变化从 30 岁开始[1],以每年 1% 的速度发生。治疗师需要了解什么是与年龄相关的正常变化及其重要性,而不是病理变化,以便对超出正常功能范围的行为进行评估和治疗。脑、脊髓和周围神经系统均可发生变化。这些变化也会导致肌肉系统的改变。另外,感觉系统随着年龄的增长而衰退,并影响运动功能。本章提及的病例既有神经肌肉系统正常的与年龄相关的变化,也有与病理有关的变化。

对于治疗师来说,了解老年神经系统的解剖及生理是很有必要的,有助于更成功地治疗他们的患者。解剖学的变化包括脑容量的下降以及与年龄相关的前额和眶皮层的明显差异。这些区域对执行功能和记忆很重要[2]。顶叶皮层的灰质体积比颞叶或枕叶表现出更明显的与年龄相关的差异。运动控制不但依赖这些区域,而且老年人群比年轻人对这些区域的依赖性更大。皮层下结构包括小脑和基底节,体积也随着年龄的增长而减小。小脑对运动的控制与协调至关重要,而基底节区的尾状核则负责技能获得,特别是与运动的计划有关。脑白质容积的下降开始较晚,但进展速度比灰质快。胼胝体,最大的白质纤维束,它的变化显著影响了两侧大脑半球的沟通,这对双手的协调能力很重要。薄束出现髓鞘脱失,引起相关的振动阈值衰减,这表明神经纤维传导的本体感觉受衰老影响最大,这可导致为防摔倒所需的姿势反应的迟钝,从而易致平衡障碍[2]。幸运的是,一些脑部区域不显示年龄相关的变化,包括扣带回(影响行为

结果与动机之间的联系)和枕叶皮质(视觉)[2]。

除了解剖学变化,大脑老化时重要神经递质水平降低。乙酰胆碱被注意到在海马区减少,并与记忆功能的改变有关[3]。多巴胺的改变引起大脑额叶功能,如执行能力和工作记忆的降低。此外,多巴胺减少与步态、平衡和精细运动控制障碍密切相关[3]。5-羟色胺的改变与衰老相关,可致老鼠活动水平下降和平衡能力减退[3]。小脑内去甲肾上腺素水平降低与因衰老导致的运动学习能力下降有关。

周围神经系统会出现轴索变性,节间长度变异性更大。神经节缩短的存在说明了突触去神经和再生的过程。在整个生命过程中,轴突维持再生和神经再支配能力,但随着衰老的发生会出现趋于减缓和低效的状态[4]。这种退化和神经再支配的模式也引起肌肉的改变。每个肌纤维的神经元数量减少,引起肌纤维群化(fiber-grouping),这是上述提及的突触去神经支配和随后神经再支配的结果,这种模式的改变可能使老年人进行给定任务时,增加运动单位的募集。因为完成任何给定任务,都需要更多运动单位的参与。

神经系统正常的与年龄相关的变化可使感觉和运动系统功能略有下降。这影响到所有与之相关的 3 个系统,即视觉平衡、前庭和本体感觉系统。这些与年龄相关的下降导致运动迟缓,并会在应对一些需要迅速反应或感觉运动高度整合的情况时有困难。一般来说,有着健康老龄过程的老年人仍能较好地参与常规的日常活动中。此外,在老年人群中,他们仍会表现出功能活动缓慢,不能参与高水平的运动活动,比如在不稳的地面保持平衡或在光线暗情况下通过陌生区域。总之,老年人任何超出上述变化的功能下降,都可能是正常老龄化之外的改变,也许是病理表现上可以治疗的。

与生理性衰老有关的感觉变化包括痛觉、振动觉、温度觉、触压觉的减退或改变,很难区别这些变化是与衰老自身有关系,还是与老年人常患的功能失调

如糖尿病性神经病变有关。衰老可使瞳孔对光反射不灵敏,眼睛适应明暗环境转换的能力下降。此外,瞳孔从远到近快速变焦能力下降,即老花眼,老花眼是由于晶状体增厚、硬化,导致调节能力下降。远视需要肌肉放松,因此更易完成。此外,眼睛衰老会使对颜色相近物品的分辨能力下降,及对强光适应能力下降。在强光的环境下视敏度下降,比如夜间开车困难。

视觉系统改变会影响步态。我们利用视觉发现并避开障碍物。通常,在接近障碍物之前,人的神经(包括视觉)系统就会定位障碍物并计划好相关动作以规避那个障碍物[5]。但是,视力差的人只能在障碍物非常近或已经踩到时才能定位它的位置。为适应这种情况,老年人会通过慢走或低着头走来发现障碍物。久而久之,这些适应性改变的结果是导致步态缓慢,引起姿势改变,如驼背、头前倾。但另一方面,就是这样做也有助于定位物体,避免跌倒所致的对身体其他系统的负面影响。

认知是治疗师应考虑的另一重要方面,已有循证证据表明人的活动不但依赖运动和感觉功能,还依赖认知系统。老龄化会导致认知功能出现变化或下降,尤其是短期记忆,但如果要记忆的信息是与视觉或听觉信息相辅助的话,那么老年人短期记忆的能力就会有所提高。总之,生理性衰老不会影响智力。80岁以上的老年人,约有30%发展成严重的认知障碍或痴呆,这些不属于衰老过程的正常部分。老年护理院里2/3老年人有各种类型的认知障碍。

认知的病理变化分成两大类:痴呆或谵妄。痴呆是一种缓慢进展发病的,导致推理和判断能力的下降、社会交往能力的缺失、个体行为的退化,甚至出现反社会的表现。阿尔茨海默病和多发性梗死性痴呆是两大最常见的痴呆类型。如果是由于代谢、中毒紊乱、精神病引起的,认知问题可以逆转。谵妄是短暂的精神障碍,进展较快,病程呈典型的波动性,可持续数小时到4周。谵妄的主要特征是对外界刺激以及对新事物的的注意力不能维持多久,思维紊乱,表现为杂乱的、不切题的或语无伦次的言语表达。有报道说,中年时的运动锻炼能影响老年时的认知功能,尤其是执行功能[6]。研究表明运动锻炼与认知功能相关,运动锻炼越多,认知能力越好,痴呆程度越小[6,7]。

本章的案例也涵盖所有的筛查和预防。有力的证据已证实能有效预防或减轻跌倒的形式是个体化锻炼,其中包括平衡锻炼[8]。治疗师应用辅助性设备进行步态训练也已被证实有效[9]。此外,有证据显示,物理治疗师指导团体锻炼也可能有助于预防跌倒[9]。

影响日常活动和功能且与老龄化有关的神经性疾病多为神经退行性病变,如帕金森病、阿尔茨海默病、卒中、痴呆及其他认知障碍、脑外伤和脊髓损伤。对每个疾病成功的评估和干预依赖于治疗师对衰老过程相关知识的了解,以及有能力将这些知识整合到给患者的治疗方案中。本章案例为读者提供了探讨衰老与各种神经功能障碍复杂关系的机会。

本章目的是探讨神经系统与年龄相关的变化及影响老年人的主要神经功能障碍。本章也将探讨有关神经功能障碍检查和治疗的新研究发现,并将这些发现应用于治疗患有神经功能障碍的老年人。

参考文献

1. Mahncke HW, Bronstone A, Merzenich MM. Brain plasticity and functional losses in the aged: scientific bases for a novel intervention. *Prog Brain Res*. 2006;157:81-91.
2. Salat DH, Buckner RL, Snyder AZ, et al. Thinning of the cerebral cortex in aging. *Cereb Cortex*. 2004;14(7):721-730.
3. Li SC. Neuromodulation of behavioral and cognitive development across the life span. *Dev Psychol*. May 2012;48(3):810-814.
4. Peters A, Sethares C. Is there remyelination during aging of the primate central nervous system? *J Comp Neurol*. 2003;460:238-254.
5. Owsley C, McGwin GJ. Association between visual attention and mobility in older adults. *J Am Geriatr Soc*. 2004;52(11):1901-1906.
6. Kramer AF, Erickson KI, Colcombe SJ. Exercise, cognition, and the aging brain. *J Applied Physiol*. 2006;101(4):1237-1242.
7. Voss MW, Heo S, Prakash RS, Erickson KI, Alves H, Chaddock L, Szabo AN, Mailey EL, Wójcicki TR, White SM, Gothe N, McAuley E, Sutton BP, Kramer AF. The influence of aerobic fitness on cerebral white matter integrity and cognitive function in older adults: results of a one-year exercise intervention. *Hum Brain Mapp*. 2013;34(11):2972-2985.
8. American Geriatrics Society, British Geriatrics Society. Clinical practice guidelines: prevention of falls in older persons. New York, NY: American Geriatrics Society; 2010. http://www.americangeriatrics.org/health_care_professionals/clinical_practice/clinical_guidelines_recommendations/2010/. Accessed June 22, 2010.
9. Panel on Prevention of Falls in Older Persons, American Geriatrics Society and British Geriatrics Society. Summary of the Updated American Geriatrics Society/British Geriatrics Society clinical practice guideline for prevention of falls in older persons. *J Am Geriatr Soc*. January 2011;59(1):148-157.

1. 脑卒中:急性期

Deborah A. Kegelmeyer, PT, DPT, MS, GCS

Stein,69岁,老年男性,既往有"高血压、高血脂、骨关节炎"病史。目前不吸烟,但有30年吸烟史,戒烟 7 年。昨晚被急诊收入住院,诊断为脑栓塞。其于晨起发现右上肢沉重,之后出现言语困难,上肢活动笨拙,没有出现意识丧失,二便正常。到急诊时他的症状已持续了 12 小时。在急诊时血压高(152/102mmHg),心动过速(96 次/min),呼吸频率 20 次/min。目前患者的血压轻度增高(142/90mmHg),心率 80 次/min,呼吸频率 18 次/min,于医院病床上休息。

检查发现轻度失语和右侧偏瘫,上肢重于下肢。右侧反射消失(0),左侧深部腱反射 2+,右侧霍夫曼征和巴宾斯基征病理反射阳性。右上肢总体肌力:手部为 2/5 级,肘部为 3/5 级,肩带为 3+/5 级。右下肢总体肌力:踝部为 3/5 级,膝部为 3+/5 级,髋部为 4/5 级。四肢感觉未见异常。

转移:仰卧位到坐位之间的转移最少需一人最小量帮助,站立位到坐位之间的转移仅需接触身体的保护性帮助(contact guard assist,CGA)。他在中等帮助下可上几个台阶,通过扶着治疗师的手,站立平衡被扰动后需要帮助,但可维持静态平衡。可独立维持坐位静态平衡,但超出右侧稳定极限时需最小量帮助。

进行完以上检查后,心电监测显示:收缩压上升了 10mmHg,心率上升到 87 次/min。心电图稳定。

■ 病例研究问题

1. 叙述 Stein 先生这类患者的药物治疗标准?

2. 目前对 Stein 先生治疗过程应进行哪些预防措施?

3. Stein 的脑卒中定位诊断是哪里?哪个血管受影响(具体描述)?

4. Stein 先生有哪些导致卒中的危险因素?

5. 物理治疗师目前应进一步做哪些评估?为什么?

6. 该阶段哪些评价指标较合适?为什么?确定评价指标的效度在该状态下有循证支持。

7. 目前,治疗师应开始哪些干预来提高下肢功能?

8. 目前,治疗师应开始哪些干预来提高上肢功能?

9. 这些干预的目的是什么?

10. 哪些预后因素可使 Stein 先生从医院回归家庭,而不是转到康复护理院接受康复治疗?治疗师是否能收集一些信息来进一步判断其预后,以便让他回归家庭?

2. 脑卒中:亚急性期

Deborah A. Kegelmeyer,PT,DPT,MS,GCS

Thomas,82 岁,男性,5 天前患缺血性脑卒中。已住进康复中心,可进行多达 3 周的护理。既往有"高血压、高血脂和慢性阻塞性肺疾病"病史。此外患有腰椎管狭窄。Thomas 退休后和妻子居住在独栋二层楼里。卧室和浴室都在二楼。

Thomas 是左侧脑卒中,存在右侧偏瘫和中度失语。右上肢痉挛,手部和肘部没有主动运动,肩带有分离运动,肌力 2/5 级。当要求其抬起上肢时,患者先耸肩,随后肩关节可抬至 45°。右下肢肌力:足背屈:1/5 级;足跖屈:2/5 级;膝关节:3-/5 级;髋关节:3+/5 级。右侧肢体张力高,肩关节内收、内旋肌群、肘关节、腕关节和指间关节屈曲肌群 Ashworth 评分在 2~3 级。髋关节内收肌群、膝关节屈曲肌群和踝关节跖屈肌群改良 Ashworth 评分在 2~3 级。右侧腕部和踝部可见非持续性阵挛。

有右侧视野缺损,不存在明显的偏侧忽略。转移需一人中等程度帮助。在双杠内步行需一人中等程度帮助,以维持平衡,及协助右腿向前迈步。他可在轮椅上待 3 个多小时,血压自入院起已平稳。

当在双杠内步态训练时,他的左腿负重,尝试拖拽右腿,伴有足的跖屈内翻。所有的转移都是在左腿负重下进行。

■ 病例研究问题

1. 改良版 Ashworth 量表是什么?

2. 哪些评价指标适用于 Thomas 的情况?

3. 叙述一种任务导向性干预以促进坐位下体重对称分布?

4. 叙述一种任务导向性干预以促进:

a. 坐站转移时,体重对称分布?

b. 站立位到坐位转移时,控制躯干降低,前屈?

c. 右侧摆动期初期有髋关节的屈曲,避免髋上抬或画圈步态?

d. 于左侧摆动相,增加右腿站立时间?

5. 叙述适合 Thomas 该康复阶段的步态活动?

6. 当 Thomas 摆动相初期步态改善,右下肢可在单独练习时承重,但还不能在步态中承重的情况下,请描述这时适合 Thomas 的步态练习活动?

7. 叙述在康复中心使用拐杖或四脚拐杖进行步

态训练的优缺点。在该中心进行康复时,有哪些替换设备?

8. 介绍降低 Thomas 上下肢张力的治疗方法,并证明每个方法的疗效?

9. 介绍增强 Thomas 上下肢肌力的方法,并证明其潜在的优点和安全性?

10. 介绍提高 Thomas 站立和步行平衡的方法,并证明在该阶段的疗效。

11. 治疗右侧视野缺损的方法有哪些(可由其他家人和物理治疗师进行)?

3. 脑卒中:慢性期的居家康复

Deborah A. Kegelmeyer,PT, DPT, MS, GCS

Thomas,82 岁男性,4 周前患缺血性脑卒中。他开始了居家康复。既往有"高血压、高血脂和慢阻肺"病史。此外他有腰椎管狭窄。Thomas 退休后和妻子居住在独栋二层楼里。卧室和浴室在二楼。

Thomas 为左侧脑卒中,存在右侧偏瘫和中度失语。右上肢痉挛,手部没有主动运动,肘部存在共同运动,肩带有分离运动,肌力 3/5 级。当要求其抬起上肢时,患者先耸肩,随后可抬至 105°。右下肢肌力:足背屈:2/5 级;足趾屈:3/5 级;膝关节:4/5 级;髋关节:4/5 级。右侧肢体张力高,肩关节内收、内旋肌群、肘关节、腕关节和指间关节屈曲肌群的 Ashworth 评分在 2~3 级。髋关节内收肌群、膝关节屈曲肌群和踝关节跖屈肌群的改良 Ashworth 评分在 2~3 级。右侧腕部和踝部阵挛为阳性、非持续性。

Thomas 有右侧视野缺损,不存在明显的偏侧忽略。床上转移需一人小量帮助。平整表面转移需要接触性保护(CGA)。使用四脚拐杖在平整地面上行走时需接触性保护(CGA),且右腿负重较少。

步行时,左腿负重更多,摆动初期右髋上提,伴有足跖屈内翻。所有的转移左侧负重更多。

Thomas 不能爬楼梯,在医院病床和餐厅需使用床旁坐便器。

■ 病例研究问题

1. 医疗保险覆盖居家康复的条件或规章有哪些?

2. 哪些因素决定了卒中的预后,并且与脑卒中病变特征有关?将它们应用于 Thomas。

3. 还有哪些其他因素影响患者卒中预后?将它们应用于 Thomas。

4. Thomas 目前康复的首要目标是什么?

5. 哪些治疗方法对改善 Thomas 独立爬楼梯有效?

6. 哪些类型的转移训练较合适?

7. Thomas 的腰椎管狭窄会在哪方面影响治疗,由于这种共患病,你会如何调整治疗?

8. 慢阻肺可能会如何影响治疗?在对患有慢阻肺患者训练时治疗师应注意哪些危险指标?

9. 叙述目前适合其肩带康复的锻炼?

10. Thomas 康复到哪种程度可作为门诊患者进行康复?

4. 脑卒中:偏侧忽略

Deborah A. Kegelmeyer, PT, DPT, MS, GCS

Urse,72 岁,男性,右侧卒中恢复期,遗留左侧偏瘫。左侧肢体处于轻微的痉挛状态,无力以及感觉障碍。康复护理院将其收入院进行康复。治疗师进行评估时发现他正用右手在推送轮椅右侧的轮子致轮椅在原地转圈,且他的视线总向右偏,左上肢垂在轮椅的轮子上,左脚从脚踏板上掉下来,在地上拖着。当治疗师从他的左侧接近他时,他毫无反应,直到治疗师到其正前方,并且触碰他右肩提醒他,他才有反应。

■ 病例研究问题

1. Urse 的症状可预示哪些情况(视线偏移,左腿拖拽,治疗师在左侧时觉察不到)?描述这些症状。大脑的哪些区域受损可引起这些症状?

2. 哪些检查方法和指标可以评估偏侧忽略?

3. 哪些治疗方法可提高空间知觉(对物体和外界空间的知觉)?

4. 描述如何应用镜像训练来提高自我和肢体知觉?

5. 描述如何应用经皮神经电刺激治疗单侧忽略?

6. 描述如何应用视觉想象和运动想象治疗单侧忽略?

7. 描述如何应用振动疗法治疗单侧忽略?

8. 描述视动刺激是什么及如何应用视动刺激治

疗单侧忽略？

9. Urse 的偏侧忽略预后怎样？

10. 医疗保险关于在护理院进行康复的支付政策有哪些？

5. 脑卒中：伴有倾斜综合征的脑血管意外

Deborah A. Kegelmeyer，PT，DPT，MS，GCS

Epley 夫人是一位有吸烟史和高血压疾病史的 76 岁女性。她过去曾在两条冠状动脉中放置了支架，3 天前因右侧脑卒中意外被送往医院接受治疗，表现出左侧忽略、偏盲及左侧肢体偏瘫。住院期间发现她在转移过程中身体向左后方倾斜，并且不会用左腿负重。鉴于脑卒中的严重程度和单侧忽略的症状，她已经进入一家康复护理院进行康复治疗，治疗费用由联邦医疗保险 A 部分报销。

在检查中，Epley 夫人注意不到她左边的人和物体，但当人们站在她的前方或右侧时，她表现的非常友好而且健谈。她说了很多话，当被问及她为什么在那里时，她说："我是你的监督人，我在这里是为了确保你们做的正确。"当她的左臂或左腿被移动时，她知道那是她的肢体。她试图在没有帮助的情况下站起来，当被告知因为脑卒中、身体很虚弱而不能这样做时，她否认自己的左侧有任何问题。

■ 病例研究问题

1. 在这个案例中，描述了哪些与身体知觉相关的症状（表现）？

2. 大脑的什么区域受到影响时会导致这种综合征？描述患者所经历的导致倾斜综合征的情况。

3. 什么样的评价方法对评估反向推挤（contraversive pushing）具有较高的信效度？

4. 介绍视觉反馈治疗技术，表明该技术可以治疗 Epley 夫人出现的身体倾斜症状的循证依据。

5. 向患者介绍此症状的恢复进程，这对于倾斜综合征患者来说是很重要的。

6. 介绍让 Epley 夫人主动抵抗倾斜而非通过治疗师被动抵抗这种治疗方法的潜在益处。

7. 介绍一些可以用于 Epley 夫人康复的仰卧位和坐位训练动作，并且鼓励她把重心转移至竖直身体力线。

8. 介绍一些在站立位治疗性活动，促进她用偏瘫侧下肢主动负重，并保持身体直立姿势减少倾斜。

9. 介绍一些步行训练活动，以促进下肢的主动负重。

10. 介绍一些步行训练活动，以促进她主动将重心转移至偏瘫侧下肢并矫正身体倾斜。

6. 帕金森病，早期至晚期：第一部分

Deborah A. Kegelmeyer，PT，DPT，MS，GCS

Wykowski 夫人是一位刚被诊断为帕金森病的 67 岁女性，处于 Hoehn 和 Yahr 评级（H&Y）1 期，标准帕金森病评定量表（MDS-UPDRS）得分为 10 分。她的神经科医师就其疾病的康复训练邀请物理治疗师进行会诊。Wykowski 夫人主诉当傍晚散步跟不上她丈夫时，她意识到自己走路变得慢了。另外，她丈夫说她走路时左臂没有摆动。Wykowski 夫人是一名退休的行政助理，且她和她的丈夫喜欢读书、看电影和晚上散步。她右手拿着一块纸巾，每 2 ~ 3min 会擦一次嘴。

病史：孕 2 次，产 2 次，用他汀类药物控制淋巴水肿。42 岁做了胆囊切除术，现在已经绝经。

药物史：立普妥（lipitor），复合维生素（multivitamins），偶尔使用布洛芬（ibuprofen）来治疗膝关节炎。

物理治疗评估结果：

● 计时起立行走测试（TUG）为 10 秒。

● 10m 步行测试中，步速为 1.1m/s，可独立安全行走。

● 肌力和关节活动度均在正常范围内。

● 蒙特利尔认知评估（Montreal Cognitive Assessment，MoCA）得分 30。

● 九孔钉试验（Nine-Hole Peg Test）右侧时间为 21 秒，左侧为 23 秒，她是右利手。

● 皮肤完好无损。

● 静息状态下的生命体征：心率 72 次/min，规律；呼吸频率 16 次/min；血压 126/78mmHg；血氧饱和度 98%；体温 37℃。

● 神经学检查：轻微震颤，腱反射 2/4，轻触觉，本体觉，两点辨别觉正常。

■ 病例研究问题

1. Hoehn 和 Yahr 评级的诊断依据是什么？

2. UPDRS 是评估什么的？这是诊断、筛查还是结果测量？

3. 如何定义僵硬（rigidity）并讨论如何进行有效的评估。

4. 如何定义运动迟缓（bradykinesia）并讨论其评估方法。

5. 帕金森病中常见的震颤类型是什么？描述这种震颤和常见受震颤影响的身体区域。

6. 描述受帕金森病影响的大脑区域，影响的神经通路是什么？

7. 在得到帕金森病诊断的时候，通常大脑有哪些区域已经不能成像了？

8. 物理治疗师对她的检查结果可以告诉你哪些信息？讨论每个测试的此年龄段标准得分，及她的得分和标准得分的差异。

9. 根据她的病史和检查，你会给她制订什么训练计划？

10. 训练方案对她有效吗？如果有，有什么证据表明在她目前的疾病阶段中身体训练是有益的？

7. 帕金森病，早期至晚期：第二部分

Deborah A. Kegelmeyer, PT, DPT, MS, GCS

Wykowski 夫人被诊断为帕金森病（见第一部分），并且是使用以下评估被诊断出的：

● MDS-标准帕金森病评定量表（MDS-Unified Parkinson Disease Rating Scale, MDS-UPDRS）

● 计时起立行走测试（Timed Up and Go, TUG）

● 蒙特利尔认知评估量表（Montreal Cognitive Assessment, MoCA）

● 九孔钉试验（Nine-Hole Peg Test）

● 10m 步行试验（10-Meter Walk Test）

昨天你完成了检查和评估。你想和一个新来的学生一起治疗这个患者。作为一名临床指导老师，你的学生很好奇为什么你选择这些评估方法，并且有几个问题要问你。

■ 病例研究问题

1. 帕金森病的循证数据导向的有效性（EDGE）专项小组针对美国物理疗法协会（APTA）神经学组建议或者使用了哪些措施？

2. 帕金森病 EDGE 专项小组还推荐了哪些其他的核心评价指标？并描述每一种测量方法是如何构成的。

3. 根据帕金森病 EDGE 专项小组建议，冻结步态的最佳评估方法是什么？

4. 根据帕金森病 EDGE 专项小组建议，评估帕金森病患者跌倒恐惧的最佳测量方法是什么？

5. 讨论一下给帕金森病患者进行初次评估时用的，并适用于全国各地诊所的一组帕金森病的核心评测方法的益处。

6. 从诊断时间和疾病的各个分期来讲，对每个帕金森病患者使用一套核心测量方法有什么好处？

7. 帕金森病的发病率是多少？

8. 导致帕金森病的原因是什么？

9. 什么是吞咽困难？在帕金森病中常见吗？

10. 为什么确定患者是否存在吞咽困难是很重要的？

8. 帕金森病，早期至晚期：第三部分

Deborah A. Kegelmeyer, PT, DPT, MS, GCS

Wykowski 夫人现在已经 70 岁了，她的神经科医师最近给她换了药物，服用复方卡比多巴（Sinemet，卡比多巴和左旋多巴）。由于步态和平衡问题，她再次被建议进行物理治疗。Wykowski 夫人说她的身体两侧都很僵硬，左边比右边更严重些。她走路时很难跟上她的朋友和丈夫，还发现购物也很困难，因为要花费很长时间。此外，她现在每天早上要花一小时来穿衣服和梳洗打扮。她没有摔倒过，但很多次都是差点摔倒，要不是抓住家具或墙壁，或她的丈夫抓住她，她就摔倒了。

物理治疗检查结果：

● 计时起立行走测试（TUG）为 14 秒。

● 主诉很难从沙发上站起来，有时也很难从马桶上站起来。起身时她常常需要多次尝试身体前倾使重心前移才能站起来。但在诊所里，她可以不需帮助独自从一有硬质椅面的椅子上站起来。

● 步态缓慢而拖沓，不使用辅助设备时 10m 步行测试步速为 0.9m/s。

• 肌力在正常范围内。

• 膝关节、髋关节和脊柱的关节活动度受限：双侧膝关节伸直和髋关节伸展活动度下降5°，并且伴有一个头前倾的驼背姿势，这使她不能平躺。

• 蒙特利尔认知评估（MoCA）得分30。

• 九孔钉试验（Nine-Hole Peg Test）时间是右手25秒，左手28秒，她是个右利手。

• 她抱怨手写字变得困难，写的字变小了，而且越写越小，使她很难填写支票和感谢信。

• 静息状态下的生命体征：心率规律70次/min；呼吸频率为17次/min，血压122/76mmHg；血氧饱和度98%；体温37℃。

• 神经学检查：震颤增加，腱反射2/4，轻触觉，本体觉，两点辨别觉正常。

■ 病例研究问题

1. 根据她的描述判断她现在处于Hoehn-Yahr分期什么阶段？为什么？

2. 计时起立行走测试（TUG）得分可反映什么？这一评分对帕金森病诊断的灵敏性、特异性、信度和效度怎么样？

3. 九孔钉试验（Nine-Hole Peg Test）得分可反映什么？

4. 对于她的关节活动度受限你会为她进行哪些干预？这种运动模式的丢失在帕金森病中很典型吗？

5. 她需要进行力量训练吗？如果是的话，应该着重训练她的哪些肌群？

6. Wykowski夫人还没有进行任何系统的训练，虽然她继续尝试晚上和她丈夫一起散步。帕金森患者中常见的运动障碍有哪些？这些因素在Wykowski夫人家庭锻炼不积极中起什么作用？

7. 哪些干预措施可有效提高步速和平衡？

8. 你会采取什么样的干预措施来改善她的坐站转移？

9. 帕金森病对运动学习有影响吗？怎么影响？

10. Wykowski夫人想要继续从事书写工作但发现填写支票和感谢信变得困难，此现象结合九孔钉试验测试结果，哪些干预措施可以改善她写字过小？

11. 描述下列对帕金森病干预措施有效的证据，并简要描述使用每一种干预措施的要素：

    a. 跑步机训练

    b. 舞蹈

    c. 自行车

    d. 太极

    e. LSVT大动作法（LSVT BIG）

9. 帕金森病，早期至晚期：第四部分

Deborah A Kegelmeyer, PT, DPT, MS, GCS

Wykowski夫人现在75岁，因一次摔倒后手腕骨折再次进行物理治疗。在她最近一次看过神经科医师后，医师增加了她复方卡比多巴（左旋多巴）的剂量。她说复方卡比多巴一般会有效，但是两次服药的间隙，会有一段时间的药物"失效期"，那段时间她走路和转移都很困难。失效期通常出现在傍晚，她需要她丈夫帮忙穿衣服。她说她穿鞋和袜子时太慢，而且不能保持平衡。她主诉说过去3个月里摔倒了4次，在最后一次导致了柯雷（Colles）骨折。

物理治疗检查结果：

• 计时起立行走测试（TUG）为25秒。

• 她说她从所有类型的椅子上站起来都很难，坐下时往往"扑通一下"就坐下了，她有1/2的时候从马桶上起来时需要帮助。在不使用手臂支撑情况下，无法从椅子上站起，且有向后倾斜趋势。

• 步态缓慢而拖沓，不使用辅助器具时10m步行测试步速为0.5m/s。

• 除髋关节伸展、后伸和伸膝是3+至4-，不到5级外，其他肌肉肌力大体为4/5。

• 膝关节、髋关节、脊柱活动受限：双侧膝关节伸展和髋关节伸展活动度下降15°，并且伴有一个头前倾的驼背姿势，使她不能平躺。

• 蒙特利尔认知评估（MOCA）得分24。

• 九孔钉试验（Nine-Hole Peg Test）时间右侧45秒，左侧58秒，她是右利手。

• 跌倒史，两次站立后就跌倒，有两次是在去浴室时发生的。

• 她说她现在吞咽困难增加了，喝水时偶尔有呛咳。

• 静息状态下生命体征：心率68次/min，正常；呼吸频率20次/min；血压116/70mmHg；血氧饱和度98%；体温37℃。

• 神经：明显的双侧静止性震颤，腱反射2/4，轻触觉、本体感觉，两点辨别觉正常。

病例研究问题

1. 计时起立行走测试(TUG)得分可反映什么?

2. 她的步速为 0.5m/s,她应归为哪一类步行?社区性步行,限制性社区步行,还是家庭性步行?

3. 步速为 0.5m/s 是否意味着不良健康状况?如果是,步行速度与健康状况有怎样的关系?

4. 她的脊柱、髋关节和膝关节伸展活动受限,为这些问题制订一个治疗计划。

5. 描述一个治疗计划,以改善她的步态稳定性和安全性,使她能达到社区性步行的状态。

6. 在复方卡比多巴失效期,你怎么解决她无法独立转移的问题?

7. 当她走路时你会让她使用一个辅助器具吗?为什么或者为什么不?如果你选了一个装置,你会选哪一个?有证据证明这个器具的有效性吗?

8. 双重任务能力是否会受到帕金森病影响?怎么影响?

9. 你怎么评估 Wykowski 夫人行走时的双任务能力?为你选择的方法的有效性提供证据。

10. 双任务能力的受损会影响使用辅助器具的能力吗?如果是的话,哪种器具受到双重任务能力下降的影响最小?

11. 制订一种改善步行过程中双任务能力的物理治疗干预方案。

12. 听觉或视觉提示有助于改善帕金森病的运动强度或速度吗?描述到目前为止关于提示可以增加运动强度和速度的研究结果。

13. 她的吞咽问题怎么处理?

10. 帕金森病的冻结状态

Deborah A Kegelmeyer, PT, DPT, MS, GCS

你预约在下午 2 点的患者,迟到了 15min,并且看起来很痛苦。他说,他在停车场下车后就出现了"冻结"状态,这也是他迟到的原因。患者为一名 74 岁的男性,身体健康,被诊断出患有帕金森病,他说他患病已经有 5 年的时间了。在过去的一年里,他已经开始出现跌倒的症状,多达每周 3 次,而且还伴随着冻结步态的出现。主诉不能移动的时候,感觉他的脚就像"粘在水泥里"。这些情况最常发生在他不得不转弯的时候,比如当他从车里进出或坐在桌子旁的椅子上,或者当他在餐馆或剧院里不得不转弯在狭小拥挤的空间里行走时。由于这些原因,他已经开始限制自己在室外的活动。他现在仍在开车,且不用辅助器具。他还买了护膝,每个膝盖上都戴了一个。

生命体征:心率 62 次/min;呼吸频率 18 次/min;血压 112/68mmHg;血氧饱和度 96%,体温 36.9℃。

药物治疗:复方卡比多巴(Sinemet,卡比多巴和左旋多巴)。在过去的 4 年里,他还服用了多巴胺激动剂(agonist)。去年,当他的静止性震颤变得更严重,进行工具性日常生活活动(IADL)时手功能也越来越差,他就开始增服复方卡比多巴了。

物理治疗检查

- 10m 步行试验(10-Meter Walk Test):0.8m/s。
- 坐站转移可以在不使用手协助的情况下独立完成,但在站起来前,他必须来回前后摇晃 10 次,并且在刚开始站起来时不稳定。
- 步行缓慢,且步幅很小。大约步行 3m 后,会开始走得越来越快,节奏很快,步幅很小。使用前足负重,同时增加躯干的屈曲。他无法主动停下来,只能遇到椅子后才停止步行。

病例研究问题

1. 什么是"冻结"步态?导致这个的原因是什么?

2. 他也会出现"推进式(propulsive)"步态,这是什么步态?冻结步态和推进式步态有关联性吗?

3. 他适合使用辅助设备吗?如果是的话,逆向制动装置对他的步态问题有帮助吗?

4. 说出至少三种可以教他在出现"冻结"时使用的策略。

5. 冻结步态和跌倒存在怎么样的联系?

6. 他可以用什么策略来提高他的转移,并减小身体的摇晃?

7. 他可以使用什么策略来增加他的步幅?

8. 什么是复方卡比多巴(sinemet)?

9. 什么时候是患者服用复方卡比多巴的最佳时间?

10. 长期服用复方卡比多巴有什么副作用吗?

11. 多巴胺受体激动剂是什么?

11. 帕金森病的药物管理

Deborah A. Kegelmeyer, PT, DPT, MS, GCS

今天,你在诊所看到一位患有帕金森症的患者,他表现为慌张步态(shuffling gait),转移时有困难。患者说尽管以前从未赌博过,但他最近开始喜欢去赌场,且已经花了很多时间在那里。另外,他的妻子很担心,因为他一直说在墙上看到蜘蛛,但他妻子并没有看到任何虫子,他却坚持说有。

另外,他的妻子想知道他的药物治疗是否应该改变。她说,她听说普拉克索(mirapex)、罗匹尼罗(requip)或恩他卡朋(entacapone)会对他有好处,因为她朋友的堂兄就在用这些药。

你查阅了他的药物清单,发现他目前在服用以下药物:

恩他卡朋(entacapone)200mg/片,口服一片,每天2次。

苯托品(benztropine)1mg/片,口服一片,每天3次。

卡比多巴-左旋多巴(carbidopa-levodopa)25~100mg/片,口服2片,每天3次。

普萘洛尔(propranolol)80mg/片,每天口服2片。

大蒜补充物。

■ 病例研究问题

1. 什么是复方卡比多巴(Sinemet)或卡比多巴-左旋多巴(carbidopa-levodopa)? 这种药物治疗帕金森症的作用机制是什么?

2. 复方卡比多巴或卡比多巴-左旋多巴可能会有什么副作用?

3. 什么是恩他卡朋(entacapone)? 这种药物治疗帕金森症的作用机制是什么?

4. 这个患者出现赌博行为的原因可能是什么?

5. 这个患者出现视觉幻觉的原因是什么?

6. 他妻子询问的药物中,哪些通常用于治疗帕金森病早期症状?

7. 请说出普拉克索(pramipexole)、罗匹尼罗(ropinirole)和恩他卡朋(entacapone)的作用机制。

8. 单胺氧化酶 B 型抑制剂(MAO-B inhibitors)如何作用于帕金森病?

9. 为什么要给帕金森病患者服用抗胆碱能(anticholinergic)药物?

10. 抗胆碱能药物的常见副作用是什么?

11. 定义帕金森病常见的异常步态。

12. 大蒜补充剂对帕金森病的已知功效是什么?

12. 躯干前屈症

William H. Staples, PT, DHSc, DPT, GCS, CEEAA

你正在评估一个患有帕金森病的患者,他最近被诊断出患有一种被称为躯干前屈的姿势障碍。他目前在服用左旋多巴进行治疗。这个患者能够以直立姿势靠墙站立,但需要很大的努力,而且很快就会屈服于屈肌的拉力。他在不使用助行器具的情况下行走时躯体呈前倾姿势。在触诊时,腹软,在站立时可能会发生痉挛,但在仰卧位时是放松的。该患者被诊断为帕金森病已经 5 年了,并在过去的 2 年中他躯干前倾的症状一直在恶化。这种情况已经使患者丧失了社交能力,并且会影响他们参与社区活动。值得注意的是,患者在家里并没有出现过摔倒的情况,生活活动能力也很好。四肢僵硬也没有出现,但患者在进行短暂的休息时,会出现右手单侧震颤,他说这种情况在药物周期结束时会加重。

在你对患者评估完之后,你觉得你需要对这种罕见的疾病做更多的研究来确定你的治疗方案,请根据你的研究回答以下问题。

■ 病例研究问题

1. 躯干前屈症(camptocormia)是什么?

2. 对于患有帕金森病的人来说,躯干前屈症的发生率是多少?

3. 对这个患者进行哪些功能测试是有益的?

4. 躯干前屈症是否被发现有感知觉诱因(这对其他形式的肌张力障碍是否有帮助)?

5. 是否已经发现核心肌群(伸肌)训练对躯干前屈症有效?

6. 还有其他对这个患者来说很重要的训练吗?

7. 你会建议患者使用助行器吗? 为什么或为什么不呢? 什么类型?

8. 你会考虑让这个患者使用背带吗? 什么类型的?

9. 有什么方法是对患者有帮助的吗?

10. 有没有其他类型的药物可以帮助解决这个患者的问题?

11. 深层大脑刺激已经被用来治疗帕金森病,这对该患者的情况有帮助吗?

12. 有没有其他的医疗干预措施可用来尝试缓解这个问题?

12. 关于缬草根(valerian root)你会告诉患者什么?

13. 关于这位患者提到的脑部手术你了解多少?

13. 特发性震颤

William H. Staples, PT, DHSc, DPT, GCS, CEEAA

一位 67 岁的丧偶男性进入了你的门诊,当他试图完成他的登记表时,你观察到他的双手会出现严重的震颤。当他停止写字时,震颤就消失了。你同时发现患者由于下肢的震颤而出现步行困难,这种情况在他坐位时没有发生。在检查时,患者说他的医师告诉他,他患有原发性震颤。医师告诉他物理治疗或许能有所帮助。3 天前医师已经给他开了两种药物来控制震颤,分别是心得安(propranolol)(普萘洛尔)40mg 口服,每天 2 次;加巴喷丁(gabapentin)(镇顽癫)300mg,每天 3 次。患者认为这些药物对震颤有帮助。患者有些不安并且急于开始治疗,因为医师告诉他,如果物理治疗和药物都不起作用,那么大脑深层电刺激是唯一的选择。

他还抱怨说有轻微的右肩痛,在言语疼痛量表中得分为 3/10。患者说,像进行喝水、吃饭、写字、穿衣和梳洗等这些常规日常活动(ADL)对他来说已经变得非常困难。他在吃饭的时候不得不穿围嘴,因为很难把食物送到嘴里,所以他也不再和朋友一起出去吃饭了。他已经无法支付账单了,因为他再也写不出一张清晰的支票。在其他方面这个患者大体都很健康。患者说他在互联网上看到了一种含有缬草根(valerian root)的药物,可能可以阻止震颤,询问你他是否应该尝试一下。

■ 病例研究问题

1. 什么是原发性震颤?
2. 你将在检查中进行哪些功能测试/测量?
3. 你的治疗计划将会包括什么?
4. 对于这个患者你的治疗目标是什么?
5. 导致肩部疼痛的原因可能是什么?
6. 什么可能会使症状加重?
7. 你会订购一些专门的设备来让这个患者在日常生活活动中便利一些吗?
8. 你对这个患者有饮食限制或其他建议吗?
9. 是否有其他项目对他是有益的?
10. 需要留意这些药物的哪些副作用?
11. 这些药物会影响治疗吗?

14. 帕金森病与进行性核上性麻痹

William H. Staples, PT, DHSc, DPT, GCS, CEEAA

一名最近被诊断为帕金森病的 64 岁男性正在你的诊所进行评估。他在家里和社区都经历了多次摔倒后拜访了一位神经科医师。3 周前他的医师给他开了药,让他一天 3 次口服 25~100mg/片的复方卡比多巴(卡比多巴-左旋多巴)。患者说他并不觉得药物改善了他的行走能力,他也没有服用其他药物。

患者的主诉是经常失去平衡和步态的"僵硬"。他不记得摔倒的原因,但他说他经常最终"坐在屁股上"。他是一名会计,平时不需要走很多路。他说他能毫不费力地开车。最近,他在电脑上工作开始变得很困难,并且看屏幕时觉得很模糊。在进行个人谈话过程中,你会注意到他说话时含糊不清,而且很少与你进行眼神交流。客观发现包括:全身肌力正常;双侧肩外展和屈曲关节活动轻微受限;开始运动时动作迟缓,步态缓慢;缺少停顿或出现意向性震颤。他走路时会带着他在当地一家药店买的手杖,以一种"大摇大摆"的模式走路。当你用一个防跌倒步行带(gait belt)帮他走路,并进行平衡测试时,你会发现平衡反应的丧失主要是后方,走路时姿势是直立的。

你将进行以下功能测试,并获得相应的分数。

标准帕金森评分量表(Unified Parkinson Rating Scale,UPDRS):日常生活(第二部分)自我管理的运动经验和运动检查(第三部分)。第二部分得分为 12 分,第三部分得分为 20 分。

Hoehnh 和 Yahr 评级是第三期。

10m 步行测试(10MWT):使用手杖时为 1.2m/s。

稳定性:四级平衡测试(Four-Stage-Balance Test)

1. 双脚并立:10 秒。
2. 用一只脚的脚背来触碰另一只脚的大脚趾:10 秒。
3. 将一只脚放在另一只脚的前面,脚跟触碰脚趾:5 秒。
4. 单脚站立:3 秒。

计时"起立-行走"测试(TUG):使用手杖 12.5 秒。

30 秒坐站试验:10 次。

简易智能精神状态检查量表（MMSE）：27/30。

采用老年抑郁量表筛查抑郁（Geriatric Depression Scale）：5/30。

■ 病例研究问题

1. 什么是进行性核上性麻痹（progressive supranuclear palsy）？

2. 进行性核上性麻痹最常见的首发症状是什么？

3. 进行性核上性麻痹的其他常见症状是什么？

4. 疾病的正常进展是什么？

5. 和帕金森病有什么关系？

6. 对于进行性核上性麻痹的诊断何时能完全确诊？

7. 治疗师了解关于帕金森病与进行性核上性麻痹的临床区别的重要性是什么？

8. 什么是稳定性工具？测试的分数意味着什么？

9. 老年抑郁量表的分数表明了什么？

10. 对于进行性核上性麻痹的治疗策略有哪些？

11. 你对帕金森病的两种评估知道多少（标准帕金森评分量表和 Hoehn 和 Yahr 评级）？

15. 老年人颅脑损伤（TBI）——昏迷：第一部分

Deborah A. Kegelmeyer, PT, DPT, MS, GCS

George 和 Maura 都遭遇了一场机动车事故，并且都遭受了创伤性脑损伤（traumatic brain injuries，TBI），在他们头部的正面和侧面都伴有瘀伤及撕裂外伤。此外，George 的右股骨远端骨折，Maura 右侧胸部有两根肋骨骨折。George 今年已经 77 岁了，Maura 69 岁。两人都有高血压病史，而且 Maura 曾因为房颤病史而使用抗凝药物。两个人都是在肇事卡车撞到他们的车时失去知觉。在急救人员到达之前他们都恢复了知觉。George 被带去行股骨断端复位固定术治疗，然后在手术时立即进入药物诱导昏迷状态。在进入急诊室的时候，进行格拉斯哥昏迷量表（Glasgow coma scale，GCS）评估，George 是 11 = E3 V3 M5，而 Maura 则是 13 = E4 V4 M5。

■ 病例研究问题

1. George 和 Maura 被归入老年人组。与 25～50 岁的人相比，他们的预后如何？较于那些 75 岁以上的

人来说，这些 65～75 岁的患者预后是否相同呢？

2. 在 60 岁以上的人群中，最常见的创伤性脑损伤原因是什么？60 岁以下的人原因是什么？

3. Smith 夫妇这个年龄段最可能产生的脑损伤类型是什么？硬膜外血肿或硬脑膜下血肿？这对年轻人和中年人的影响有什么不同？

4. Maura 在医院里治疗 36 小时后就出院了。第二天，她的女儿发现她说话困难，她对问题的回答也是答非所问。她还指出，Maura 的协调性似乎"消失了"。Maura 可能会发生了什么？

5. 在老年人创伤性脑外伤后，哪些解剖学和病理因素会导致更严重的后果？

6. Maura 最终接受了外科手术治疗颅内出血。讨论 Maura 在有硬膜下血肿和手术治疗的前提下，与年轻人对比，预后有何差异？

7. 讨论 60 岁以上的人群对康复的反应。考虑潜在的好处和推荐的强度。

8. 在老年人群中，创伤性脑损伤与认知和抑郁之间的关系是什么？

9. George 正处于药物诱导昏迷状态，为什么要这样？在此期间，适当的物理治疗干预是什么？

10. 对于处于昏迷状态或植物人状态的人来说，适当的物理疗法是什么？

16. 颅脑损伤 Ranchos 分期的早期阶段：TBI 第二部分

Deborah A. Kegelmeyer, PT, DPT, MS, GCS

George 和 Maura 都遭遇了一场机动车事故，并且都遭受了创伤性脑损伤（traumatic brain injuries，TBI），在他们头部的正面和侧面都伴有瘀伤及撕裂外伤。此外，George 的右股骨远端骨折，Maura 右侧胸部有两根肋骨骨折。George 今年已经 77 岁了，Maura 69 岁。两人都有高血压病史，而且 Maura 曾因为房颤病史而使用抗凝药物。两个人都是在肇事卡车撞到他们的车时失去知觉。在急救人员到达之前他们都恢复了知觉。George 被带去行股骨断端复位固定术治疗，然后在手术后立即进入药物诱导昏迷状态。在进入急诊室的时候，进行格拉斯哥昏迷量表（GCS）评估，George 是 11 = E3 V3 M5，而 Maura 则是 13 = E4 V4 M5。

Maura 在医院里治疗 36 小时后就出院回家了。第

二天,她的女儿发现她说话困难,她对问题的回答也是答非所问。她还指出,Maura 的协调能力似乎"消失了"。

Maura 最终接受了外科手术治疗颅内出血。当 Maura 在术后苏醒时,她不安地拉扯她的导线和输液管。当她被注射针剂时,她试图将护士的手臂打开。当被问及她的名字或其他问题时,她给出了荒谬的回答,比如狗吃了一头紫色的牛。她现在躺在一张网床(net-bed)上,当她在夜里试图独自起床时,从床上掉了下来。

■ 病例研究问题

1. 对 Maura 病情的描述最符合 Ranchos Los Amigos 认知功能量表(LOCF)的哪个阶段?

2. 当一个人处于创伤性脑损伤病后不安状态时,治疗的关键是什么(Ranchos 认知功能量表第四阶段)?

3. 随着 Maura 病情的好转,她不再表现得焦虑不安,但现在表现得冲动且执拗。她可以遵循简单的指令。她处于 Ranchos 第几阶段,为什么?

4. 推荐的治疗冲动行为的方法有哪些?在老年人中,冲动的特异性危险因素是什么?

5. 描述思维固执以及它是如何妨碍物理治疗的。如何对固执状态进行治疗?

6. 举一个为行为冲动合并思维固执的患者制定关于步态和转移物理治疗目标的例子。假设她现在在做从坐到站的大动作时,她只是坐在椅子上一直来回前后摇晃,而站不起来。此外,她爬楼梯时不使用扶手,走得很快。

7. Ranchos 第六阶段是什么样子?它与第五阶段有什么不同?

8. George 的股骨也骨折,现在正在康复,进行长腿石膏固定,能承受负重。他被认为是在 Ranchos 的第六阶段。这将如何影响 George 的步态和转移训练?

9. 什么是网床?为什么使用?

10. 对于那些情绪激动不安的人,推荐的治疗方法是什么?限制是合适的吗?

17. 颅脑损伤 Ranchos 分期的晚期阶段:TBI 第三部分

Deborah A. Kegelmeyer, PT, DPT, MS, GCS

George 和 Maura 都遭遇了一场机动车事故,并且都遭受了创伤性脑损伤(traumatic brain injuries,TBI),

在他们头部的正面和侧面都伴有瘀伤及撕裂外伤。此外,George 的右股骨远端骨折,Maura 右侧胸部有两根肋骨骨折。George 今年已经 77 岁了,Maura 69 岁。两人都有高血压病史,而且 Maura 曾因为房颤病史而使用抗凝药物。两个人都是在肇事卡车撞到他们的车时失去知觉。在急救人员到达之前他们都恢复了知觉。George 被带去行股骨断端复位固定术治疗,然后在手术后立即进入药物诱导昏迷状态。在进入急诊室的时候,进行格拉斯哥昏迷量表(GCS)评估,George 是 11 = E3 V3 M5,而 Maura 则是 13 = E4 V4 M5。

George 回到家,接受居家康护的护理和物理治疗,一位护工被请来在他洗澡沐浴时来帮助他。Maura 则住进了一间老年护理院接受治疗。她现在处于 Ranchos 认知能力表的第七阶段,但她继续表现出情绪冲动,当她失望时,往往变得不安。她经常在晚上游荡,护理人员感觉她正表现出早期痴呆的症状和夜间幻想迹象。

■ 病例研究问题

1. 请描述 Ranchos 认知能力第七阶段的特点。

2. Maura 持续存在周期性不安是否不寻常?如果不是,解释她为什么仍有情绪激动。

3. 在这个阶段,如何治疗情绪行为冲动?

4. 对于像 Maura 这样的老年人来说,对于情绪冲动的安全考虑是什么,这些考虑会如何影响她回归家庭?

5. 对 Maura 之前的状态的全面恢复的预后是什么?解释你的答案。

6. 对 George 之前的状态的全面恢复的预后是什么?解释你的答案。

7. 认知障碍(例如,谵妄和痴呆)和 TBI 之间的联系是什么?

8. 超过 Ranchos 认知能力分级第七阶段的症状是什么?请简要描述。

9. Maura 从护理院回家的标准是什么?考虑时,不仅要想到包括她的身体状况,还要考虑所有其他因素。

10. 联邦老年人医疗保险(Medicare)将如何影响 Maura 的出院计划?

18. 脊髓损伤的老龄化

Deborah A. Kegelmeyer, PT, DPT, MS, GCS

Lynch 先生是一名 63 岁的男性,由于枪伤而导致四肢瘫痪,$C_7 \sim C_8$ 节段受伤,他的 ASIA 分级是 A(完全性损害)。他能充分利用肘部,但是腕部和双手使用受限,这都归咎于 22 年前的枪伤造成的脊髓损伤(spinal cord injury,SCI),他的 $C_6 \sim T_1$ 颈椎节段已经融合。他曾是一名警察,但由于脊髓损伤而身处残疾。Lynch 先生的妻子 61 岁,是一名全职会计师。她帮助 Lynch 先生洗澡和穿衣。轮椅可以顺利进入他们的家里,而且 Lynch 先生一直以来在家里可以独立进行转移和轮椅移动。但最近他因右肩袖部分撕裂而使他无法独立转移,且限制了他的轮椅移动,故此他来到门诊接受物理治疗。

他的生命体征:心率 72 次/min;血压:126/80mmHg;呼吸:16 次/min;动脉血氧饱和度:98%。他在右侧肩关节主动外展时有 3/5 的肌力,在抗阻外展和外旋时有疼痛。他还自述有灼烧痛和麻木感从他的右前臂延伸到手掌。当主动外展手臂时,肩膀会有轻微的上抬,冈上肌试验阳性。他的左肩没有肌力下降或疼痛。双侧的轻触觉是正常的,深肌腱反射是 2+。

■ 病例研究问题

1. 监测他的生命体征时,你会注意到 Lynch 先生没有高血压。这是否意味着他与同龄人相比,患心血管疾病的风险一样或更低呢?

2. 脊髓损伤后衰老对 Lynch 先生的胃肠道系统和生殖系统有什么潜在的影响?

3. 讨论 Lynch 先生的肩部问题是否是由于正常的机体老化,还是他的脊髓损伤,或者两者都有? 这个问题在脊髓损伤患者中的普遍性是多少?

4. 基于个体的脊髓损伤的皮肤变化,当 Lynch 先生进行锻炼时,对于他的皮肤应采取哪些预防措施?

5. 基于 Lynch 先生从事的活动类型,哪些肩部的肌肉可能不发达?

6. Lynch 先生曾自述部分神经会出现疼痛感。这在脊髓损伤之后是常见症状吗? 这种疼痛会对治疗产生影响吗?

7. Lynch 先生的妻子已经 61 岁了,有一份专职工作。Lynch 先生正经历这些困难,这对 Lynch 太太有何影响?

8. 机体的活动随着年龄增长会受到一定程度的限制。在脊髓损伤的基础上,老龄化是如何影响到这一点的?

9. Lynch 先生开始接受治疗,记录显示前一天他从床边掉下来,他的臀部落到地板上。他自述没有疼痛感,但你注意到他的腿痉挛加重。是什么原因使他的痉挛更加严重?

10. 在个人衰老伴随脊髓损伤的过程中,什么样的潜在因素会使 Lynch 先生在跌倒时增加骨折的风险? 在伴随脊髓损伤的情况下讨论这种情况的解决方法和预防措施。

11. 在 $C_7 \sim C_8$ 的 ASIA 水平为 A 代表什么意思?

19. 老年人不完全性颈髓损伤

Deborah A. Kegelmeyer, PT, DPT, MS, GCS

Tedesky 夫人是一个 77 岁的孤寡老人,住在拥有两个牧场的房子里,进门前还有 3 个台阶。她有高血压、骨关节炎和甲状腺功能降低症病史。两天前在她出家门时,摔倒在了楼梯上后,救护车将她送到了急诊室。在她的额头上有一处撕裂伤,缝合了 16 针,诊断为脊髓震荡。她刚刚从重症监护室转移到医院的标准病房,并为了提高活动能力开始接受治疗。

对她进行床边评估时治疗师发现她的双侧背屈肌力为 4/5,她的双下肢肌力为 5/5,她的双侧肩关节肌力为 3/5,肘部为 2/5,双手只有少量的活动。躯干肌力为 3/5,她有周期性尿失禁。

■ 病例研究问题

1. 考虑到她的年龄和受伤情况,Tedesky 太太处于哪个类型的脊髓损伤的风险最大(考虑到她的脸先着地,很可能会颈部过伸)?

2. 什么因素使 Tedesky 太太处于高风险的脊髓损伤状态伤害中? 什么因素会使发生在家中的这种低影响的跌倒会导致她脊髓损伤?

3. 与年轻人相比,老年人更容易损伤颈椎的哪个部位? 为什么?

4. 最初的护理和治疗应该注重预防哪种常见的脊髓损伤后遗症和活动受限?

5. 回顾评估结果,符合哪种脊髓损伤综合征? 在什么模式下她会恢复,并且她是否有可能重新获得四肢的全部功能?

6. 针对 Tedesky 太太的转移功能和步态功能恢复,简洁地描述康复治疗方法。

7. 描述一种测试脊髓损伤后躯干控制能力的评价工具。

8. 基于她的年龄,她将面临什么样的挑战?

9. 在老年人群中,脊髓损伤后死亡率高。在这个年龄组中,高死亡率的原因是什么?

10. 当损伤机制为颈椎过度屈曲时,典型的损伤类型是什么?

20. 脊柱肿瘤

Deborah A. Kegelmeyer, PT, DPT, MS, GCS

Bella LaRue,77 岁,女性,在院子中行走时摔倒,胫骨骨折。在接受治疗的同时,注意到她双足的感觉减退,且双下肢处于痉挛状态。她说她感觉到自己的脚不舒服已经好多年了。她没有注意到痉挛,只是在过去的几个月里,她感觉到更加僵硬和笨拙。在她的医学检查和评估过程中,CT 扫描发现在脊柱 $T_5 \sim T_6$ 区域有一个脊膜瘤。她现在被送到老年康复护理院接受康复治疗。

由于胫骨骨折,LaRue 女士右腿上绑着石膏绷带,目前不能负重。她的双侧髋关节内收肌仍有明显的痉挛,双侧股四头肌和腓肠肌有轻微痉挛。在康复中心入口,她需要一人最大的帮助并借用移位板使其从椅子上转到垫子上,一人中等的帮助使其从站到坐,一人最少的帮助使其从坐到站。目前,她还没有步行过。

■ 病例研究问题

1. 什么是脊膜瘤,它涉及哪些组织?

2. 脊膜瘤通常是良性的还是恶性的?

3. 预后如何?

4. 最常涉及脊椎的哪个部位,随着发病时间推移其典型症状是什么?

5. 术后有哪些并发症? 它们将如何潜在影响治疗?

6. 在医院,治疗师尝试使用移位板转移。鉴于她从站到坐使用移位板转移所需的辅助水平,她应该继续使用移位板转移还是站立旋转移位? 解释你的逻辑。

7. 讨论为 LaRue 女士选择什么样的步态辅助设备。

8. LaRue 女士仍有痉挛。描述痉挛对功能的影响及如何在治疗上解决?

9. LaRue 女士现在(发病后 6 周)右踝上有个可移动的硬夹板,允许完全负重。她的步态是剪刀步态,在整个步态模式中保持右腿伸直。请描述一些以任务为导向的活动来帮助她建立正确的步态模式。

10. 步态训练期间可以使用生物反馈治疗方法。LaRue 女士在步态训练期间可用什么类型的生物反馈,有证据支持吗?

11. 讨论 LaRue 女士需要做哪些平衡训练,以提高其平衡能力并降低未来跌倒的风险。

21. 痴呆的鉴别诊断

Deborah A. Kegelmeyer, PT, DPT, MS, GCS

Delaney 夫人的蒙特利尔认知评估量(Montreal Cognitive Assessment, MoCA)和简易智能状态量表(Mini Mental State Examination, MMSE)得分为 21 分。神经病学大夫告知她的家人:她存在认知障碍,这是病理性的而不是正常衰老的一部分。神经病学大夫正在对 Delaney 夫人进行测试以明确导致其认知功能障碍的根本原因。同时物理治疗师与神经病学大夫也在沟通治疗中观察到的相关行为,以便得出痴呆类型的最终诊断,以及对她的影响和在治疗中如何取得 Delaney 夫人最好的合作。

■ 病例研究问题

1. 列出 Delaney 夫人痴呆的潜在原因。

2. 列出痴呆潜在可逆的或可治疗的原因。

3. 讨论评估方法,决定 Delaney 夫人是否有可能导致她认知能力下降的可治疗的身体(医疗)状况。

4. 如果 Delaney 夫人有维生素 B_{12} 缺乏症,她的症状是什么?

5. 如果 Delaney 夫人有正常压力性脑积水,她的症状是什么?

6. 如果 Delaney 夫人有血管性痴呆,治疗过程中可能有哪些表现?

7. 怀疑 Delaney 夫人患有路易小体痴呆,医师的诊断依据是什么?

8. 如果 Delaney 夫人患有路易(Lewy)小体痴呆,她的运动和平衡测试将是什么结果?

9. Delaney 夫人得知她未患有匹克(Pick)病或任何类型的额颞叶痴呆。什么因素将表明她不符合额颞叶痴呆? 额颞叶痴呆的体征和症状是什么?

10. Delaney 夫人被诊断患有血管性痴呆和抑郁症。讨论物理治疗在治疗她的认知症状和整体护理方面的作用。

22. 一位老年术后患者的病例

Deborah A. Kegelmeyer, PT, DPT, MS, GCS

McConnell, 75 岁, 女性, 6 天前结直肠手术后入住一家康复护理院。在此, 她能得到专业的功能、步态及转移训练。她独自居住在一层的两室公寓中, 是一名退休护士, 每月在当地医院接待处做一天志愿者。她也打桥牌且属于两个桥牌组。术前那周, 她打桥牌和做志愿者都没有困难。物理治疗评估时, 她不知道现在是几月份, 但知道她现在在什么地方也知道为何会在这里。当被问及她的手术时, 她能够告诉你: 她做过腹部手术, 但絮絮叨叨, 似乎对一些事实感到困惑。她看起来很开心, 经常笑, 但说自己疲惫不堪, 不能完成治疗。

McConnell 女士步行时不需要助行器具, 转移需要一人小量帮助。她的肌力大概是 4+/5, 关节活动范围在正常范围内, 轻触觉正常, 各种腱反射都是 2+, 脑神经也正常。她的生命体征: 心率 74 次/min, 呼吸频率 18 次/min, 血压 136/84mmHg, 动脉血氧饱和度 96%, 体温 37.1℃。

在接受治疗的第二天, 她不记得见过你, 但是可以告诉你年份和月份。蒙特利尔认知评估(MoCA)得分为 21。在治疗团队讨论时, 护理人员表示患者的认知状态有时很好, 有时是糊涂的, 在无监护下完成日常活动是不安全的。

■ 病例研究问题

1. McConnell 夫人的认知状态最符合谵妄还是痴呆? 解释你的回答。

2. 谵妄的基本特征是什么? 阐述它是如何影响注意力、思维过程和意识水平的。

3. 哪些人有谵妄的风险? 在什么情况下可能发生谵妄?

4. 谵妄的病因是什么?

5. 谵妄的管理指南是什么?

6. 现在, McConnell 夫人正在接受物理治疗和作业治疗, 其中物理治疗包括治疗性运动、平衡训炼、转移和步态训练, 描述实施这些治疗的原则是什么?

7. 我们已经注意到认知储备可减轻痴呆的影响。脑萎缩和斑块形成程度相同的个体, 接受高等教育和具有更多认知挑战性工作的人将比那些认知储备较低(更低的教育水平和从事简单工作)的人表现得更好。认知储备是否能预防术后谵妄?

8. McConnell 夫人的谵妄会持续多长时间?

9. 谵妄如何影响康复预后?

10. McConnell 夫人目前术后 4.5 周, 仍然在特护机构。她的安全意识、解决问题的能力仍较差, 且短期记忆受损; 意识水平稳定, 人物、时间和地点的定向一致。她的判断力和短期记忆受损的可能原因是什么? 她是谵妄还是痴呆?

23. 认知和痴呆

Deborah A. Kegelmeyer, PT, DPT, MS, GCS

Delaney 夫人, 73 岁, 女性, 与她的宠物犬住在已经租了 10 年的公寓里, 她是一位退休秘书, 有 3 个已成年的孩子。她的孩子们注意到她的膝盖有挫伤, 小腿和双肘有擦伤。他们认为她跌倒了。探望时, 他们发现她的公寓比平时乱, 物品摆放也有些奇怪, 比如在银器抽屉里发现毛笔。此外, 当女儿接她去参加孙女的婚礼时, 都不记得有这个邀请, 也不记得她的孙女要结婚了。

月末, Delaney 夫人被带到了一家记忆诊所做一个完整的医学检查, 同时进行平衡及跌倒评估和治疗。物理治疗师评估发现: 生命体征: 心率 74 次/min, 呼吸频率 16 次/min, 血压 128/78mmHg, 动脉血氧饱和度 97%。肌力大概 4+/5, 除了伸髋肌、背伸肌、腹部的、背屈肌、跖屈肌是 3/5。双侧肩关节外展和屈曲关节活动度在终末端有 15°~20° 的受限, 双侧髋关节伸展 5°, 双侧背屈仅 5°。她在稍前倾的姿势下无需辅助设备可以独立步行, 可步行 30.5m 以上。全部深腱反射 2+, 轻触觉正常, 戴眼镜可以阅读, 听力正常。根据其他测试的结果治疗师选择了一种平衡测试方法。

■ 病例研究问题

1. 描述智力和记忆的正常改变, 并与 Delaney 夫人的经历做比较/对照。

2. 如果 Delaney 夫人有认知损伤,导致认知损伤可逆和不可逆的可能原因有哪些?

3. 有哪些筛查工具可供物理治疗师用来筛查可能的痴呆/认知损伤?

4. 描述大脑可塑性以及负塑性理论如何应用于认知功能。

5. 诱发大脑可塑性程序中的关键组成部分是什么?

6. 运动能改善 Delaney 夫人的认知功能吗?

7. 认知下降会导致步行能力降低吗? 解释两者的交互作用。

8. 评估注意力对步态影响的经典方法是什么?

9. 使用计时起立-行走认知(TUG Cognitive)测试是否比计时起立-行走(TUG)测试更能提高跌倒筛查的准确性?

10. 什么功能性测试可为社区老年人同时评估认知和平衡功能?

11. 阐述可能提高 Delaney 夫人的平衡和安全性的步态干预方法。

24. 阿尔茨海默病和物理治疗

Deborah A. Kegelmeyer, PT, DPT, MS, GCS

Parker Davis,80 岁,男性,被诊断为阿尔茨海默病。他和夫人住在一栋内有两层短阶梯的复式楼房(split level house)里。他常夜间徘徊,却白天睡觉。他的夫人 78 岁,因为要照顾他而缺乏睡眠,最近几个月她已经不堪重负了。3 天前,她在竭力带他回家时,摔倒了,导致髋部骨折,接受了切开复位内固定术(open reduction internal fixation,ORIF)。她为了康复,也为了 Davis 先生在此期间能够得到照顾,两人都被收治入住一家老年康复护理院。在护理院 Davis 先生被安排住在阿尔茨海默病病区。

既往史:高血压(hypertension,HTN),高脂血症,5年前曾患心肌梗死(myocardial infarction,MI)。他的妻子说他因为骨关节炎有双侧膝关节疼痛病史。物理治疗评估发现他会用"你好"和"你好吗"来回应别人的问候,但当被问到他在哪里时,他不知道怎么回答。当问他日期,回答 1950 年,他认为从他对面走过的那个女人是他的母亲。功能方面,他可独立转移,

但有时一激动就不能保持平衡;他有慌张步态,伴头部前倾。徒手肌力测试(MMT)时他不听指令,但主要肌群的肌力测试是正常的。他戴眼镜和佩戴一个助听器。休息时的生命体征是:心率 78 次/min,呼吸频率 16 次/min,血压 134/84mmHg,动脉血氧饱和度97%,体温 37℃。

■ 病例研究问题

1. Davis 先生患的阿尔茨海默病(Alzheimer disease,AD)是常见的还是少见的痴呆类型? 阐述 AD 的流行病学。

2. 阿尔茨海默病分为几个阶段;有些资料将它分为 6 阶段而其他的分为 3 阶段。使用 3 阶段体系(早期、中期和晚期),描述你认为 Davis 先生所处的阶段并解释说明。

3. 有能改善 AD 患者认知功能的药物吗? 如果有,是什么? 它能帮助减缓疾病发展吗? 对此时的Davis 先生有帮助吗?

4. 晚上,护理员说当尝试让 Davis 先生准备好上床睡觉时,他变得很激动并带有攻击性,在试图脱掉他的衣服和穿上医院的睡袍时,他妻子说他在家喜欢穿睡裤上床睡觉。阐述他这种行为的可能原因以及如何处理这种行为。

5. 在上一个问题中,我们确定睡衣的变化是 Davis 先生的焦虑因素。描述一种方法或方式来确定在治疗过程中什么可能会对像 Davis 先生这样的患者造成焦虑。

6. Davis 先生正在做物理治疗,刚刚已经完成一次从一张软椅上的坐站转移,然后从他的房间步行至走廊。当在走廊时他开始反复地说"这条路往东",每次更快更大声。描述可能的原因以及你将如何处理他在这个治疗情境中的焦虑。

7. Davis 先生有跌倒和平衡问题,物理治疗师认为他需要助行辅助器具来帮他。请讨论不同助行辅助器具的优点和缺点,在他疾病的这个阶段,可以教他使用设备助行器具吗?

8. 阿尔茨海默病患者是否可能进行运动学习(motor learning)? 有损害吗?

9. 为何阿尔茨海默病患者和其他痴呆患者有运动学习能力?

10. 运动学习的改变将怎样影响物理治疗?

11. 一般来说物理治疗师愿意为阿尔茨海默病患者进行治疗工作吗?

25. 颈脊髓病

Deborah A. Kegelmeyer, PT, DPT, MS, GCS

Kimble 太太,74 岁,老年女性,有至少 10 年的颈部、上肢疼痛病史。左上肢会有烧灼痛和间断性麻木,曾使用布洛芬、热敷和物理疗法进行治疗。这次就诊,主诉手麻,针织衣物困难,近 6 个月摔倒了 3 次。

评估发现,双手肌力弱(3/5 级),右侧轻触觉和震动觉感觉减退。右下肢肌力约 4-/5 级。除了左手无力,左侧检查大致正常。

■ 病例研究问题

1. 叙述颈椎管狭窄的流行病学资料?
2. 哪些是神经根型颈椎病的指征/症状?
3. 哪些指征/症状表明患者由颈椎管狭窄发展成颈脊髓病?
4. 如何治疗颈脊髓病上肢运动症状?
5. 颈脊髓病手术治疗的适应证有哪些?
6. 颈脊髓病常见的手术方式有哪些?
7. 叙述脊髓半切综合征(Brown-Sequard syndrome)?
8. 颈脊髓病和运动神经元疾病临床表现类似,如何鉴别?
9. Kimble 太太主诉最近出现手部协调能力下降及平衡问题,包括 6 个月里的 3 次跌倒。基于这些表现,她是否适合手术?哪些因素可预测她的症状在术后可改善或无效?
10. 哪些物理治疗方法被认为有助于颈脊髓损伤后的可塑性?是否有依据认为这种物理治疗对颈脊髓病治疗有利?
11. Kimble 太太术后是否仍有跌倒风险?是否应对其进行跌倒评估?

26. 腓骨肌萎缩症

William H. Staples, PT, DHSc, DPT, GCS, CEEAA

患者,57 岁,老年男性,5 年前诊断为腓骨肌萎缩症(Charcot-Marie-Tooth disease,CMT 病),因走路困难来门诊就诊。其表现为两侧腓肠肌、比目鱼肌萎缩,锤状指,高足弓。身高 174cm,体重 97.5kg。生命体征:心率 70 次/min,呼吸 16 次/min,血压 124/78mmHg,动脉血氧饱和度 97%。主诉为近期"踉跄"和跌倒。Berg 平衡量表进行平衡测试(38/56),动态步态指数(18/24),反映存在动静态平衡问题。双侧踝关节腱反射 1/4,股四头肌和上肢腱反射正常 2/4,轻触觉减退,呈袜套样分布,但两脚在负重时有 2～3/10 级的疼痛(口述分级评分法)。两侧足背屈和趾屈肌力 3/5 到 3-/5 级,小腿三头肌有明显萎缩,其他主要肌群肌力 5/5 级。有轻微的廓清跨阈步态。6 分钟步行试验可走 200m。患者表示从不运动,自觉运动稍笨拙。神经科医师 5 年前曾建议他开始一项锻炼计划,但他一直忙于家庭和工作问题未能接受建议。

■ 病例研究问题

1. 叙述腓骨肌萎缩病的病理学特征。
2. CMT 疾病的诊断通常是在这个年龄吗?
3. 这种疾病常见吗?
4. 该病例出现的神经系统改变是否可预见?
5. 你需要了解腓骨肌萎缩的哪些内容以便完成此类患者完整的评估和检查?
6. 采用的这些试验和评估对此类患者是否合适?还有哪些试验可以应用?
7. 功能测试结果可告诉你什么?
8. 你需要了解腓骨肌萎缩的哪些内容以便为此类患者设计锻炼计划?
9. 如何改善该患者的步态模式?
10. 如何解决疼痛?
11. 你是否想用握力计测量握力并记录?是或否的原因?
12. 怎样激励患者更好地坚持家庭锻炼计划?
13. 你还有其他建议给这个患者吗?
14. 是否应给患者提供药物或饮食处方?
15. 此类患者长期预后怎样?

27. 脑血管意外——作业治疗和物理治疗

Jana Grant, OT/L, MS
Katie Houghtaling, MSPT, GCS, CEEAA

患者,70 岁,老年女性,有 2 型糖尿病 10 年,糖尿病足部畸形 2 年,进行性加重。患者因新发左侧大脑中动脉(middle cerebral artery,MCA)脑血管意外(cerebral vascular accident,CVA),致右侧肢体无力,且病情右上肢重于右下肢,在三级医院住院 5 天,康复护理院住院 2 周后,转到居家康护继续接受居家康复治疗。她与丈夫生活在一起,右利手,是她年迈母亲的主要照顾者。在家里,患者还要照顾她患有痴呆症的老母亲。患者丈夫目前还在工作。患者住院期间,他已请过假在医院照顾妻子,所以现在他不能再请假了,因为他是家里唯一的收入来源。患者目前主诉疲劳感,不能胜任工具性日常生活活动(IADL),且完成日常生活活动(ADL)存在很大困难。患者药物包括以下内容:

华法林 5mg,每周检测 INR。

辛伐他汀 10mg/d。

泰诺强效片 500mg,如足部疼痛需每 8 小时贴 1~2 片。

格列齐特片 5mg,3 次/d,餐前服用。

患者家是两层楼,门口没有台阶,只能从车库一大步迈到厨房,这是进入屋内最常用的方法。一楼有简装卫生间,只有二楼有淋浴。一楼很整洁,为开放式格局且没有散落的地毯。卧室和主浴室在二楼,患者上二楼需上 12 个台阶,楼梯只有右侧扶手。她家有一个边缘很高的浴缸和玻璃推拉门,没见有扶手杆。有一个较高的马桶,能独立使用。床的高度中等,患者上下床没有困难。

物理治疗评估

通过评估,患者症状有:右上肢无力,远端重于近端,肩部整体肌力 4-/5 级,肘部整体肌力 3/5 级,腕部整体肌力,握力 2/5 级。右下肢肌力:髋部 4+/5 级,膝部 4/5 级,踝部 3-/5 级,由于糖尿病足引起两足慢性病变,导致踝关节活动受限。左侧肢体的力量基本在功能范围内(within functional limits,WFL)。除双侧踝关节外,四肢关节活动均在功能范围内,双侧踝关节主动关节活动度:背屈 0°,趾屈 10°;被动关节活动度:背屈 5°,趾屈 12°。双足疼痛等级为 2~4/10,与她的活动强度和是否穿戴糖尿病鞋有关。左侧上肢和下肢的感觉未见异常,右上肢和下肢仅对深压觉定位准确,用 Semmes Weinstein 单丝(5.07)检测两足保护性感觉,正确率为 8/10。

脑卒中患者姿势控制量表(Postural Assessment Scale for Stroke Patients,PASS)评估,由于右下肢无力、协调性下降及踝关节活动度下降,步态异常,呈跨阈步态。患者使用单点拐杖,行走 61m 感觉疲劳,步行速度 0.6m/s,表明社区步行受限。休息时生命体征:血压 112/64mmHg,心率 64 次/min,室内血氧饱和度:99%,呼吸频率 18 次/min,体温 37.1℃。活动后血压和血氧饱和度无明显变化,但心率升高至 88 次/min,呼吸频率升高至 24 次/min。

作业治疗评估

患者目前处于平台期,但近期、远期记忆良好。询问其用药情况,有时显得很困惑。她用一个药盒装药,能说出服药时间。但是,当询问她服用的具体药物和装药盒的方法时,她感到很困惑。

患者能力是中等独立,因为上半身穿衣需使用代偿装置,比如穿文胸,而之前并不需要。她能用辅助器具穿裤子和内衣,因为疲劳及够取物品功能下降,因此穿鞋子和袜子需要丈夫帮忙。她丈夫早晨很早离家去工作,这让患者很不方便,但这是帮她把鞋子和袜子穿上的唯一方法。她能站在洗手池旁自我梳洗;然而她很容易疲劳,所以梳洗时,她需要中间休息。因为淋浴设备不良,且自己容易疲劳,故她只能进行自我海绵擦浴。患者也进行了医学认知评估。

患者使用手杖可在厨房走动,为家人和自己准备食物,但只能用微波炉加热准备好的或冷冻的食物。这让她感到懊恼丧气,因为她很喜欢烹饪和为家人准备美食。目前,家里洗衣和衣服烘干的事情都由她丈夫来干,但他们家的洗衣机和烘干机都在地下室。此外,他丈夫还承担了家里繁重的清理房间的工作。至于患者自己,则可以帮忙叠洗好的衣服,但这样也常让她感到非常疲劳。

患者有一位患有痴呆的老母亲,住在街对面,有看护照顾,但患者负责协调工作,并且在看护不在的时候照顾母亲。

■ 病例研究问题

1. 应用华法林(coumadin)的患者治疗应考虑什么?

2. 随着活动量增加,糖尿病足应考虑什么?

3. 在治疗活动的前、中、后应监测哪些重要生命体征?

4. 脑卒中患者姿势控制量表(PASS)是什么?

5. 医学认知评估是什么,在本病例中为什么是有益的?

6. 患者血糖会怎样影响她参与治疗?

7. 脑卒中后治疗过程中需要注意哪些常见的医疗问题?

8. 阐述大脑中动脉引起卒中的典型症状?

9. 患者目前的生活角色发生了怎样的变化,哪些情绪因素会影响她的恢复过程?

10. 作业治疗框架是什么,该病例中临床工作者如何应用这个框架?

第四章　心血管及肺部病例

引言：

与老年病康复相关的心血管和肺部问题

William H. Staples, PT, DHSc, DPT, GCS, CEEAA

　　了解老化的心血管和呼吸系统对进行与康复有关的内容很重要。了解正常的心血管和肺部变化有助于治疗师判断老年人的功能能力以及是否存在其他并发症。

　　无病变的正常衰老的老年人，静息心率、血浆容量和血细胞比容只有微小的变化，但其某些功能情况会下降。心脏扩张性、收缩性和弹性整体会有所下降。下降的内容包括最大氧摄取量、最大心率、最大心输出量、每搏输出量、峰值心率、最大耗氧量、内皮细胞反应、骨骼肌最大血流量、毛细血管密度、血管胰岛素敏感性、心脏大小、舒张末期充盈、大动脉顺应性以及儿茶酚胺的分泌和释放的减弱。窦房结中起搏细胞减少可能会导致心率稍减慢和心脏周期的心音改变。压力感受器灵敏度降低可导致与压力相关的直立性低血压。应对疾病的压力时红细胞生成速度下降，伴随着高密度脂蛋白（好的）胆固醇和脂蛋白脂肪酶活性水平的降低，可能会导致肥胖和动脉粥样硬化[1-3]。

　　心血管功能也有增加，但增加未必是件好事。脂肪（非收缩）和纤维（非扩张）组织增加，左心室容积和心室壁厚度实际上可能减少，导致心脏充盈速度减慢。瓣膜结构增厚，心外膜脂肪也增厚。心率和血压对次极量运动的反应增加，同样对周围血管阻力、总胆固醇和LDL（坏的）胆固醇的反应也增加[1-3]。

　　这些心血管变化对功能影响是显著的，会导致最大心率降低，每搏输出量和心输出量减少，血压升高。心血管疾病风险增加可导致过早死亡和（或）功能早衰。随着年龄的增长，血流减少，继而骨骼肌供氧减少，功能相应受限。最大摄氧量的减少和骨骼肌氧化能力的下降将导致运动能力降低、运动反应减弱，同样也使功能受限[1-3]。

　　随着年龄增长，肺部的改变同样影响着我们。虽然总肺活量几乎没有变化，但其他方面有所下降。功能减弱的方面包括肺活量、潮气量、血管胰岛素敏感性、最大空气流速、呼吸肌力量、肺扩张和弹性回缩力。减弱也伴随着衰老过程，如肺泡表面积的损失，最高可达20%，使得最大摄氧量下降。肺泡血管分布和纤毛数量/功能也减少，肺泡由于缺乏弹性，在呼气时更容易破裂[3-5]。

　　呼吸系统的老化增加包括残气量（30%~50%之间）、胸壁硬度、黏液细胞数量、功能残气量和呼吸速率的减少。肺部功能变化的结果也影响老年人的功能。肺活量、最大通气量和1秒用力呼气量下降。呼吸肌负荷增加20%。通气/血流比的不正常降低了血液供氧的能力。这些变化使老年人更容易受到呼吸道感染的影响，他们呼吸监测和控制能力有所下降，呼吸困难阈值也降低[3-5]。

　　随着年龄增长，肺组织弹性回缩减弱，胸腔硬度和胸廓前后径增大，呼吸负荷增加，进而影响呼吸系统的多个方面。姿势改变可能会出现限制性肺功能障碍。骨质疏松症可致胸廓曲度增加，潮气量减少。每10年肺泡表面积可减少4%。与20岁时相比，70岁时的呼吸肌强度下降，小气道塌陷，空气流动阻力增加，可使呼吸负荷增加70%。其他呼吸道影响包括呕吐和咳嗽反射减弱，这可能导致吸入性肺炎。一些药物如镇静剂、止痛药和酒精会进一步抑制呼吸系统，导致缺氧或误吸。总的来说，缺氧血液的增加会减少功能储备，甚至引起认知障碍。随着年龄变化，产生能量的线粒体的大小和数量都在减少，有氧能力随之降低（≈1%/年）。毛细血管/纤维比的下降也会导致血流减少，使30~70岁之间工作能力降低20%~30%[3-5]。

　　血管的减少会使身体氧气的运输容量下降。根据摄氧量或细胞水平上提取和利用氧的能力的表现，可以知道老年人从血液中提取氧气的效率下降,致摄氧量(VO$_2$)的差异也有所减少。久坐不动的人与经常活动的人相比较,最大摄氧量减少了2倍[3-5]。

Spirduso等报道,25%的老年人是脆弱且依赖他人的,他们的日常生活活动和工具性日常生活活动常需要得到帮助[6];70%的老年人是功能正常独立的,但不经常运动会让他们的身体功能容易下降,导致今后身体会更虚弱;再剩下的5%的老年人是健康的/强健的,他们非常爱运动,除非受伤或者生病,否则他们会一直保持这种自觉的运动,直到晚年[6]。

尽管有证据表明老年人需要保持运动活跃,但老年人年龄与体育活动之间的关系似乎并不不一致。Coleman等人研究了近180万人(18岁以上)以查看电子病历中包含的运动生命体征(exercise vital sign,EVS)是否可以用来预估这些人的体育活动水平[7]。作者将EVS分类为不活跃的(运动0min/周)、不够活跃的(超过0min,<150min/周)和非常活跃的(≥150min/周)。作者发现36.3%人群是不活跃的,33.3%是不够活跃的,只有30.4%是充分活跃的。据调查,不运动在老年人、肥胖者或少数民族人群中更为常见,而且疾病负担也更高[7]。

衰老导致的心血管功能下降与不活动时心脏功能的下降非常相似。身体活动不足是心脏病和其他全身性疾病死亡的原因,占30%[8]。

心血管-肺耐力或心脏储备对社区参与是重要的。临床工作者需要了解关于心脏储备减少的一些重要体征和症状,包括轻微运动后明显需要休息,运动后恢复所需时间延长,呼吸短促,呼吸困难,休息过程中心率上升缓慢或恢复不完全。有些人可能会出现心律不齐、心率降低或收缩压随运动量的增加而下降,这表明运动前需要进行医学评估。皮肤、嘴唇或指尖的青紫可能提示与呼吸系统有关。

运动锻炼对老年人的好处包括心血管和呼吸系统的改善。具体包括降低血压,增加高密度脂蛋白(有益胆固醇),降低冠心病的发生率,减少血小板聚集性(黏性),减少心绞痛/缺血,减少氧需求,减少呼吸道疾病和并发症,降低住院率。运动还可以让血管成形术的发生率下降19%,冠状动脉旁路移植术下降13%,致命心肌梗死下降21%。

其他获益包括低于心绞痛阈值时可以让患者更好地进行日常生活活动,葡萄糖利用率增加,体重管理增强,运动耐力增加。心理状况的改善、工作质量的提高、重返工作岗位的能力以及死亡率的降低也都得到了关注。

一些影响健康的因素可增加心血管疾病的风险,包括吸烟、体重增加、压力和抑郁。在美国,最常见的死因是心血管疾病,男性占47%,女性占53%[9,10]。值得注意的是,45%的美国女性并不知道自己处在患病的风险中[9]。在那些心脏猝死的人群中,50%的男性和63%的女性没有先兆症状。作为治疗师,我们需要做更多的事情来教育和训练我们的患者以减少这些风险[10]。

参考文献

1. Smirnova IV. The cardiovascular system. In: Goodman CC, Fuller KS, eds. *Pathology Implications for the Physical Therapist*. 4th ed. St Louis, MO: Elsevier; 2015:538-665.
2. Cohen M. Cardiac considerations in the older patient. In: Kauffman T, Scott R, Barr JO, Moran ML, eds. *A Comprehensive Guide to Geriatric Rehabilitation*. 3rd ed. China: Churchill Livingston; 2014:34-39.
3. Watchie J. *Cardiovascular and Pulmonary Physical Therapy: A Clinical Manual*. 2nd ed. St Louis, MO: Saunders-Elsevier; 2010.
4. Cohen M. Pulmonary considerations in the older patient. In: Kauffman T, Kauffman T, Scott R, Barr JO, Moran ML, eds. *A Comprehensive Guide to Geriatric Rehabilitation*. 3rd ed. China: Churchill Livingston; 2014:40-44.
5. Packel L. The respiratory system. In: Goodman CC, Fuller KS, eds. *Pathology Implications for the Physical Therapist*. 4th ed. St Louis, MO: Elsevier; 2015:772-861.
6. Spirduso WW, Francis KL, MacRae PG. *Physical Dimensions of Aging*. 2nd ed. Champaign, IL: Human Kinetics; 2005.
7. Coleman KJ, Ngor E, Reynolds K, et al. Initial validation of an exercise "vital sign" in electronic medical records. *Med Sci Sports Exerc*. 2012;44(11):2071-2076.
8. Stewart KJ, Ouyang P, Bacher AC, Lima S, Shapiro EP. Exercise effects on cardiac size and left ventricular diastolic function: relationships to changes in fitness, fatness, blood pressure and insulin resistance. *Heart*. 2006;92:893-898.
9. CDC, NCHS. Underlying Cause of Death 1999-2013 on CDC WONDER Online Database, released 2015. Data are from the Multiple Cause of Death Files, 1999-2013, as compiled from data provided by the 57 vital statistics jurisdictions through the Vital Statistics Cooperative Program. Accessed February 3, 2015. http://wonder.cdc.gov/ucd-icd10.html
10. CDC. Million hearts: strategies to reduce the prevalence of leading cardiovascular disease risk factors. United States, 2011. *MMWR*. 2011;60(36):1248-1251. http://www.cdc.gov/mmwr/preview/mmwrhtml/mm6036a4.htm?s_cid=mm6036a4_w.

1. 腹主动脉瘤

Stacey Brickson, PT, PhD, ATC

James S. Carlson, MPT, CCS

物理治疗就诊:背痛

患者,男性,71岁,因背痛来诊接受物理治疗。6周前出现症状,无外伤史。2周前患者因胸痛、后背中部疼痛和呼吸短促被送到当地急诊科。当时检查提示肌钙蛋白和脑钠肽(B-type natriuretic peptide，BNP)正常水平。肺部听诊清音，无异常心音。心电图(electrocardiograph，ECG)提示无缺血性改变。胸片未见急性肺部病变。胸痛和呼吸困难与脊柱肌肉痉挛导致的焦虑有关。患者出院时服用处方劳拉西泮(lorazepam)和环苯扎林(见药物清单)，因合并慢性阻塞性肺病(chronic obstructive pulmonary disease，COPD)及心脏病而引起背部疼痛，转介心肺物理治疗师(cardiopulmonary physical therapy specialist，CCS)治疗。

既往史(past medical history，PMH)

15 年前做过 3 次冠状动脉搭桥术(coronary artery bypass graft，CABG)。

高血压病(hypertension，HTN)。

高脂血症。

吸烟史(43 年，每天 1 包，已戒烟 10 年)。

前列腺增生。

慢性阻塞性肺疾病(COPD)。

药物治疗

美托洛尔(metoprolol)100mg，一天一次。

赖诺普利(lisinopril)10mg，一天一次。

辛伐他汀(simvastatin)20mg，一天一次。

阿司匹林(aspirin)81mg，一天一次。

鱼肝油 1 000mg。

劳拉西泮(lorazepam)1mg，一天 2 次。

环苯扎林(cyclobenzaprine)5mg，一天 3 次。

坦洛新(tamsulosin)0.4mg，一天一次，每天同一餐后 1.5 小时服用。

沙丁胺醇(albuterol)，定量吸入气雾剂：必要时每 4~6 小时两喷。

布地奈德/福莫特罗(budesonide/formoterol)，吸 2 次，一天 2 次。

肺功能检查(PULMONARY Function Test，PFT)：2012

指标	实际值	预计百分比	预计值
FVC(L)	3.10	80	3.84
FEV$_1$(L)	2.01	65	3.10
FEV$_1$/FVC	0.67		
TLC(L)	6.31	100	6.37
RV(L)	2.23	110	2.03
DLCO	20.75	75	27.61

患者临床表现

脉搏：100~110 次/min，不规律。

血压：90/60mmHg，主诉眩晕。

呼吸频率：18 次/min。

血氧饱和度(SpO$_2$)：93%，室内空气。

温度：37.1℃。

疼痛：7/10(视觉模拟量表)，后背中部并牵涉到左下腹，同时放射痛(5/10)延伸到左下肢。

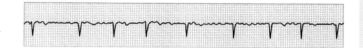

心电图(自动测量记录)

听诊：

呼吸音：呼吸音减弱，双侧下叶肺不张。

心音：S1/S2 正常，S3 或 S4 无杂音。

腹部检查：左下腹压痛，触诊到搏动性的腹部肿块时疼痛加重。

神经和骨骼肌肉检查：双下肢体感觉和反射正常。骶髂关节无异常。腰椎屈曲、伸展、侧弯和旋转的主动关节活动度在正常受限范围内。被动关节活动度末端过度施压时没有疼痛。椎旁触诊无疼痛，也没有加剧原有的后背中部痛。下肢肌力正常。胸椎和腰椎的椎间被动弹性运动(spring passive intervertebral motion，PIVM)测试结果正常。Slump 试验和直腿抬高(Lesegue 征)试验为阴性。

■ 病例研究问题

1. 什么是脑钠肽(BNP)？

2. 由于机械和内脏原因导致的下背痛的可能性有多大？

3. 根据病例提供的信息，哪些症状和体征与后背中部疼痛的肌肉骨骼病因一致或者不一致？确定并描述在检查过程中为辅助诊断腰背痛而进行的特殊功能检查。

4. 在与患者问诊时，你可能会问些什么问题，以便更具体地探讨潜在的肌肉骨骼病因学的可能性？

5. 描述 COPD 的各个阶段。该患者目前处于哪个阶段？患者的症状是否与 COPD 加重相一致？

6. 由于合并 COPD 和先前的冠状动脉搭桥术导致背痛，患者将转诊给心肺专科医师。COPD 是如何影响有肌肉骨骼病因后背痛患者的康复的？

7. 长期使用吸入类固醇会有患骨质疏松症的风

险吗?

8. 识别患者的心律。缺血改变时会出现哪两种主要的心电图变化?

9. 鉴于患者先前的冠状动脉搭桥术,讨论比较一下以左乳内动脉(left internal mammary artery,LIMA),即左胸廓内动脉与隐静脉(saphenous vein graft,SVG)来移植进行冠状动脉搭桥后血管闭塞,发生 ACS 的可能性。

10. 有什么证据可以判断腹主动脉瘤的可能性?

11. 腹主动脉瘤如何诊断?

12. 动脉瘤破裂的体征和症状是什么? 腹主动脉瘤破裂的风险是什么?

13. 你的下一步临床决定是什么?

2. 获得性凝血障碍

Eric Shamus, PT, DPT, PhD

Wendy Song, DO

Family Medicine Resident, Mount Sinai Beth Israel Residency in Urban Family Medicine, New York City, New York

患者,男性,70 岁,一周前跌倒后出现左大腿挫伤和膝关节疼痛。由于膝部疼痛,他一天服用布洛芬 4 次。患者有乳糜泻病史,上周刷牙后发现左大腿淤青增加,牙龈出血时间延长。作为一名警察局长,他工作忙碌,没有坚持不含麸质(gluten-free)的饮食。

生命体征:体温:36.8℃;心率:84 次/min;呼吸频率:16 次/min;血压:130/86mmHg;血氧饱和度:98%。体格检查:上下肢有弥漫性的小瘀斑,左大腿有深瘀斑,牙龈有出血点。实验室检查:血红蛋白较低,11.0g/L,血小板计数正常,凝血酶原时间延长和部分凝血酶原时间轻度增加。

评估之后,你觉得还需要做更多的研究来确定治疗方案。请根据你的研究回答下列问题。

■ 病例研究问题

1. 什么是凝血障碍?
2. 导致凝血障碍的可能原因有什么?
3. 凝血障碍的常见症状是什么?
4. 这种疾病常见的实验室检查是什么?
5. 有可能发生自发性出血吗?
6. 什么类型的药物可能模拟凝血障碍表现?
7. 凝血是如何发生的?
8. 对于这个患者有什么样的运动训练需要小心

注意的吗?

9. 对于这个患者使用哪些物理因子治疗时要小心注意的?

10. 凝血障碍患者的预后如何?

3. 主动脉瓣关闭不全/主动脉瓣反流(AR)

Eric Shamus, PT, DPT, PhD

Natalie V. Wessel, DO, MPH

患者,男性,68 岁,因膝部疼痛来诊。自述有间歇性的胸痛,似乎与运动和频繁的心悸发作无关。他还抱怨躺下时有"砰砰砰"的心跳声,左侧明显。

生命体征:脉搏:96 次/min;呼吸:18 次/min;血压:140/50mmHg;血氧饱和度:98%。体格检查:双侧肱动脉和桡动脉有"水冲脉"。你注意到每次心跳时有明显急促有力的冲击感,股动脉听诊有收缩期和舒张期杂音。听诊右侧第二肋间隙有舒张期杂音。

评估之后,你觉得还需做更多的研究来确定你的治疗方案。请根据你的研究回答下列问题。

■ 病例研究问题

1. 物理治疗师首先应做什么?
2. 哪些生命体征需要检查?
3. 如果患者抱怨心跳沉重,应该在哪个部位听诊?
4. 主动脉瓣反流是什么?
5. 主动脉瓣反流的可能原因是什么?
6. 主动脉瓣反流的常见症状是什么?
7. 如果怀疑主动脉瓣反流,常见的检查是什么?
8. 每搏输出量会发生什么变化?
9. 患者可能会服用哪种类型的药物?
10. 哪些功能测试和检查较合适?
11. 常见的损伤是什么?
12. 主动脉瓣反流的预后如何?
13. 主动脉瓣反流的患者能运动吗?

4. 主动脉瓣狭窄:病例 1

William H. Staples, PT, DHSc, DPT, GCS, CEEAA

患者,男性,64 岁。14 周前因严重主动脉瓣狭窄行人工主动脉瓣膜置换术。他接受了心脏康复,现在想在监护下继续锻炼。生命体征:心率:60 次/min;血压:114/72mmHg;呼吸频率:16 次/min;血氧饱和度:98%。服用华法林 1.5~2.0INR,阿司匹林 81mg,赖诺普利(lisinopril)10mg/d。治疗患者前,你决定研究以下问题。

■ 病例研究问题

1. 主动脉瓣狭窄的典型症状是什么?
2. 主动脉瓣置换的手术过程是什么?
3. 主动脉瓣狭窄普遍吗?
4. 主动脉瓣狭窄如何诊断?
5. 什么是主动脉瓣反流?
6. 主动脉瓣狭窄患者的医疗管理有什么?
7. 是否有药物可以延缓疾病的发展?
8. 主动脉瓣狭窄典型预后是什么?
9. 机械和生物心脏瓣膜之间的区别是什么?
10. 瓣膜置换术前建议运动吗?
11. 人们可以在瓣膜置换术后运动吗?
12. 患者服用药物的目的是什么?

5. 主动脉瓣狭窄:病例2

Eric Shamus, PT, DPT, PhD
Jennifer Shamus, PT, DPT, PhD

患者,男性,80 岁,打高尔夫后外侧肘部疼痛来诊。患者进行手臂运动时会感到呼吸急促。患者自述头晕、胸痛。生命体征:脉搏:98 次/min;呼吸频率:22 次/min;血压:142/86mmHg;血氧饱和度:96%。体格检查:颈动脉搏动上升缓慢,右侧第二肋间隙有收缩期喷射样杂音,第二心音强度减弱。你在一间有物理治疗师、医师、营养学家和心理学家的运动康复诊所工作。

评估后,你觉得还需做更多研究来确定你的治疗方案。请根据你的研究回答下列问题。

■ 病例研究问题

1. 物理治疗师首先应该做什么?
2. 哪些生命体征需要检查?
3. 主动脉瓣狭窄患者心电图表现是什么?
4. 什么是主动脉瓣狭窄?

5. 主动脉瓣狭窄的可能病因是什么?
6. 主动脉瓣狭窄的常见症状是什么?
7. 主动脉瓣狭窄常见的测试是什么?
8. 主动脉瓣狭窄血流会发生什么变化?
9. 患者需要服用什么样的药物?
10. 什么样的功能测试和检查较合适?
11. 常见的损伤有哪些?
12. 主动脉瓣狭窄患者的预后如何?

6. 哮喘

Eric Shamus, PT, DPT, PhD
Ingrid Quartarol, PT, MS

患者,男性,67 岁,不吸烟,主诉干咳 3 个月,夜间和运动后加重。有吸烟史。3 个月前从生活了 20 年的山区搬到了滨海地区。医师对他进行了检查,癌细胞血液标志物为阴性。胸片提示正常,肺部听诊用力呼气有喘息音。姿势评估方面,辅助呼吸肌张力增加,姿势障碍,圆肩,胸椎后凸明显。两侧毛细血管再灌注较慢,氧饱和度 95%。功能上,他在新房子里爬楼梯困难,而且活动使他感到胸闷。

评估后,你觉得还需做更多研究来确定你的治疗方案。请根据你的研究回答下列问题。

■ 病例研究问题

1. 什么是哮喘?
2. 搬到一个新的地方和哮喘有什么关系?
3. 引起哮喘的可能因素有哪些?
4. 哮喘的常见症状有哪些?
5. 哮喘常见的心音和肺/呼吸音有哪些?
6. 呼吸音是怎样产生的?
7. 哪些功能测试较合适?
8. 哪些肌肉参与辅助呼吸?
9. 适当的诊断程序是什么?
10. 治疗药物有哪些类型?
11. 有没有一些运动对预防或治疗这类疾病有重要意义?
12. 哮喘对功能有哪些影响?
13. 哮喘患者的预后怎样?
14. 哮喘患者有哪些姿势改变?

7. 房颤

William H. Staples, PT, DHSc, DPT, GCS, CEEAA

患者,女性,69 岁,6 周前打网球时突感心跳剧烈,3 周前打网球 1 小时后开始出现头晕。她起初觉得是热的原因,但朋友劝她看医师。最近心脏专家对其进行压力测试后,诊断为房颤。她前来就诊的目的是想安全地运动。她来到你的医院门诊部,因为你有在运动时进行心电图监测的设备。目前生命体征:心率:62 次/min,窦性心律;呼吸频率:16 次/min;血压 128/84mmHg;血氧饱和度 98%。因打完网球有轻微膝部疼痛,她规律服用布洛芬(ibuprofen)。她有点担心运动,但想提高活动水平。

■ 病例研究问题

1. 什么是房颤?
2. 房颤在老年人群中是否常见?
3. 房颤的症状和体征是什么?
4. 房颤是否很危险?
5. 房颤的治疗是什么?
6. 患有房颤的患者需要药物治疗吗?
7. 可以开哪些抗凝药物?
8. 为控制血栓可以增加或减少哪些药物?
9. 可以开哪些抗心律失常药物?
10. 房颤在心电图上有哪些表现?
11. 房颤如何分类(是否有不同分型)?
12. 非甾体抗炎药是否与房颤的高风险有关?
13. 房颤患者能运动吗?

8. 支气管炎

Eric Shamus, PT, DPT, PhD
Marangela Prysiazny Obispo, PT, DPT, GCS

患者,女性,69 岁。主诉最近出现胸廓/肋骨的疼痛。她报告说由于疼痛和疲劳,她在进行吸尘打扫和购物等日常生活活动时遇到了困难。她过去做服务员,已经吸了 25 年的二手烟。患者透露,她 3 天前有轻微发热,但在一天 4 次服用对乙酰氨基酚(泰诺)500mg 后就消失了。由于背部疼痛,她继续服用泰诺。她还说自己大约 1 周前感冒了,现在仍伴有咽痛、咳嗽咳痰和咳嗽后胸痛的症状。她咳嗽时有痰,痰液的颜色在过去的 2 天里由清变黄。体查发现,患者生命体征正常,静息时血氧饱和度是 94%。四肢、腰椎和颈椎的活动范围(ROM)正常,但向左侧屈时活动受限(由于疼痛)。$T_{10} \sim T_{12}$ 节段右侧椎旁肌肉触诊压痛。四肢肌力正常。功能性运动(步行)正常,但因疲劳需更长的时间(自我陈述)。呼吸音异常,咳嗽后出现喘息。

评估后,你觉得还需做更多研究来确定你的治疗方案。请根据你的研究回答下列问题。

■ 病例研究问题

1. 患者胸部/肋骨疼痛的原因可能是什么?
2. 支气管炎的两种类型是什么?
3. 支气管炎的人口统计特征是什么?
4. 支气管炎的常见症状是什么?
5. 支气管炎常见的心肺/呼吸音是什么?
6. 哪些功能测试对这个患者有益?
7. 正常的血氧饱和度是多少?
8. 什么是适当的诊断程序?
9. 对她的肺部状况有什么适当的治疗?
10. 你会怎样治疗胸背痛?
11. 有没有对这个患者很重要的训练?
12. 支气管炎有哪些功能影响?
13. 造成支气管炎的可能原因是什么?
14. 如何鉴别慢性支气管炎的急性发作?

9. 颈动脉疾病

Eric Shamus, PT, DPT, PhD
Natalie V. Wessel, DO, MPH

患者,男性,78 岁。主诉头晕而行前庭功能检查。他目前服用的药物有阿司匹林(aspirin)、洛伐他汀(lovastatin)和氢氯噻嗪(hydrochlorothiazide)。生命体征:脉搏:82 次/min;呼吸频率:17 次/min;血压:130/86mmHg;体温:37℃;血氧饱和度:98%。体格检查时,左侧颈部听诊有杂音。患者被转诊回他的主治医师那里。医师要求做颈动脉超声检查,结果显示左侧颈动脉阻塞 70%,右颈动脉阻塞 35%。

评估后,你觉得还需做更多研究来确定你的治疗方案。请根据你的研究回答下列问题。

■ 病例研究问题

1. 治疗师把患者转回医师的决定是否正确？
2. 应该采集哪些生命体征？
3. 如果患者抱怨头晕,应该听诊哪里？
4. 造成颈动脉疾病的可能原因是什么？
5. 颈动脉疾病的常见症状是什么？
6. 哪些医学测试用于诊断颈动脉疾病？
7. 常见的物理治疗鉴别测试有哪些？
8. 颈动脉疾病对脑部循环有什么影响？
9. 患者可以服用什么类型的药物？
10. 颈动脉疾病的常见实验室检查有哪些？
11. 颈动脉疾病的常见功能测试有哪些？
12. 颈动脉疾病常见的损害有哪些？
13. 颈动脉疾病患者的预后如何？
14. 严重的颈动脉疾病可以使用哪些医疗手段？

10. 充血性心衰

William H. Staples, PT, DHSc, DPT, GCS, CEEAA

第一部分

你正在评估一位昨天刚从医院出院并转诊到居家康护接受康复治疗的新患者。他因被诊断为急性充血性心力衰竭而住院 5 天,于昨天出院。他患有高血压、冠状动脉疾病、糖尿病和肥胖症。他独自一人住在一栋小型的单层住宅,做会计工作,希望尽快重返工作岗位。他不抽烟也不喝酒。他的医师希望他开始锻炼计划。

检查时这位 60 岁的白人男性愉快、意识清醒且有良好的认知定向。静息时心率(heart rate, HR)为 92 次/min,规律且有力,呼吸频率(respiratory rate, RR)为 16 次/min,血压(blood pressure, BP)为 132/84mmHg,血氧饱和度(SpO_2)为 96%,自感劳累分级(rate of perceived exertion, RPE)为 2/10,体温 37℃。治疗师无法在他的上臂使用标准的血压袖带,因此袖带被放在前臂靠近手腕处以获得读数。他今晨的血糖 120mg/dl,没有主诉疼痛。身高 180cm,体重 158kg。作为一名有经验的家庭护理治疗师,你用放在车里的体重秤和患者自己的体重秤来测量患者的体重。他的两只脚分别站在两个体重秤上,然后把体重值相加。

你问他是否有饮食限制,他回答说"医院的护士告诉我,我需要吃得更好来改善饮食,减轻体重。"他的视力和听力完好无损。

服用药物包括呋塞米(速尿,furosemide)、抗高血压药(雷米普利,ramipril)、螺内酯(安体舒通,spironolactone)、格华止(二甲双胍,metformin)和儿童阿司匹林(aspirin)。

听诊肺部清音。心脏听诊第一和第二心音正常。听诊主动脉区、肺动脉区、三尖瓣区和二尖瓣区没有杂音。

关节活动度和肌力正常。患者有轻微的双踝近端 2⁺ 凹陷性水肿。皮肤没有任何破损区。轻触觉正常。

功能测试有站起行走测试(Timed Up and Go):8.6 秒。2 分钟步行耐力测试(2-Minute Step Test):48 步。耐力测试后的生命体征与休息时不同:心率 98 次/min,血压 148/86mmHg,呼吸频率 28 次/min,血氧饱和度 98%,自感劳累分级为 8/10。

第二部分

3 天后治疗师对患者进行回访并重新评估,发现未听诊已能听到患者的哮鸣音,且患者在休息时就会出现呼吸短促。

■ 病例研究问题:第一部分

1. 什么是充血性心力衰竭？
2. 心力衰竭的治疗目标是什么？
3. 雷米普利是什么类型的药物？
4. 螺内酯是什么类型的药物,有没有风险？
5. 高钾血症的症状是什么？
6. 为什么治疗师选择 2 分钟步行测试来测量患者耐力,如何操作呢？
7. 2 分钟步行测试的结果告诉你什么？
8. 可以接受腕部的血压吗？
9. 凹陷性水肿如何测量和分级？
10. 你会让患者从什么类型的锻炼开始？
11. 今天你会提出什么建议？

■ 病例研究问题:第二部分

12. 哮鸣音可能意味着什么？
13. 还有哪些检查是你想做的？
14. 哪些发现会让你打急救电话？

15. 结果如何？

11. 慢性阻塞性肺病：病例 1

William H. Staples, PT, DHSc, DPT, GCS, CEEAA

你所工作的持续护理社区（continuing care community, CCC）新来了一位 82 岁的女性，她做饭困难，抱怨很容易"喘"。她有 62 年的吸烟史。体查时，她思维敏捷且定向力正常。因为在家只是尝试完成简单的任务就会觉得疲劳，她决定在 CCC 生活。她告诉你，她已经 10 年没看过医师了，因为"他们告诉我的唯一一件事就是戒烟"。

她目前没有服用任何处方药。静息时的生命体征：稳定心率 84 次/min，呼吸频率 24 次/min，血压 146/88mmHg，血氧饱和度 92%。肺部听诊呼气时有哮鸣音。所有关节活动度正常。肌力大概整体为 4/5。10m 步行测试的结果是步速 1.0m/s。依据老年健康测试指南进行 6 分钟步行试验的结果是距离 347.5m，她在此期间停下来短暂休息过两次，完成时出现呼吸困难，美国运动医学会（American College of Sports Medicine, ACSM）呼吸困难量表评级为 3 级。

■ 病例研究问题

1. 慢性阻塞性肺病的症状和体征是什么？

2. 作为一名物理治疗师，你如何筛查慢性阻塞性肺病？

3. 有多少人受到慢性阻塞性肺病的影响？

4. 慢性阻塞性肺病患者可能需要住院治疗的危险信号有哪些？

5. 慢性阻塞性肺病的病因是什么？

6. 如何诊断慢性阻塞性肺病？

7. 慢性阻塞性肺病患者通常使用什么类型的药物？

8. 稳定期慢性阻塞性肺病患者用药的目标（目的）是什么？

9. 长期使用皮质类固醇可能有什么副作用？

10. 治疗还应包括什么？

11. 慢性阻塞性肺病患者可以运动吗？

12. 该患者和她同龄组的其他患者进行 6 分钟步行测试的结果有什么不同？

13. 如何测量呼吸困难？

12. 慢性阻塞性肺病：病例 2

Stacey Brickson, PT, PhD, ATC
James S. Carlson, MPT, CCS

患者，男性，70 岁。因在家中摔倒，为降低摔倒风险接受物理治疗。他在诊所里自述过去 2 周出现气短。出现该症状前他可以毫无限制地在社区里到处走，但现在他走一小段路去杂货店就感到疲乏。即使在休息的时候，他也会感到心跳加速。此外，他还说夜间盗汗、清晨咳淡黄色/绿色痰的症状有所加重。关节活动度和肌力均在正常范围内。他的既往史包括高血压、高胆固醇血症、每年 40 包的吸烟史、慢性阻塞性肺病（COPD）、2 型糖尿病和双足周围神经病变。

肺功能检查：2013

指标	实际值	预计值百分比	预计值
FVC：用力肺活量（L）	2.67	70	3.84
FEV₁：第一秒用力呼气容积（L）	1.40	45	3.10
FEV₁/FVC 一秒用力呼气容积/用力肺活量	52	64	
TLC：肺总量（L）	6.69	105	6.37
RV：残气容积（L）	3.55	175	2.03
DLCO：一氧化碳弥散量（单位）	18.5	67	27.61

6 分钟步行试验（2013）：270m（886ft）

静息时	心率 89	血氧饱和度 94%	吸氧分数：室内空气环境下
活动（行走）	心率 104	血氧饱和度 90%	吸氧分数：室内空气环境下
恢复（2 分钟）	心率 92	血氧饱和度 94%	吸氧分数：室内空气环境下

用药

氢氯噻嗪（hydrochlorothiazide）每天 25mg。

氨氯地平（amlodipine）每天 10mg。

二甲双胍（metformin）每晚一次，1 000mg。

辛伐他汀（simvastatin）20mg 每天一次。

沙丁胺醇（albuterol）每 4～6 小时吸入 200μg 2 喷。

噻托溴铵粉雾剂（tiotropium）18μg 每天一次。

布地奈德/福莫特罗（budesonide/formoterol）160/4.5，每次 2 吸，每天 2 次。

生命体征

脉搏：107 次/min，不规则。

血压：130/90mmHg。

呼吸频率：18 次/min。

血氧饱和度：室内空气环境 94%。

体温：37℃（98.6 ℉）。

体格检查

视诊：无异常，毫无困难地说出完整的句子。

颈部：无颈静脉怒张（jugular venous distension，JVD），甲状腺正常。

听诊：两肺底呼吸音减弱，右肺中叶吸气和呼气相哮鸣音。心率快且不规则，无杂音、摩擦音或奔马律。

四肢：无水肿。

腹部：腹软，无压痛。

遥测心电图如下所示。

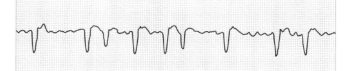

惠允引自 EC.Toy；BC Simon；KY Takenaka；TH Liu；AJ Rosh.病例档案：Emergency Medicine 3rd edition，New York，NY：McGraw-Hill；2013.

■ 病例研究问题

1. 根据 GOLD 标准，该患者处于慢性阻塞性肺病的哪个阶段？

2. 确定吸入药物。基于患者现阶段的情况，这些药物是否适当？思考下该阶段慢性阻塞性肺病最佳治疗方案的其他方面。

3. 这些吸入药物是否有任何副作用可直接或间接影响物理治疗？

4. 查看一下遥测心电中显示的节律。这个节律会如何影响物理治疗？

5. 最常见的与慢性阻塞性肺疾病相关的心律失常是什么？

6. 慢性阻塞性肺病恶化的症状和体征是什么？讨论慢性阻塞性肺病恶化的分类。慢性阻塞性肺病恶化最常见的病因是什么？

7. 这名患者有哪些体征和症状支持呼吸道感染的诊断？物理治疗师早期识别这些症状和体征将如何影响患者的治疗和转归？

8. 物理治疗师可为这个患者选择哪些额外的测试和测评？

9. 什么是吸氧分数（FiO_2）？

10. 氨氯地平（amlodipine）是什么？

13. 慢性阻塞性肺病：病例 3

Eric Shamus，PT，DPT，PhD

Arie J. van Duijn，PT，EdD，OCS

患者，女性，65 岁，转诊时诊断为功能衰退。患者主诉活动时呼吸急促（气急）。她有干咳。有 30 年吸烟史，但 5 年前在 60 岁生日时戒烟。日常生活中，当做一些超过头顶的动作时就会出现呼吸困难。患者说她在家中走路的能力下降，由于疲劳和气短，所有的日常生活活动都有困难。患者需要更多的时间来进行床上移动、转移和步行，而且由于气短需要多休息几次。

体检时，患者血压 115/70mmHg，脉搏 94 次/min，呼吸 20 次/min，呼吸表浅。呼吸时辅助呼吸肌活动增加。安静状态下血氧饱和度（SpO_2）90%。患者头部前倾、圆肩。两侧上斜方肌、肩胛提肌和胸小肌肌肉长度减少。6 分钟步行测试（6MWT）结果为 61m，由于呼吸短促中途多次停下休息。6 分钟步行测试前改良 Borg 呼吸困难量表评分 3/10（中度呼吸困难），测试后增加到 9/10（非常严重的呼吸困难），测试时的血氧饱和度下降到 86%。患者用力肺活量（forced vital capacity，FVC）下降，FEV_1/FVC 为 60%。

■ 病例研究问题

1. 什么是慢性阻塞性肺疾病？

2. 慢性阻塞性肺疾病的人口统计学如何？

3. 慢性阻塞性肺疾病的常见症状是什么？

4. 慢性阻塞性肺疾病的常见肺/呼吸音是什么？

5. 反常矛盾性吸气（paradoxical inspiration）运动是什么？

6. 哪些功能测试对该患者有益？

7. 正常的氧饱和度和 FEV_1/FVC 比值是多少？

8. 最合适的诊断程序是什么？

9. 对于她的肺部状况有什么合适的治疗？

10. 应该怎样和为什么强调慢阻肺的异常姿势问题？

11. 慢性阻塞性肺疾病对功能有什么影响？

12. 可能引起慢性阻塞性肺疾病的病因有哪些？

13. 这种情况她可能会服用什么药物？

14. 你会建议这个患者补充氧气吗？

14. 小腿疼痛

Eric Shamus, PT, DPT, PhD

Oseas Florencio de Moura Filho, PT（Brazil）, MSc

一位 70 岁的患者在 3 天前腹部手术后出现一个大的腹部囊肿。患者目前在家里进行常规的运动。你昨天对患者进行评估之后，开始用手杖作支撑让患者进行步态训练。今天她主诉左侧小腿酸痛。患者说当她走路的时候，她的小腿感觉很紧，而且酸疼。检查发现她的左小腿肿胀，有压痛。当轻轻挤压小腿时，霍曼斯征（Homans sign）阳性会更加明显。腿部没有发红，但她说小腿后部/小腿肌肉是酸痛且发热的。与你一起工作的物理治疗系学生想知道是否可以为患者做一些按摩来放松肌肉痉挛。患者急于恢复到正常的日常生活，并且担心她的小腿疼痛会影响到她的恢复。

■ 病例研究问题

1. 什么是深静脉血栓（deep vein thrombosis, DVT）？

2. DVT 形成有哪些可能的病因或风险因素？

3. 深静脉血栓的常见症状是什么？

4. 霍曼斯征可用来诊断 DVT 吗？

5. DVT 的鉴别诊断是什么？

6. 如果认为 DVT 已经形成，物理治疗师应该做什么？

7. 血栓形成的生理机制是什么？

8. 适用于 DVT 的诊断检查是什么？

9. 什么类型的药物可用于治疗？

10. 手术后可以做些什么来预防 DVT？

11. 有什么能影响 DVT 患者的预后？

12. 深静脉血栓的系统性影响是什么？

13. 你是否允许物理治疗系学生为患者的小腿肌肉做按摩？

15. 髋部骨折伴有并发症

Stacey Brickson, PT, PhD, ATC

James S. Carlson, MPT, CCS

患者，男性，82 岁。因在厨房摔倒致右髋关节转子下骨折，行切开复位内固定术（open reduction internal fixation, ORIF）。患者在恢复室出现胸痛和呼吸急促的症状。心脏实验室检查发现患者肌钙蛋白（Tn）4.5ng/ml，脑钠肽（BNP）800pg/ml。12 导联心电图显示无 ST 段改变或 T 波倒置。患者随即被转到心脏监护病房观察。术后第 1 天患者的肾功能下降，肌酐值增至 1.8mg/dl。现在是术后第 2 天，医师要求患者开始下床移动，右下肢进行触地负重训练（touchdown weight bearing, TDWB）。

既往史包括冠状动脉疾病（coronary artery disease, CAD），冠状动脉左前降支（left anterior descending, LAD）和斜缘支 1（oblique marginal 1, OM1）动脉在 2003 年安装了药物洗脱支架（drug-eluting stents, DES），高血压（hypertension, HTN），充血性心力衰竭（congestive heart failure, CHF）和胃食管反流病（gastroesophageal reflux disease, GERD）。

既往功能水平

独居在一栋两层楼高的老年公寓大楼的二楼。最近的照料者是住在 322km 外的儿子。他以前经常久坐，只有在去看医师和去药房时才会离开他的公寓。他的保姆会做大部分的家务活，包括去杂货店购物。

药物治疗

美托洛尔（酒石酸美托洛尔，metoprolol）100mg 每天 2 次。

赖诺普利(lisinopril)每天 40mg。

阿司匹林(aspirin)每天 81mg。

辛伐他汀(simvastatin)每天 20mg。

奥美拉唑(omeprazole)每天 20mg。

对乙酰氨基酚(percocet,对乙酰氨基酚和羟考酮 5/325)2 片,每天 4 次。

检查发现这位年长的、极瘦弱的男性患者有轻度痴呆。他对时间和地点认知定向清晰,但却认为年份是 1974 年。

心脏听诊:S1,S2,S3+,没有 S4,无杂音。

肺部听诊:整个肺部呼吸音减弱,上肺部湿啰音。

四肢:双侧上肢和左下肢肌力和活动范围均正常。

循环/皮肤:毛细血管再充盈正常,右下肢凹陷性水肿 2+,左下肢 1+。右大腿外侧及前上方有瘀伤及瘀斑。伤口周围完好无渗液。

生命体征:心率 105 次/min,血压 135/67mm Hg,血氧饱和度 99%,吸入氧浓度:室内空气;呼吸 16 次/min。

心电图

V₃

实验检查

红细胞	3.1	肌酐	1.4	肌钙蛋白	0.005
白细胞	10.2	尿素氮	32	脑钠肽	800
血红蛋白	9.8	Na⁺	138	国际标准比值(INR)	1.4
血细胞比容	28	K⁺	3.6	白蛋白	3.1
葡萄糖	98	Mg²⁺	2.4	淀粉酶	50

胸部 X 线平片

轻度心脏肥大,无浸润、胸腔积液或肺水肿证据。

床边经胸超声心动图

左心室:左室内径(LV)轻~中度扩张,射血分数(ejection fraction,EF)50%,左心室壁前和前外侧运动轻度降低。室壁运动得分 1.1。舒张功能不全 2 级。

左心房:轻度扩张。

主动脉瓣:无狭窄或回流证据。

二尖瓣:轻度反流。无狭窄证据。

右心室:正常腔室大小。无向心性肥大证据。估算右心室收缩压为 18mmHg,无肺动脉高压证据。

右心房:正常腔室大小。

三尖瓣:无反流或狭窄证据。

右髋关节影像

内固定线稳定。

■ 病例研究问题

1. 如何测量毛细血管再充盈时间?

2. 水肿测量用的量表是什么?

3. 有什么证据能支持该患者术后充血性心力衰竭的发展?

4. 对于物理治疗师来说充血性心力衰竭和治疗有什么相关性?

5. 肺听诊时出现湿啰音有何意义?

6. 这一发现将如何影响患者的康复潜力和临床治疗决策?

7. 查看心电图节律。该节律对此患者的康复治疗有什么临床意义吗?

8. 区分收缩期和舒张期的心力衰竭,并确定该患者出现的是哪种类型充血性心力衰竭(CHF)。它们的临床表现和整体死亡率有哪些相似和不同之处?

9. 超声心动图的室壁运动评分和舒张功能障碍等级有哪些预后价值?

10. 髋部骨折固定术后常见的术后并发症是什么?这位患者有可能有哪种并发症的风险?

11. 哪些功能测试和测量对该患者顺利出院和预防再次住院有预后意义?

12. 治疗门诊的临床医师为降低发病率和死亡率对步速的合理期望应该是多少?

16. 血肿

William H. Staples, PT, DHSc, DPT, GCS, CEEAA

患者,白人女性,75 岁。有高血压、膝关节炎、慢性房颤、充血性心力衰竭和周围血管疾病病史。她在门诊就诊，希望开始训练计划。目前服用的药物包括阿司匹林（aspirin，每天81mg），哌唑嗪（prazosin，1mg，每天3次），氢氯噻嗪（HCTZ，25mg，每天2次），赖诺普利（lisinopril，每天40mg），华法林（warfarin，2mg周一、三、五；1mg周六、日、二、四），双水杨酯（salsalate，750mg剂型2片，每天2次）和钾补充剂（potassium）。体格检查示左小腿后部有轻微的红斑，触诊时有温热感，轻微肿胀，比右小腿围度大2.5cm，表浅弥漫性压痛，踝骨远端有明显的瘀斑，霍曼斯征（Homans sign）阳性。

患者否认近期外伤或手术史。有轻微的避痛步态，在支撑相末期跖屈减少。你认为她有需要医师解决的医疗问题。

治疗

她去看医师，拟诊蜂窝织炎并开始口服红霉素治疗，再次就诊前需减少身体活动。实验室数据：白细胞 $8.2×10^9$ 个/L，凝血酶原时间/国际标准化比值（PT/INR）3.3，红细胞沉降率（ESR）为35mm/h。3天后症状没有改善，而疼痛和肿胀日益加剧，她再次复诊。

■ 病例研究问题

1. 双水杨酸酯（salsalate）是什么？
2. 氢氯噻嗪（hydrochlorothiazide）是什么？
3. 哌唑嗪（prazosin）是什么？
4. 该患者需要服用钾补充剂吗？
5. 该疾病的鉴别诊断是什么？
6. 你为什么怀疑或不怀疑有深静脉血栓形成？
7. 什么是鞭打综合征（Coup-de-fouet syndrome）？
8. 血肿是什么？
9. 该患者存在血肿的风险吗？
10. 血肿的体征和症状是什么？
11. 该问题的医学检查是什么？
12. PT/INR是什么意思？
13. 该问题的常见治疗方法是什么？
14. 该问题可能会出现什么并发症？
15. 在这种情况下，常见的合并症是什么？
16. 哪些药物相互作用会增加出血的风险？
17. 该病例在医学上是如何处理的？

17. 消极（康复）的患者

William H. Staples，PT，DHSc，DPT，GCS，CEEAA

患者，女性，88岁。因在家中摔倒致多处淤青/创伤、不伴骨折而在一家三级医院住院3天后出院并转到亚急性期的康复医院接受康复治疗。住院期间她被发现有中度高血压（168/100mmHg），每天服用呋塞米（furosemide，利尿剂）20mg。呋塞米剂量增加至每天40mg，并加用赖诺普利每天10mg。她开始每6小时服用布洛芬400mg缓解左肩和臀部的疼痛，因为摔倒时这些部位着地，疼痛分值5/10。由于疼痛，住院期间她没有在医院接受康复治疗。唯一相关的病史是焦虑症，为此她每天服用50mg舍曲林（sertraline，左洛复）。摔倒前，她独自住在一栋持续护理社区的公寓里。

入住康复护理院的亚急性康复病区后的第二天，治疗师试图让患者接受治疗，但患者多次拒绝尝试，回答问题时只给一两个字的回答，并且不与治疗师眼神交流。她要求独处。最初两天她拒绝接受治疗。治疗师尝试给她进行两问题抑郁测试，但患者叫治疗师"走开"，"让我一个人待着"。由于她缺乏动力，护士和医师开始讨论增加她的舍曲林剂量。医师要求行实验室检查，结果如下。她在床上的生命体征是：心率88次/min；呼吸18次/min；血压110/68mmHg；血氧饱和度96%。

实验室检查：
- 钠水平——126mEq/L
- 钾水平——3.9mEq/L
- 氯化物水平——94mEq/L
- 总 CO_2——23
- 血尿素氮（blood urea nitrogen，BUN）水平——10mg/dl
- 肌酐水平——0.6mg/dl
- 葡萄糖水平——93mg/dl
- 尿酸水平——1.6mg/dl
- 血浆渗透压——260mOsm/kg

尿液检测显示：
- 钠水平——173mEq/L
- 钾水平——45mEq/L
- 肌酐水平——168mg/dl
- 尿酸水平——52mg/dl
- 尿渗透压——565mOsm/kg

全部血细胞计数结果正常，非空腹血脂检查发现如下：

- 总胆固醇——223mg/dl
- 甘油三酯水平——188mg/dl
- 低密度脂蛋白水平——170mg/dl
- 高密度脂蛋白水平——46mg/dl

■ 病例研究问题

1. 内稳态（homeostasis）是什么？
2. 当一个人年老的时候，内稳态会发生什么变化？
3. 赖诺普利（lisinopril）是什么？
4. 舍曲林（sertraline）是什么？
5. 血清钠的正常范围是多少？
6. 在这点上你会考虑哪些诊断？
7. 低钠血症是什么？
8. 低钠血症在老年人中常见吗？
9. 低钠血症的体征和症状是什么？
10. 老化对水代谢有什么影响？
11. 这里是否有不止一种类型的低钠血症？
12. 什么会导致老年人盐缺乏？
13. 当一个老年人的情况发生剧烈变化时，首先要考虑的是什么？
14. SIADH 是什么？
15. 是否有哪些药物的相互作用是要应该引起关注的？
16. 低钠血症的治疗方法是什么？
17. 你认为该患者能从这个问题中康复吗？

18. 心肌梗死或尿路感染

William H. Staples, PT, DHSc, DPT, GCS, CEEAA

患者，女性，82 岁，居住在一家老年护理院。因"阿尔茨海默症"恶化伴"意识障碍加重及步态不稳"2天，跌倒 1 天来诊并行物理治疗评估。跌倒后未发现损伤。她无胸痛和尿痛，但被诊断出 2 型糖尿病和动脉粥样硬化心脏病。6 个月前入院 MMSE（简易精神状况检查）得分为 23/30。生命体征：心率 92 次/min，呼吸频率 18 次/min，血压 118/74mmHg，血氧饱和度94%，体温 37.1℃，中等帮助下从床转移到床边椅子上的呼吸困难等级为 2+。

治疗评估时，她执行简单指令或口头应答有困难。

治疗师决定减少评估项目，并要求医师在继续评估前先行血液和尿液实验室检查。实验室检查结果如下：

血液检查（心脏标志物）		尿液分析	
AST（天冬氨酸转氨酶）	63U/L	尿比重	1.010
肌钙蛋白 I	30μg/L	葡萄糖（mg/dl）	50
葡萄糖	110mg/dl	pH	6.9
LDH（乳酸脱氢酶）	982U/L	白细胞	微量
肌酸激酶	1.3mg/dl	亚硝酸盐	阴性
白细胞	6.3k/mm³	蛋白质（mg/dl）	++/100
红细胞	4.2m/mm³	酮体	+微量
肌红蛋白	120ng/ml	胆红素	阴性
		血（ery/μ）	阴性
		颜色	黄色
		外观	清晰

■ 病例研究问题

1. 心肌梗死的典型体征和症状是什么？
2. 老年男性和女性的症状一样吗？
3. 什么是"隐性心脏病发作"？
4. 为什么要进行血液检测？
5. 什么是肌钙蛋白？
6. 什么是肌酸激酶，为何要检测？
7. 肌红蛋白的水平代表什么？
8. 什么是 AST（aspartate transaminase）？
9. 什么是 LDH（lactic dehydrogenase），代表着什么？
10. 葡萄糖水平是否正常？
11. 这个患者的所有血液检查结果能提示什么？
12. 患者是否发生了泌尿道感染或心肌梗死？为什么是或为什么不是？
13. 糖尿病患者是否有较高的心肌梗死风险？为什么是或为什么不是？

19. 二尖瓣脱垂

Eric Shamus, PT, DPT, PhD

Ahmed Elokda, PT, PhD, CLT, CEEAA, FAACVPR

患者，女性，68 岁。因头晕行前庭功能检查。在进一步的询问中了解到她还有心悸和焦虑。她自述最近没有什么特别的事情给她压力,但会感到"心跳加速"。生命体征:脉搏 84 次/min,呼吸频率 18 次/min,血压 110/70mmHg,血氧饱和度 99%。体检可听见非喷射性杂音和微弱的收缩晚期杂音。肌肉骨骼检查发现胸前后径狭窄和轻度脊柱侧弯。

患者被转回主治医师处做心脏检查。医师做了超声心动图,发现二尖瓣瓣叶有 2.5mm 的移位。

评估后,你觉得还需做更多研究来确定你的治疗方案。请根据你的研究回答下列问题。

■ 病例研究问题

1. 治疗师让患者转回主治医师处检查,决定是否适当?
2. 应测量哪些生命体征?
3. 如果患者抱怨头晕,应该听诊什么部位?
4. 导致二尖瓣脱垂的可能原因是什么?
5. 二尖瓣脱垂的常见症状是什么?
6. 常见的物理治疗鉴别诊断检查是什么?
7. 患者可能服用哪种类型的药物?
8. 二尖瓣问题常见的实验室检查有哪些?
9. 二尖瓣问题常见的功能检查有哪些?
10. 二尖瓣问题的常见损害是什么?
11. 二尖瓣脱垂患者的预后如何?

20. 二尖瓣狭窄

Eric Shamus, PT, DPT, PhD
Jennifer Shamus, PT, DPT, PhD

患者,女性,60 岁,来自危地马拉。她正准备跑第一个 5km。既往史:幼时曾患风湿热,此后身体健康。生命体征:脉搏 80 次/min,呼吸频率 16 次/min,血压 126/80mmHg,血氧饱和度 99%。体格检查发现心尖部有开瓣音和微弱的舒张期杂音。肌力和关节活动范围正常。跑步机上跑步 5min 后,她心跳加速并有少量咳血。

患者被转回到主治医师处行心脏检查。医师为她进行了胸部 X 线透视检查。心电图结果正常,心脏回声显示二尖瓣狭窄。

评估后,你觉得还需做更多研究来确定你的治疗方案。请根据你的研究回答下列问题。

■ 病例研究问题

1. 治疗师让患者转回主治医师处检查,决定是否适当?
2. 应测量哪些生命体征?
3. 应该听诊什么部位?
4. 导致二尖瓣狭窄的可能原因是什么?
5. 二尖瓣狭窄的常见症状是什么?
6. 常见的鉴别诊断检查有哪些?
7. 确诊后患者可能服用哪种类型的药物?
8. 二尖瓣狭窄的常见实验室检查有哪些?
9. 二尖瓣狭窄的常见功能检查有哪些?
10. 二尖瓣狭窄的常见损害是什么?
11. 二尖瓣狭窄患者的预后如何?

21. 心包炎

Eric Shamus, PT, DPT, PhD
Christopher C. Felton, DO, ATC

患者,男性,60 岁。主诉近期突发胸骨后胸痛。疼痛特点为尖锐痛、刺痛,向左侧斜方肌放射。吸气时疼痛加重,坐起并前倾时可缓解。患者自述疼痛限制其功能活动。系统回顾显示近期病毒感染性疾病,包括"类流感样"症状和低热 1 周。既往史无特殊。

目前体温 38.3℃,血压 130/84mmHg,心率 95 次/min,呼吸频率 24 次/min,呼吸室内空气时的氧饱和度 99%。心脏听诊示左下胸骨缘摩擦音。肺部听诊清音,但呼吸表浅。

评估后,你觉得还需做更多研究来确定你的治疗方案。请根据你的研究回答下列问题。

■ 病例研究问题

1. 治疗师应做什么?
2. 什么是心包炎?
3. 心包炎的常见症状是什么?
4. 心包炎常见的肺/呼吸音是什么?
5. 心脏功能客观评定最常见的功能分级标准是什么?
6. 心包炎的功能影响是什么?
7. 心包炎合适的诊断程序是什么?
8. 针对她的肺部状况适当的治疗方法是什么?

9. 对患者来说有没有很重要的运动方式？

10. 哪种类型的药物是较合适的？

11. 导致心包炎的可能病因是什么？

10. 肺水肿对功能的影响是什么？

11. 导致肺水肿的可能原因是什么？

12. 什么是高碳酸血症？

22. 肺水肿

Eric Shamus, PT, DPT, PhD

Greg Hartley, PT, DPT, GCS, CEEAA

患者,男性,77 岁,因充血性心力衰竭(congestive heart failure,CHF)加重在一家三级医院重症监护病房住院。治疗第二天,患者突发气短[呼吸频率 24 次/min,经鼻导管吸氧流量为 2L 时,指脉外周血氧饱和度(SpO$_2$)为 92%];肺部听诊可及湿啰音,无喘息音。患者血压升高(177/109mmHg),焦虑,大量出汗,咳粉红色泡沫痰,双足压陷性水肿 3+。目前药物治疗包括利尿剂呋塞米(furosemide),40mg,2 次/d,血管紧张素转化酶抑制剂依那普利(enalapril),20mg,2 次/d。他很痛苦,对提问不能给予明确反应,非常焦虑。心脏听诊时可及奔马律。物理治疗师通知了护士和医师,他们做了以下测试:标准胸片示肺泡壁和肺上叶水肿;超声心动图证实左室功能受损;全血细胞计数(complete blood count,CBC)明确显示白细胞计数轻度升高[10 800 个/(μl·mm^3)];血尿素氮(blood urea nitrogen,BUN)30mg/dl;肌酐 1.5mg/dl;B 型脑钠肽(B-type natriuretic peptide,BNP)600pg/ml;动脉血气分析示二氧化碳升高且氧浓度低。

评估后,你觉得还需做更多研究来确定你的治疗方案。请根据你的研究回答下列问题。

■ 病例研究问题

1. 什么是肺水肿？

2. 肺水肿的人口统计学资料是什么？

3. 肺水肿的常见症状是什么？

4. 肺水肿常见心脏和肺/呼吸音是什么？

5. 可在哪个位置并如何听诊到"奔马律(gallop)"？

6. 哪些功能检查对患者有益？

7. 诊断过程中医师安排的检查项目的正常结果/范围是什么？

8. 适当的治疗是什么？

9. 有没有对这位患者重要的运动？

23. 肺栓塞:病例 1

Stacey Brickson, PT, PhD, ATC

James S. Carlson, MPT, CCS

患者,男性,70 岁。因严重骨关节炎行右侧全膝关节置换术后 7 天接受门诊物理治疗。患者 3 天前从医院骨科护理单元出院,使用依诺肝素预防深静脉血栓(deep vein thrombosis,DVT)。患者在家无自主活动,妻子帮助下可完成日常生活活动。今晨在看电视时感到轻微的胸痛和呼吸困难,且呼吸困难持续整个上午。

体检发现患者轻微气短、焦虑和不适。患者否认头痛、发热、恶心、呕吐、咳嗽和发冷。静息时生命体征:血压 110/78mmHg,心率 101 次/min,室内空气下血氧饱和度 92%,呼吸频率 26 次/min。整个右下肢关节活动范围受限并伴膝关节远端轻微红、热和水肿。口头量表评分右膝疼痛分值 7/10,右小腿 8/10。使用标准助行器(译者注:无轮助行器)转移非常缓慢且伴气促。

患者咳嗽无痰,但咳嗽时伴左侧胸部轻微疼痛。疼痛无放射,触碰无痛感。肺部听诊清音,无喘息或摩擦音。心音 S1、S2 强,无 S3/S4 或杂音。腹软、无触痛或肿胀。听诊肠鸣音存在。

既往史

高血压(HTN)30 年。

血脂异常 25 年。

慢性稳定型心绞痛 2 年(2 个月前腺苷压力测试阴性)。

因先前不可控性高血压病继发的慢性肾病(chronic kidney disease,CKD),第 4 期(肌酐基线值 1.8~2.0mg/dl)。

骨关节炎(osteoarthritis,OA)。

肥胖,BMI 32。

右腿全膝关节置换术(术后 7 天)。

社会史

　　已退休,与妻子一起居住。术前因严重的骨关节炎,不参加大多数的体育活动。不吸烟,不喝酒。

药物

- 阿司匹林(aspirin)81mg,口服,1 次/d。
- 美托洛尔(metoprolol)50mg,口服,2 次/d。
- 氨氯地平(amlodipine)10mg,口服,1 次/d。
- 肼屈嗪 25mg,口服,3 次/d。
- 阿托伐他汀(atorvastatin)20mg,口服,1 次/d。
- 硝酸甘油(nitroglycerin)0.4mg,舌下给药,胸痛时服。
- 乙酸钙(calcium acetate)667mg,每天 3 次随餐服用。
- 依诺肝素(enoxaparin)30mg,皮下注射 24 小时。
- 羟考酮缓释片(oxycodone SR)缓释剂 20mg,口服 1 次/12h。
- 羟考酮(oxycodone)速释剂 5mg,口服 1 次/6h,疼痛时服(PRN pain)。
- 多库酯钠(docusate 脱氧酶)100mg,睡前口服(PO qhs)。

生命体征

　　血压 110/78mmHg,脉搏 101 次/min,呼吸频率 26 次/min,体温 36.9℃,体重 85kg,身高 162cm,室内空气下血氧饱和度 88%。

心电图

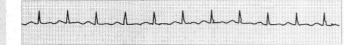

■ 病例研究问题

　　1. 哪些主观和客观信息与肺栓塞诊断一致?

　　2. 在鉴别诊断过程中,呼吸短促和轻微胸痛还有其他的病因吗? 右小腿疼痛和肿胀的其他鉴别诊断有哪些?

　　3. 确定患者的心电节律。该节律是否为肺栓塞患者的典型节律?

　　4. 深静脉血栓和肺栓塞的危险因素是什么? 此案例中的危险因素是什么?

　　5. 韦尔斯评分(Wells score)是临床预测肺栓塞的工具。韦尔斯评分中列出了哪些临床表现? 该患者患肺栓塞的风险是低、中等还是高?

　　6. 如何确诊肺栓塞? 当患者是肺栓塞的高风险和低风险时,需要做什么检查?

　　7. 急性和慢性肺栓塞的区别是什么?

　　8. 肺栓塞常规治疗方案是什么?

　　9. 患者接受物理治疗的情况稳定吗? 请解释你的答案。

　　10. 物理治疗期间,是否有特殊的预防措施/禁忌证或监测手段需要提供给肺栓塞治疗后的患者?

　　11. 哪些干预措施对患者是有效的?

　　12. 该患者未来发生肺栓塞的风险有哪些?

24. 肺栓塞:病例 2

Eric Shamus , PT, DPT, PhD

Elysa Roberts, OTR, PhD

　　患者,男性,77 岁。右全髋关节置换术后已在康复医院住院治疗 1 周。患者正在接受作业治疗和物理治疗。该患者刚刚完成作业治疗,现物理治疗师正对其进行负重训练和步态训练。患者主诉疲惫、呼吸急促。大约步行 3m 后,患者说头晕,右小腿疼痛,且呼吸困难加重。坐位下测量生命体征:心率 106 次/min(静息 72 次/min),呼吸频率 28 次/min(静息 18 次/min),血压 132/82mmHg(静息 128/78mmHg),血氧饱和度 90%(静息 98%)。他的心率加快并有发绀迹象。治疗师联系救护车送往医院,医师进行心肺检查和下肢超声检查。

　　评估后,你觉得还需做更多研究来确定你的治疗方案。请根据你的研究回答下列问题。

■ 病例研究问题

　　1. 什么是肺栓塞?

　　2. 肺栓塞的人口统计资料是什么?

　　3. 导致肺栓塞的可能原因和(或)危险因素有哪些?

　　4. 肺栓塞的常见体征和症状有哪些?

　　5. 诊断的要点是什么?

　　6. 患者 1 周后返回你的单位。对患者进行什么功能测试是有利的?

　　7. 医师所做检查的正常结果/范围是什么?

　　8. 适当的医学和(或)药物治疗是什么?

9. 肺栓塞后的患者功能影响有哪些？

10. 患者从医院返回后进行哪些物理治疗/作业治疗是适当的？

11. 文献或临床实践指南提供了什么来指导你的临床推理和治疗计划？

25. 肺结核

Eric Shamus, PT, DPT, PhD

患者，女性，65 岁。转诊诊断为功能衰退。患者主诉用力时出现呼吸急促。过去一个月体重下降约 2.3kg。食欲下降。咳嗽伴咳绿色痰。体格检查心率为 82 次/min，血压 132/82mmHg，体温 37.9℃，呼吸频率 16 次/min。右肺叶有少许啰音。询问是否有近期病症或旅行史时，她说 2 个月前乘游轮到加勒比海，当时能在船上到处走动。

评估后，你觉得还需做更多研究来确定你的治疗方案。请根据你的研究回答下列问题。

■ 病例研究问题

1. 什么是肺结核(TB)？
2. 肺结核是传染性的吗？
3. 肺结核的常见症状是什么？
4. 肺结核常见的肺/呼吸音有哪些？
5. 什么是肺外结核？
6. 什么样的功能测试对患者是有益的？
7. 正常氧饱和度和第一秒用力呼气容积/用力肺活量的比例是多少？
8. 最适合的诊断程序是什么？
9. 针对患者肺部情况，最适合的治疗方案有哪些？
10. 肺结核的功能影响有哪些？

26. 呼吸衰竭

Stacey Brickson, PT, PhD, ATC

James S. Carlson, MPT, CCS

第一部分

患者，女性，61 岁，图书管理员，因突发晕厥被收治入 ICU。患者正搬着一箱书穿过学校图书馆时出现了严重的呼吸急促、头晕并意识丧失。其同事目睹了事情的发生并呼叫了紧急医疗服务。医务人员到达时，患者意识清楚，对时间、人物和地点认知定向清晰，但有严重呼吸困难。患者被送往急诊科，行生命体征、实验室检查、心电图、血气和胸片检查。

生命体征	动脉血气	实验室结果
脉搏:110 次/min,规律	动脉氧分压:	红细胞:4.4
心电图:窦性心动过速,	45mmHg	白细胞:9.9
无 ST 或 T 波改变	动脉二氧化碳分	红细胞比容:
血压:100/60mmHg	压:70mmHg	50%
呼吸频率:32 次/min	氧饱和度:78%	血红蛋白:
体温:37.8℃		12g/dl
动脉血氧饱和度:75%		肌钙蛋白:
氧浓度分数:44%(6L)		0.04mg/ml
鼻插管		脑钠肽:
		1 000pg/ml

既往史

冠状动脉心脏病:心绞痛伴左前降支(left anterior descending, LAD)40% 堵塞,药物治疗,未行经皮介入治疗(percutaneous intervention, PCI)。

高血压

家族史:母亲在 50 多岁时死于肺纤维化。

社会史:已婚,住在一栋两层楼的房子里。房子有 100 年历史,只有二楼卫生间有淋浴。楼下没有浴室。不抽烟。

患病前功能:兼职做图书管理员。丈夫表述她用力时呼吸困难加重,过去 3 周里她睡觉时需枕两个枕头,且有频繁咳嗽。

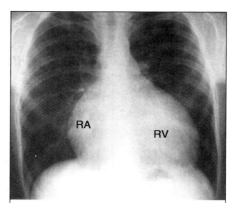

惠允引自:Bashore TM,Granger CB,Jackson K, Patel MR.Heart Disease. In: Papadakis MA, McPhee SJ,Rabow MW. eds. Current Medical Diagnosis & Treatment 2015.New York, NY: McGraw-Hill; 2014.

入院药物：多维宝片（multivitamin）、赖诺普利（lisinopril）20mg 每天一次，美托洛尔（metoprolol）100mg 每天一次。

胸片：心脏肥大。无实变或浸润证据。

右心导管插入术

右心房压力：10mmHg。

右心室压力：40/20mmHg。

肺动脉压力：55mmHg。

肺毛细血管楔压：8mmHg。

超声心动图

左心室：射血分数 55%，心室大小正常，无肥大。

轻度前壁运动减退：室壁运动得分 1.1。

二尖瓣：无狭窄或反流。

左心房：轻度扩张。

主动脉瓣：没有狭窄/反流的迹象。

右心室：中度扩张，中度向心性肥大。

三尖瓣：中度反流。

右心房：中度~重度扩张。

肺动脉压：40mmHg。

患者因呼吸衰竭收住 ICU 并行气管插管。目前已插管 3 天，正准备脱机拔管。患者意识清晰，认知定向正常。已咨询物理治疗师，开始对患者进行早期 ICU 运动。

患者目前状态如下：

生命体征	动脉血气
心率：78 次/min	动脉氧分压：70mmHg
血压：114/64mmHg	动脉二氧化碳分压：45mmHg
呼吸频率：16 次/min	氧饱和度：96%
体温：37.6℃	
氧浓度分数：压力支持	

心电图

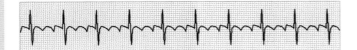

听诊：整肺遍布弥漫性湿啰音。S1 杂音，S2，柔软 S3。

体格检查：轻度颈静脉扩张，下肢自膝盖起远端凹陷性水肿 2+。

运动/肌力/功能：用床旁肌力测试仪测量，上下肢肌力整体轻度下降到 3+至-4/5。

第二部分

患者能够完成床上移动，并转移到站立位，伴如下血流动力学变化：

心率：上升至 117 次/min。

血压：下降至 100/50mmHg。

动脉血氧饱和度：88%。

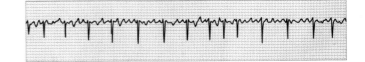

■ 病例研究问题：第一部分

1. 患者服用处方药的作用有哪些？

2. 根据 PaO_2 和 $PaCO_2$ 的水平来判断呼吸衰竭的类型，说出导致各衰竭类型可能的原因或潜在病因。

3. 根据插管动脉血气，该患者是哪种类型的呼吸衰竭？

4. 心电图显示的是什么节律？与节律相关的风险是什么？

5. 这个病例中的哪些信息支持充血性心脏衰竭的诊断？

6. 根据右心导管插入术结果，确定哪个值是升高的。哪个值可用来区分右心衰和左心衰？判断该患者心脏衰竭的类型（右侧或左侧）。

7. 左侧和右侧心衰最常见的病因是什么？

8. 该患者适合在 ICU 行早期运动吗？解释你的答案。

9. 已证实在 ICU 开始早期运动的好处有哪些？

■ 病例研究问题：第二部分

10. 患者目前心电节律是什么？

11. 你的下一步临床计划是什么？

12. 回归家庭时需要考虑哪些因素？

27. 三尖瓣反流

Eric Shamus, PT, DPT, PhD
Jennifer Shamus, PT, DPT, PhD

患者,男性,67 岁。因无力、皮肤冰冷、颈部血管搏动感和疲劳来寻求物理治疗。疲劳无力的进行性发展已导致患者去杂货店购物和在城里开车都感觉力不从心。患者有轻度高血压病史,每天口服一次赖诺普利(lisinopril)40mg,控制良好。生命体征:脉搏70 次/min,呼吸频率 14 次/min,血压 124/84mmHg,体温 36.6℃,动脉血氧饱和度 96%。

体格检查发现,颈部右侧颈静脉有轻度扩张和明显右心室肥大。听诊发现,胸骨正中右侧缘有全收缩期杂音。下肢抬高时杂音增大。患者被转诊至心脏专科医师。心电图和胸部 X 线片提示右心房和心室增大。超声心动图示一个 0.8cm 的收缩断面和扩张的三尖瓣环。

评估后,你觉得还需做更多研究来确定你的治疗方案。请根据你的研究回答下列问题。

■ 病例研究问题

1. 什么是心室肥大?

2. 什么是全收缩期杂音?

3. 什么是三尖瓣反流?

4. 三尖瓣反流有哪些特点?

5. 心脏全收缩期杂音听诊时听诊器应放在哪个部位?

6. 超声心电图结果中 0.8cm 的收缩断面和扩张的三尖瓣环提示着什么?

7. 你想在胸部 X 线片上看到什么?

8. 适合的诊断程序是什么?

9. 什么样的功能测试对该患者有好处?

10. 最常见的体征和症状是什么?

11. 运动是否对三尖瓣反流有好处?

12. 还有其他哪些运动适合该患者?

13. 常见的损伤是什么?

14. 三尖瓣反流引起的心脏衰竭的常见药物治疗是什么?

15. 合理的治疗目标是什么?

28. 上呼吸道感染

Eric Shamus, PT, DPT, PhD
Mitchell L. Cordova, ATC, PhD, FNATA, FACSM

患者,女性,72 岁,主诉近期右肩疼痛门诊就诊。患者自诉 5 天前开始感冒,感冒前 2 天在院子里工作时开始出现右肩疼痛。患者表示当她把手伸到背后帮助穿衣时,肩膀会让她感到不舒服。右侧卧位睡眠时也会出现不适。体格检查时你发现患者有相当严重的咳嗽。当询问患者是否因呼吸系统问题看过医师时,患者表示没有。仔细询问后患者表示她有咳痰,痰液显淡黄色。

骨科检查显示 Speed 测试阳性伴肱二头肌长头处有压痛点,咳嗽时胸部有紧绷感。

评估后,你觉得还需做更多研究来确定你的治疗方案。请根据你的研究回答下列问题。

■ 病例研究问题

1. 患者是否可能患有上呼吸道感染,如有,还应行哪些检查?

2. 最常见的与上呼吸道感染有关的病毒是什么?

3. 所有上呼吸道感染的患者都应该开抗生素吗?

4. 如何区别流感和上呼吸道感染?

5. 目前哪些功能性测试对该患者是有利的?

6. 医师会安排哪些实验室检查?

7. 此时应进行哪些适合的诊断和影像学检查?急性鼻窦炎 CT 可见什么?

8. 有哪些治疗可改善患者肺功能情况?

9. Speed 测试是什么,如何进行测试?

10. 哪些特殊检查对诊断肱二头肌肌腱炎是合适的?

11. 如何进行这些另外的检查?

12. 肱二头肌肌腱炎会引起哪些其他的问题?

29. 呼吸机和活动能力

Kyle Katz, PT, DPT

患者,白人女性,66 岁。因呼吸急促、咳嗽 5 天于小型社区医院就诊。之前,患者曾因受家庭成员上呼吸道感染传染,以呼吸衰竭被送到一所大学医疗中心住院。既往病史包括肺动脉高压、甲状腺功能减退、肺部硬皮病、CREST 综合征或现象、胃食管反流疾病和焦虑。患者已婚,与两个年轻的儿子住在平房里,门口有一个台阶。吸烟多年,一天半包,但近期戒烟。入院时生命体征:血压 87/68mmHg,心率 113 次/min,2L/min 的双相气道正压通氧气时血氧饱和度(SpO_2)100%,呼吸频率波动于 15~39 次/min,入院 6 小时内行气管插管并注射镇静剂。

实验室检查发现患者群体反应性抗体(panel reactive antibody,PRA)水平过高,不适合肺移植。在接下来的一个星期里,她停止服用镇静剂,只在插管后 2 天出现了一次轻微的癫痫发作。插管后 11 天,她开始可以与人互动交流,她的四肢也开始有主动运动出现。行气管内插管后行气道造口术。几天后,她的关节活动范围改善,包括颈椎活动范围,现在她已经可以把头抬离床面。住院第 18 天,她从特护病房转移到普通病房。

住院第 20 天对患者进行物理治疗评估。体格检查显示患者各肢体的主动关节活动度都在正常功能范围内,四肢肌力至少 4+/5 级,但双髋屈肌肌力较弱。耐力下降,只能进行 5min 主动训练,且在要求休息前心率加快 40%。床上转移需少量帮助。最小量帮助是指患者完成指定任务时,至少 75% 的工作是来自患者自身的努力。她在床边坐了大约 10min 后,只需最小量的帮助就可以步行至距床 0.9m 左右的椅子处。静态坐位平衡等级为"一般+",在无监督或仅口头提示无帮助下可独自维持 10min,Berg 平衡量表第 3 项评分 4 分。患者诉上背部和腰部轻度疼痛,约 3/10,服用止痛药。仰卧位静息时生命体征:血压 116/66mmHg,心率 106 次/min,呼吸频率 26 次/min,通过呼吸机接受 2L 的补充氧气时测量血氧饱和度 93%。坐位:血压下降至 108/56mmHg,心率 110 次/min,呼吸频率 22 次/min,血氧饱和度 92%。患者输氧方式是通过气道造口使用呼吸机,采用压力调节容量控制通气 70%,吸入氧浓度为 40%,呼气末正压通气为 8。

■ 病例研究问题

1. 描述 CREST 综合征相关的生理变化。
2. 什么是群体反应性抗体,如何影响移植效果?
3. 该患者的病史是如何影响住院治疗的?

4. 什么是呼吸机?在康复过程如何设定吸氧浓度,使呼气末正压通气及压力调节容量控制通气?
5. 下一步的物理治疗需要哪些护理计划?
6. 在评估时制定哪些短期和长期目标较合适?
7. 她的身体状况会怎样影响日常生活活动?
8. 在治疗过程,是否需要采取一些预防措施?
9. 她的身体状况可能会影响哪些康复计划?
10. 哪些药物可用来减轻患者的焦虑症状?这类药物可能的副作用有哪些?
11. 为什么监测生命体征对该患者来说尤其重要?
12. 哪些干预方法对该患者有效?
13. 住院期间,患者如果没有伴发的并发症,病情会如何进展?住院时间要多久?
14. 治疗期间,应提供哪些帮助以改善患者的通气状态?
15. 还有哪些其他有用的检查和评估方法?
16. 长期医疗护理及预后如何?
17. 你还会给患者什么建议?

30. 心肌梗死

Eric Shamus, PT, DPT, PhD
Jennifer Shamus, PT, DPT, PhD

患者,男性,62 岁。因左足底筋膜炎于诊所接受康复治疗。几年前有疝气手术病史。平时步行时,患者一直很注意自己脚的落地位置及对下肢的控制能力。据此,你决定让患者在跑步机上运动,以帮助他提高速度及控制运动。3min 后,患者开始出汗且面色苍白。你立即调慢跑步机的速度并停止,让患者坐在椅子上。患者诉胸痛且胸骨后有压迫感,疼痛放射到左颈部。治疗师立即拨打急救服务电话。当医务人员到达时,患者胸痛已缓解,脸色也恢复正常,患者被带到急诊室进行检查。

评估后,你觉得还需做更多研究来确定你的治疗方案。请根据你的研究回答下列问题。

■ 病例研究问题

1. 治疗师打急救服务电话的决定是否正确?
2. 需要测量哪些生命体征?

3. 心肌梗死有哪些可能的危险因素？

4. 心肌梗死的常见症状有哪些？

5. 心肌梗死常见的鉴别测试有哪些？

6. 被诊断为心肌梗死后，患者可能服用哪类药物？

7. 心肌梗死常见的实验室检查有哪些？

8. 心肌梗死后有哪些常见的功能性试验？

9. 心肌梗死常见损伤有哪些？

10. 心梗患者的预后如何？

11. 心肌梗死后能进行哪些医疗程序？

第五章　皮肤损伤病例

引言：

皮肤系统的老龄化

Jill Heitzman, PT, DPT, GCS, NCS, CWS, CEEAA, FACCWS

皮肤是人体面积最广的器官,是一个人情况的外现,通过皮肤能从外观上判别一个人的身份和身体形态。随着年龄的增长,皮肤会变得干燥,缺乏弹性,血流灌注降低,使其更容易因压力、摩擦力、剪切力、潮湿和营养不良等而受到损害[1,2]。这些改变都会影响皮肤的整体功能[3]。

皮肤具有物理屏障的功能,可以对抗病原微生物的入侵,防止水分过度流失,提供感觉输入,储存脂肪和水,并进行机体的新陈代谢和体温调节[1]。免疫方面,参与免疫过程的固有免疫细胞存在于表皮和真皮中(朗格汉斯细胞和真皮树突细胞)。皮肤上的末梢神经使人具有感知疼痛、压力、高温和寒冷的能力。皮肤是通过血管收缩、血管舒张,出汗,排出废物、电解质和水来实现体温调节功能。暴露在阳光下的皮肤能够合成维生素 D,以激活由钙和磷酸盐参与的新陈代谢,这对骨骼的形成和激素的合成都很重要。皮肤由于潜在的疾病过程或对该过程或药物的反应,会受到直接或间接的损伤,从而改变一个人的整体健康状况。潜在的疾病还会影响到皮肤系统的愈合期:炎症、增生和重塑,包括创面肉芽形成、胶原蛋白形成、细胞外基质重塑和表皮细胞再生[4,5]。

有许多因素影响皮肤和最终的伤口愈合,包括内在因素(由内部生理异常产生)和外在因素(身体的外部因素)[6]。内在因素包括遗传因素和衰老过程。但是仅因为年龄增长本身不会影响伤口的愈合。仅因为衰老这一因素通常是不会超过伤口愈合阈值的,但其可能是带来压力变化的基础。外在因素和危险因素并存是影响老龄皮肤修复系统的主要因素[7]。外部因素包括紫外线照射、环境和生活方式,其中生活方式包括吸烟、营养选择和饮酒。加剧皮肤老龄化问题的危险因素包括药物、肥胖、并发症、运动减少、精神状态下降和尿失禁[8]。当出现皮肤破损时,皮肤的愈合过程会受到上述因素以及外部压力和细菌的影响[2]。

随年龄的增长而发生的生物学变化包括:血管,真皮组织的厚度,汗腺和毛囊数量和大小的变化,表皮细胞的更新率,胶原蛋白密度和弹性纤维,以及朗格汉斯细胞和黑色素细胞的数量的减少。这些变化使得表皮不能有效地保护机体免受感染和脱水的影响。基底细胞的变化导致表皮-真皮连接处趋于扁平化。由于柱状细胞减少,早期的炎症反应发生改变,甚至增加了小伤口被感染的风险。这些变化通过改变皮肤的渗透作用、减少炎症和免疫反应影响伤口愈合,并且降低皮肤的强度和弹性,减少瘢痕形成,从而导致皮肤抵抗力下降[3,7]。

真皮组织和基底膜的变化导致皮肤呈苍白色,皮肤温度和调节能力下降和皮肤纹理减少。因此,皮肤撕裂和水分变化的危险因素增加,会导致皮肤干燥并且皮肤表面粗糙。由于重力的影响会出现面部皱纹增多,皮肤松弛,以及由于水分饱满度减少从而会产生皱纹[7]。

皮肤颜色发生变化是由于黑色素细胞减少引起的。这会导致皮肤屏障的效能改变,增加了光照老化的损害,使皮肤变薄、苍白、半透明[2]。血管壁变薄也可能使皮肤颜色改变。皮下脂肪减少,导致受伤后肤出现了紫色斑块,这是因为血液更容易渗透到皮肤组织中。

皮脂腺越少,产生的汗液也越少,可能会导致体温过高。皮下脂肪变薄,皮下填充物减少,增加了损伤的风险并降低皮肤的绝缘性,从而使维持体温变难,也干扰了脂溶性药物的吸收和分布[7]。

皮肤系统的外在变化是可见的,包括头发和指甲的变化。随着黑色素的减少,发色过渡为灰色。毛囊减少导致头发稀疏。如果患者患有癌症或服用肝素等药物,可能会加重快速或弥漫性脱发。由于甲状腺功能减退或蛋白质营养不良,发质会变得粗糙和干燥[5]。

观察指甲颜色的改变也是识别周围循环系统和其他影响伤口愈合因素的好方法。蓝色或紫色的甲床预示发绀,任何苍白的甲床都可以被认为是动脉血减少的表现。指甲生长缓慢并伴有增厚、易碎或破碎,也能表明周围循环的下降。通过指甲的外观也能表现出营养问题,如指甲上呈条带状(蛋白质缺乏)、指甲上有白色斑点(缺锌)、匙状指(贫血)。指甲表面不整洁可能是缺乏运动和(或)视力改变的标志[9]。

在评估外部因素时,室内和室外的环境都会对其有所影响。寒风和低温会引起周围血管系统的收缩,导致皮肤干燥[10]。长期暴露于紫外线或其他光线下会导致皮肤的弹性纤维的分解和真皮细胞外基质中胶原蛋白的减少。这就会导致皮肤弹力和弹性的下降[2]。这种慢性暴露被归类为光照老化,可以导致在面部和手上出现日光斑(雀斑或老年斑),为成簇的深棕色偏平斑点。此症状可以积累,也称为皮肤螺旋体病。皮肤呈干性,皮革状,褶皱伴有不规则的色素沉着。对于那些长期暴露在太阳下的人(农民,水手),皮肤的皮革状外观被称为日光性弹性组织变性[7]。了解这些衰老的变化可以帮助确定其他的皮肤病症状,这些疾病可能是由过敏、疾病、动物咬伤和癌症引起的。

酗酒会扩张皮肤中的小血管,增加血液流向皮肤表面,从而加速皮肤老化。这些血管可能会永久受损,导致皮肤表面发红。这会增加压疮的风险[8]。

吸烟,甚至是二手烟,会耗尽体内的维生素 C,导致皮肤干燥和皱纹生成。吸烟还会减少流向该区域的血流量,增加开放性伤口和延迟愈合的风险。由于尼古丁同时也与血红蛋白结合,所以减少了向细胞输送氧气。即使没有糖尿病,长期吸烟也会引起胰岛素抵抗。吸烟会增加出现溃疡的风险,并延迟愈合[8]。

营养不仅是伤口愈合的主要因素,也是溃疡形成的主要因素[11]。营养不良会增加皮肤损伤的风险[12]。在老年人中蛋白质营养不良较常见,尤其在住院患者身上,由于味觉和嗅觉的感觉变化,不适配的假牙或不当的牙齿管理导致食欲减退,以及由于失去配偶和社交减少而导致的抑郁,导致肠胃功能变化,活动减少,基础代谢率下降。伤口的处理需要考虑到白蛋白、前清蛋白和转化的实验室检测报告[13]。蛋白

质是细胞修复的必要条件。较低的蛋白水平(蛋白质营养不良)与间质性水肿的增加有关,它减少了营养物质与损伤组织之间的输送,增加了压疮的风险,并且减少了保护皮肤免受骨骼突起而受伤的组织[14,15]。因为有很多的饮食限制,并发症和药物可能影响营养状况[12]。饮食限制会导致营养需求不足,导致发育不良。这被认定为营养摄入和身体需求的失衡,导致体重减少,肌肉萎缩,伤口愈合差,皮肤完整性缺失。这些身体变化可能使一个人出现自发的伤口和伤口慢性/感染的风险。由于缺少软组织,体重下降 30% 的瘦弱型患者存在压疮的风险[14]。

肥胖是影响伤口愈合的危险因素之一,并且有很大风险会出现压疮。许多肥胖的人也伴有营养不良,尤其是与蛋白质营养不良有关。那些肥胖和卧床不起的人在任何时候都有压疮的高风险,这是因为体重的增加很容易超过毛细血管闭合的阈值,特别是在骨头突出的部位。那些肥胖和接受手术的人,由于脂肪组织,手术时间长,增加了失血的风险,减少了组织灌注和氧合作用,由于制动增加了腹内压。由于肥胖患者体重对切口的压力,手术切口有更大的裂开风险[16]。

药物能影响伤口愈合。由于风险增加或需要多种药物干预多种合并症,老年人的皮肤受药物影响的风险更大。这些药物中的许多都有副作用(独立作用或药物之间的相互作用),导致皮肤变得更加脆弱,更易受损害[17]。一些最常见的对皮肤和伤口愈合有不利影响的药物是糖皮质激素(泼尼松,可的松,氢化可的松)。这些药物能减弱炎症反应,干扰表皮再生和胶原合成,降低血管通透性,并对骨骼、韧带、肌腱和皮肤产生代谢作用[18]。免疫抑制药物和抗肿瘤药物都有包括对血液和皮肤疾病的副作用。其他影响伤口愈合的药物包括非甾体抗炎药物(阿司匹林,布洛芬)、COX-2 抑制剂和改善病情的抗风湿药物,如甲氨蝶呤(methotrexate)、D-青霉氨(D-penicillamine)[8,19]。由于血容量、认知和胰岛素的影响,心脏和精神类药物也会影响伤口愈合。糖尿病药物会影响血糖,也会影响伤口愈合[20]。

全身或局部的感染可能影响伤口的愈合。虽然所有伤口都有细菌,但组织有超过 10^5 病原体/g 才会被认为是感染。早期识别出感染和通过细菌培养对目前存在的细菌类型进行适当的分类很重要,能够避免因过度应用抗菌药物而导致的抗药性[21,22]。

在老年人中常见的一些合并症会影响愈合过程(与药物使用无关)。任何长期存在的慢性疾病都可

能会影响到循环、营养、运动功能和感觉系统,最终会影响皮肤。心脏、血管(动脉和静脉)和肺部疾病会降低氧分子到达受伤区域的运输能力,降低灌注压,导致伤口区域的血液供应不足[8,23]。糖尿病损害白细胞及大血管系统从而影响伤口愈合。伴随的神经病变会影响伤口的发展。糖尿病会导致皮肤干燥、无汗,使皮肤更易发生龟裂和破损,导致细菌入侵[24]。疾病或药物诱导免疫抑制在增殖阶段影响胶原蛋白合成,而有限的免疫细胞会影响炎症反应阶段[8]。许多神经系统疾病会影响到感觉系统,同时也会影响运动能力。活动减少会导致肥胖、糖尿病和患有压疮的风险。骨骼突出或外部环境对皮肤的压力无缓解,会导致局部缺血和组织坏死。面临有高风险患压疮人群包括活动受限的人、感觉下降的人,比如脊髓损伤、脑卒中、癌症、脑损伤和糖尿病患者[25]。

失禁(大便和尿)并不是老龄化的正常现象,但许多老年人由于并发症和药物治疗而有大小便失禁。尿液和粪便通过浸润皮肤并软化和分离表皮层来实现角质层的化学分解。潮湿的环境通过改变皮肤的完整性来增加压疮的风险。这同时增加了念珠菌病感染的风险,这种细菌会使伤口情况加重[26,27]。

精神状态下降也是造成伤口愈合不良的危险因素之一。虽然认知障碍不会直接影响伤口愈合,但适当的皮肤护理意识、卫生、伤口清洁的处理因素、穿衣和最佳的体位摆放能够促进伤口愈合。那些存在认知问题的人需要通过评估以确定所需的帮助。

尽管在衰老过程中,基本的伤口愈合过程不会发生变化,但生理储备会随着危险因素(并发症和药物等)的增加而降低,因此老年人更容易伤口延迟愈合并且感染风险会增加[6]。总的来说,老年人的伤口会愈合,但是愈合时间会延长。衰老过程会导致愈合延迟,其时间比年轻人慢4倍,除了出现其他并发症因素,伤口总会愈合。对伤口愈合的影响可能会影响所有阶段[28]。了解伤口愈合,观察正常的愈合阶段以及了解老化和危险因素如何影响这些阶段是很重要的。

皮肤受伤后会立即开始止血过程。血小板和血小板源性生长因子以及炎症介质会进入该区域。在衰老的过程中,皮肤的血流量和皮肤的淋巴引流都有明显的减少,这会推迟和延长炎症反应的时间。炎症阶段通常持续4~6天,白细胞(主要是中性粒细胞)和巨噬细胞聚集在该区域内消灭细菌。在老年人中,这一阶段被延迟,增加了细菌增长的风险。抗原呈递细胞的数量和功能的减少也延长了炎症发生的过程。长时间的炎症反应会增加间质性水肿,从而导致毛细血管血流量减少,这将耗尽组织内的氧分子和必要的营养素,而这些都是白细胞和成纤维细胞实现其功能所必需的。这一反应反过来又阻碍了伤口的愈合。在增殖恢复阶段,会生成肉芽组织来填充伤口。它包括了巨噬细胞、成纤维细胞(用于刺激胶原蛋白的生成)、未成熟的胶原蛋白、血管和基质。伤口的大小随着边缘的收缩而减小。老年人细胞的更新率降低,组织再生的速度也减慢。伤口愈合的延迟会增加受伤和感染的风险。由于血流不佳导致氧气-二氧化碳交换量减少,改变了局部区域的组织灌注率。上皮细胞形成阶段(也称为晚期增殖阶段)是重新建立皮肤屏障的开始。角化细胞从伤口边缘转移、分裂,最终生成连续体。基质金属蛋白酶(matrix metalloproteinases,MMP),例如胶原蛋白酶,是这一阶段的重要组成部分。在老年人中,角化细胞从基底层的转移率降低了50%,这将影响伤口的愈合。特别是在蛋白质营养不良的时候,蛋白质抑制剂减少。伤口愈合过程的成熟阶段(重塑期)通常需要6~9个月。重组胶原纤维,以改善皮肤屏障的强度。这一过程需要成纤维细胞、基质金属蛋白酶和基质金属蛋白酶抑制剂以及生长因子。胶原蛋白为皮肤提供张力,弹性蛋白提供皮肤弹性。随着年龄的增长,胶原蛋白的产生减少/延迟、闭合性伤口的张力降低,增加了再次损伤的风险。弹性蛋白的表现为无序形态,甚至进一步减少了皮肤的完整性[8,28-30]。

内在和外在因素可以促进伤口愈合。了解各种实验室检查的结果如血液检查、组织培养、尿检和其他医学检查,有助于制订有效治疗伤口愈合的计划[13,31]。皮肤功能的逐渐丧失增加了皮肤对环境压力的风险和易感性。随着年龄的增长,与衰老相关的个体稳定性整体下降,尤其是患有并发症的人。随后的问题会导致正常组织的破坏、急性伤口愈合过程中的损伤,以及容易发生慢性伤口和感染。这导致伤口愈合不良、感染的风险增加,以及炎症反应的改变[32,33]。

参考文献

1. Myer B. *Wound Management: Principles and Practice*. 3rd ed. Upper Saddle River, NJ: Pearson; 2012:411.

2. Irion G. *Comprehensive Wound Management*. 2nd ed. Thorofare, NJ: Slack; 2010: 290-291.

3. Irion G. *Comprehensive Wound Management*. 2nd ed. NJ: Slack; 2010:12-13.

4. Fore-Pflinger J. The epidermal skin barrier: implications for the wound care practitioner, Part II. *Adv Skin Wound Care*. November/December 2004;17(9)480-488.

5. Nigam Y, Knight J. Exploring the anatomy and physiology of ageing: the skin. *Nursing Times*. December 2008;104(49):24-25.

6. Rabbia J. Impaired integumentary repair. In: Guccione A, Wong R, Avers D, eds. *Geriatric Physical Therapy*. 3rd ed. St Louis, MO: Elsevier; 2012:359.

7. Rabbia J. Impaired integumentary repair. In: Guccione A, Wong R, Avers D, eds. *Geriatric Physical Therapy*. 3rd ed. St Louis, MO: Elsevier; 2012:355-356.

8. Myers B. *Wound Management: Principles and Practice*. 3rd ed. NJ: Pearson; 2012:31-33.

9. Irion G. *Comprehensive Wound Management*. 2nd ed. NJ: Slack; 2010:7-8.

10. Myers B. *Wound Management: Principles and Practice*. 3rd ed. NJ: Pearson; 2012:421-422.

11. Dorner B, Posthauer ME, Thomas D; National Pressure Ulcer Advisory Panel. The role of nutrition in pressure ulcer prevention and treatment: National Pressure Ulcer Advisory White Paper. http://www.npuap.org/wp-content/uploads/2012/03/Nutrition-White-Paper-Website-Version.pdf. Accessed June 30, 2015.

12. Rabbia J. Impaired integumentary repair. In: Guccione A, Wong R, Avers D, eds. *Geriatric Physical Therapy*. 3rd ed. St Louis, MO: Elsevier; 2012:360.

13. Hamm R. *Text and Atlas of Wound Diagnosis and Treatment*. New York: McGraw-Hill; 2015:298-299.

14. Hamm R. *Text and Atlas of Wound Diagnosis and Treatment*. New York: McGraw-Hill; 2015:307-308.

15. Myers B. *Wound Management: Principles and Practice*. 3rd ed. NJ: Pearson; 2012:178-181.

16. Hamm R. *Text and Atlas of Wound Diagnosis and Treatment*. New York: McGraw-Hill; 2015:306-307.

17. Wysocki AB. Anatomy and physiology of skin and soft tissue. In: Bryant RA, ed. *Acute and Chronic Wounds: Current Management Concepts*. 3rd ed. St Louis, MO: Mosby; 2007:39-55.

18. Hamm R. *Text and Atlas of Wound Diagnosis and Treatment*. New York: McGraw-Hill; 2015:301-302.

19. Hamm R. *Text and Atlas of Wound Diagnosis and Treatment*. New York: McGraw-Hill; 2015:303-304.

20. Hamm R. *Text and Atlas of Wound Diagnosis and Treatment*. New York: McGraw-Hill; 2015:305-306.

21. Hamm R. *Text and Atlas of Wound Diagnosis and Treatment*. New York: McGraw-Hill; 2015:300-301.

22. Myers B. *Wound Management: Principles and Practice*. 3rd ed. NJ: Pearson; 2012:28-29.

23. Irion G. *Comprehensive Wound Management*. 2nd ed. NJ: Slack; 2010:326.

24. Hamm R. *Text and Atlas of Wound Diagnosis and Treatment*. New York: McGraw-Hill; 2015:194-199.

25. Hamm R. *Text and Atlas of Wound Diagnosis and Treatment*. New York: McGraw-Hill; 2015:305-310.

26. Cakmak S, Gul U, Ozer S, Yigit A, Gonu M. Risk factors for pressure ulcers. *Adv Skin Wound Care*. September 2009;22(9):412-415.

27. Hamm R. *Text and Atlas of Wound Diagnosis and Treatment*. New York: McGraw-Hill; 2015:188.

28. Pittman J. Effects of aging on wound healing: current concepts. *J Wound Ostomy Continence Nurs*. July/August 2007;34(4):412-415.

29. Barr JE. Impaired skin integrity in the elderly. *Ostomy Wound Manage*. 2006;52(5):22-28.

30. Myers B. *Wound Management: Principles and Practice*. 3rd ed. NJ: Pearson; 2012:12-17.

31. Myers B. *Wound Management: Principles and Practice*. 3rd ed. NJ: Pearson; 2012:182-185.

32. Cheung C. Older adults and ulcers: chronic wounds in the geriatric population. *Adv Skin Wound Care*. January 2010;23(1):39-44.

33. Reddy M. Skin and wound care: Important considerations in the older adult. *Adv Skin Wound Care*. 2008;21(9):424-438.

1. 皮肤撕裂和伤口延迟愈合

Rose M. Pignataro，PT，PhD，DPT，CWS

Eric Shamus，PT，DPT，PhD

一位 82 岁女性患者，该患者左前臂有部分增厚的伤口。患者自述伤口发生在就诊前 12 小时左右，是由于向床上转移时撞上了轮椅把手引起的。伤口部位无活动性出血。伤口损伤明显，可见真皮下层组织。表皮中度缺失，约 50%。

既往病史有慢性阻塞性肺疾病、炎症性肠病、食管裂孔疝。于休息坐位下测量生命体征未见异常：体温为 37℃，RR 为 16 次/min，HR 为 76 次/min，心律正常，SpO_2 为 92%，BP 为 134/86mmHg。患者用药包括氟替卡松，1 次/d，若出现急性的呼吸短促，加用气雾剂（沙丁胺醇）。患者使用轮式助行器可独立转移及行走，因有氧耐力差，行走距离受限。在 6 分钟步行测试中，患者走了 310m。

评估过程中，请考虑以下问题并结合患者病史和临床表现，考虑其对软组织破损和愈合的影响。

■ 病例研究问题

1. 哪些与衰老有关的生理性改变更容易引起老年人皮肤受损且延迟愈合？

2. 描述止血及组织修复急性期的起始过程和相关细胞。

3. 该类型组织损伤如何分类？用哪种方法？

4. 把这种组织损伤的类型与愈合的预后联系起来。

5. 考虑患者的病史及用药。激素是否增加延迟愈合的可能性？

6. 营养的摄取会影响伤口愈合。从营养学角度考虑，患者既往病史中哪些方面有可能延迟愈合？

7. 考虑有哪些实验室数值可以识别潜在的恢复障碍？

8. 可以采取哪些方法来帮助伤口愈合？

9. 解释湿性伤口愈合有利于加速伤口愈合的原理。

10. 概述预防该类型组织损伤复发的综合治疗计划。

11. 与其他 82 岁女性比较，该患者的耐力如何？

12. 你对锻炼计划有哪些建议？

2. 糖尿病足

Rose M. Pignataro, PT, PhD, DPT, CWS

Eric Shamus, PT, DPT, PhD

68 岁老年男性患者,因左足底表面的足部溃疡不愈合,被转介至居家康护机构接受物理治疗。患者不确定引起溃疡的原因且否认外伤。伤口出现已超过 6 周,无痛感,当患者脱袜子时发现一些粉色分泌物才第一次察觉到伤口。伤口位于第三跖骨附近。伤口创面较大,发白,无坏死组织,伤口内无可见的碎片。伤口边缘干燥结痂。没有脓液和异味。

患者无发热,静息生命体征未见异常(HR:80 次/min;RR:16 次/min;SpO$_2$:96%;BP:138/88mmHg)。既往病史有 2 型糖尿病、高血压、季节性环境过敏。BMI 为 41.6。患者是一名退休的会计,不经常锻炼,饮食符合控制血糖的营养建议。16 岁开始吸烟,吸烟约 1/2p/d(包/d)。

请根据上述信息考虑下列问题,并进行进一步的研究和临床决策。

■ 病例研究问题

1. 对患者进行全面评估时,应考虑到什么其他类型的医学数据?

2. 如何评估糖尿病周围神经病患者的症状和体征?

3. 可用来评估糖尿病性周围神经病变的客观工具或评估有哪些?

4. 该伤口外观是否符合预料的糖尿病足溃疡的临床表现? 将伤口特征与长期高血糖的病理生理作用联系起来。

5. 考虑患者的病史,愈合面临的最迫切的威胁是什么?

6. 生活方式因素如何影响预后? 解释如何通过教育患者来解决这些问题,以促进健康相关行为的改变。

7. 你希望在评估该患者步态时有哪些发现? 如何将它与伤口位置联系起来?

8. 哪种类型的敷料或外用药物能促进伤口愈合?

9. 如何使用辅助物理因子疗法来增强护理计划?

10. 伤口一旦愈合,应采取哪些方法以防未来复发?

3. 压疮(第三阶段)

Jill Heitzman, PT, DPT, GCS, NCS, CWS, CEEAA, FACCWS

一名 64 岁的非洲裔美国女性,最近因右髋骨骨折而住院治疗,她进行了钢丝内固定的手术修复,并植入了一个膝关节固定器。她术后卧床至出院回家之前,休息了 24 小时。入院前,她能借助步行器走动,她和她的女儿住在一楼两居室的公寓里。她有 2 型糖尿病、高血压病史,BMI 为 30。一周后她去找医师,因为她的右脚脚后跟的足底有一个伤口,她自述触摸时有温热感和疼痛。伤口在跟骨的近端边缘,为 4cm×3cm。真皮和皮下组织缺失,伴有红色创面,有微少的渗出液,在创缘有少量蜕皮。伤口的边缘干燥,边界清楚。她需要开始治疗伤口并开始活动。

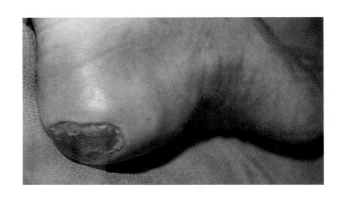

■ 病例研究问题

1. 为什么溃疡出现在脚后跟?

2. 糖尿病的可能并发症有哪些,可能会引起哪些问题?

3. 该患者有哪些风险因素可能会导致溃疡的发展?

4. 有哪些测试和评估能帮助确定患者的压疮风险?

5. 如何对压疮的伤口进行分期?

6. 由于存在伤口,什么测试和措施最适合该患者? 为什么?

7. 从图片和描述来说,伤口会出现感染吗? 为什么会或为什么不?

8. 对该患者来说,合适的伤口敷料有哪些?

9. 对该患者来说,还应该实施哪些其他干预措施?

10. 有高风险出现压疮的其他部位有哪些?

11. 如果患者要下床行走,需要什么预防措施?

4. 手术伤口开裂

Jill Heitzman, PT, DPT, GCS, NCS, CWS, CEEAA, FACCWS

一名 75 岁的非洲裔美国男性,有 2 型糖尿病病史,在右侧全膝关节置换术(total knee arthroplasty, TKA)后 10 天内,进行了门诊物理治疗(physical therapy,PT)。患者从骨外科医师办公室直接来到了 PT 伤口门诊,由于伤口裂开,已移除了外科缝合钉。伤口呈开放状态,为二期愈合。目前伤口是用生理盐水纱布包扎的。伤口的周围褪色,有疼痛和水肿。

经检查,手术伤口位于右膝的前侧,在伤口周围区域伴有变色(红色、瘀痕)。伤口创面呈红色,边缘处有蜕皮(约占伤口的 25%),有中度~重度渗出液。伤口很深,但骨头无外露。膝盖水肿,伤口周围呈红色并有炎症。患者在使用无轮助行器行走时有困难,并且由于右侧肢体疼痛,负重减少 25%。右腿步态分析时未见足跟着地相。最近服用环丙沙星(ciprofloxacin),同时还服用格列本脲(glyburide)、二甲双胍(metformin)和萘普生(naproxen)。其生命体征:HR 为 74 次/min,RR 为 16 次/min,BP 为 138/88mmHg,SpO₂ 为 96%。

■ 病例研究问题

1. 根据他的用药情况,需要关注该患者哪些方面?

2. 为了防止出现更严重的感染风险,治疗师需要关注患者哪些方面?

3. 什么是伤口裂开?

4. 最适合干预该伤口的措施是什么?

5. 为什么使用银作为泡沫敷料的一种形式?

6. 如何使用负压创面治疗(negative pressure wound therapy,NPWT)?

7. 基于患者族裔,在伤口愈合的时候,有什么恶化的高风险?

8. 异常瘢痕形成的危险标志是什么?

9. 如何评估瘢痕?

10. 如何治疗异常瘢痕?

11. 伤口的二期愈合意味着什么?

5. 膝关节后部开放性创伤

Jill Heitzman, PT, DPT, GCS, NCS, CWS, CEEAA, FACCWS

一名 72 岁的女性,5 年前出现右侧脑血管意外,导致左侧上下肢无力。她与丈夫一起生活,可借助大型四点拐杖和一个塑料的铰链式踝足矫形器(ankle-foot orthosia,AFO)步行,日常生活能力下降但能自理。病史包括心肌梗死(myocardial infarction,MI),在脑卒中之前 3 年,进行过两次冠脉搭桥术。自脑卒中以来服用的药物包括普萘洛尔(hydrochloride)100mg,2 次/d,盐酸维拉帕米(verapamil hydrochloride)200mg,2 次/d,氯噻嗪(chlorothiazide)每天 250mg,阿托伐他汀(atorvastatin)每天 10mg,阿普唑兰(alprazolam)0.5mg,3 次/d。

患者目前通过物理治疗来改善步行能力,希望在他们 50 周年结婚纪念日时旅行能使用手杖。患者为了这次旅行在进行节食,目标是减重 22.7kg,现已减去 6.8kg,目前的 BMI 为 34。她自述约在 5 天前出现了眩晕,而且快速变化任何位置都会导致眩晕。她联系了她的家庭医师,医师给她开了氯苯甲嗪(hydrochloride)每天 25mg。她的生命体征:HR 为 74 次/min,RR 为 18 次/min,BP 为 148/84mmHg,SpO₂ 为 97%。患者注意到在左膝关节的后方有一个伤口,如图所示。

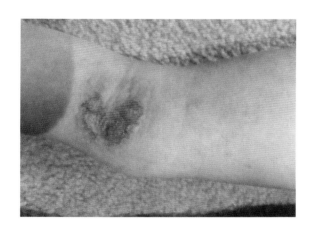

■ 病例研究问题

1. 与本案例相关的医疗问题是什么?

2. 与本案例相关的药物问题是什么?

3. 在目前的头晕状态下,她是如何通过节食减肥的呢?

4. 还有哪些因素可能导致眩晕?

5. 图片中的伤口可能是哪些因素造成的?

6. 在干预之前需要进行哪些测试和评估?

7. 如何对图中伤口进行分类?

8. 最合适的伤口敷料是哪些?

9. 踝足矫形器(ankle foot orthosis,AFO)方面需教育什么问题?

10. 该患者还需要其他方面的转介会诊吗?

6. 筋膜切开术

Jill Heitzman, PT, DPT, GCS, NCS, CWS, CEEAA, FACCWS

一名62岁的农民,因农场机器事故而被送往医院,右下肢(right lower extremity, RLE)膝盖以下受伤。右小腿损伤区域为12cm×6cm,发红,温热,不能触摸。水肿程度为4+。患者有感觉异常和创伤远端疼痛,足背动脉和胫后动脉搏动降低。医师采用筋膜切开术进行急救,用盐水浸湿纱布包扎伤口,3次/d。同时注射了第四代抗生素(IV antibiotics)、抗炎药(anti-inflammatories)和氢可酮(hydrocodone)。

该患者的病史有2型糖尿病,使用胰岛素和口服降血糖药物治疗。住院第3天接受物理治疗(PT),患者使用口服抗生素(oral antibiotics)和复方新诺明(Bactrim DS)为回归家庭作准备。患者在接受规律的物理治疗之前,只能转移到床边的椅子和洗脸台。患者疼痛忍受度很差,即使未达到剧痛标准,右下肢也不能进行负重。患者很焦虑,因为正值种植季节,他要去工作。在除去敷料时,伤口呈殷红、颗粒状,并且有一定量的液体渗出。

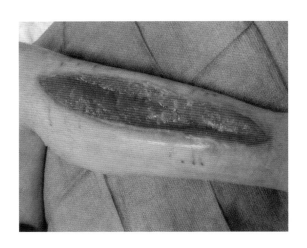

■ 病例研究问题

1. 患者活动时,哪些方面要有所关心注意?
2. 哪些因素会影响伤口愈合?
3. 目前存在的主要风险有哪些?
4. 除了伤口护理外,还需要哪些干预措施?
5. 若医师给患者的承重要求是WBAT,物理治疗师的治疗计划中的对患者的承重状态要如何因应?
6. 患者出院后应进行哪些治疗?
7. 患者出院后,每天3次的盐水润湿敷料对该患者来说现实吗?
8. 为回归家庭,需要对该患者进行哪些教育?
9. 他是否有深静脉血栓形成(DVT)的风险?如何判定?
10. 讨论使用复方新诺明(Bactrim DS)和胰岛素之间的关系。

7. 皮肤撕脱伤

Jill Heitzman, PT, DPT, GCS, NCS, CWS, CEEAA, FACCWS

一名83岁的老年女性,由于在家跌倒导致右股骨骨折,在行切开复位内固定术(open reduction, internal fixation, ORIF)后被转介给你进行居家康护。患者存在开放性伤口(见下图)。自述早晨穿衣时,手碰到了梳妆台而负伤了。她立即给伤口使用了创可贴。患者目前的用药情况包括阿替洛尔(atenolol)、塞来昔布(celebrex)、富血铁(femiron)、左甲状腺素(levoxyl)、氟西汀(fluoxetine)、立普妥(lipitor)、坦洛新(tamsulosin)及奥美拉唑(omeprazole)。患者使用标准步行器进行右侧脚趾触地承重步行时,髋部疼痛加剧。髋部的切口呈红色并伴有硬结,无渗出液,在伤口周围区域伴有发热。切口用钉固定。

患者意识清醒,认知定向尚可,但只能执行一些简单的指令。除了右侧髋关节,患者肌力大约均为4+/5,主动运动时伴有疼痛。轻微驼背,双侧肩关节屈曲为155°。另外,除了左侧髋关节伸展为0,双侧踝关节背屈为5°,其他的关节活动度在正常范围内。由于疼痛和最近的手术,右侧髋关节没有进行关节活动度的测量。生命体征:HR为72次/min,RR为17次/min,BP为136/82mmHg,SpO_2为96%,体温37.1℃。轻触觉完整。由于髋部的疼痛,步行7m左右就停下,疼痛用视觉模拟量表评估为8/10。

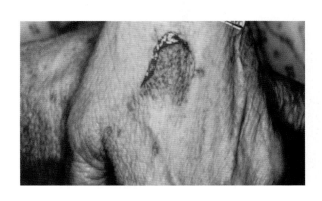

■ 病例研究问题

1. 哪些老龄化问题使患者有皮肤撕裂的风险？
2. 老龄化问题是如何影响愈合的？
3. 伤口上使用创可贴的风险有哪些？
4. 如何根据 Payne-Martin 皮肤撕裂伤分级进行分级？
5. 最适合这种皮肤撕裂伤的敷料是什么？
6. 基于这个患者的表现，还存在哪些问题？
7. 如何确定是否存在系统性或局部感染？
8. 患者撞到梳妆台的原因可能是什么？
9. 药物是如何影响物理治疗计划的？
10. 根据患者最初的诊断，患者还有哪些其他的干预措施？

8. 烧伤：手臂

Jill Heitzman, PT, DPT, GCS, NCS, CWS, CEEAA, FACCWS

71 岁男性患者 3 天前正在自家院子里烧树叶，火势失控，衬衫着火导致他的右臂烧伤。患者到急诊室就医后，接受 1% 的磺胺嘧啶银（silver sulfadiazine）治疗后，用纱布包扎手臂。当时医师给他开了一种氢可酮（hydrocodone）处方药后转诊到物理治疗。

患者和妻子住在一栋单层的房子里，在社区里独立生活，他的妻子在去年脑卒中后，工具性日常生活活动和大部分日常生活活动都要依靠她丈夫的帮助。患者没有慢性疾病，每天只服用 81mg 的阿司匹林（aspirin）。休息时的生命体征：HR 为 72 次/min，BP 为 124/78mmHg，RR 为 15 次/min，SpO$_2$ 为 99%。伤口远端的轻触觉是完整的。

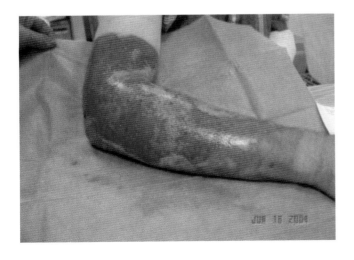

■ 病例研究问题

1. 烧伤是如何分类的？
2. 使用磺胺嘧啶银（silver sulfadiazine）的风险是什么？
3. 服用氢可酮（hydrocodone）的风险是什么？
4. 这种烧伤伤害将如何影响功能？
5. 决定出院时患者是回家由居家康护还是转到康复护理院由护理院提供物理治疗，要考虑哪些因素？
6. 最适合这个伤口的治疗干预是什么？
7. 什么样的敷料最合适？
8. 这个患者有什么风险？
9. 在这个时候和出院后，患者需要接受什么教育？
10. 这个患者需要额外的液体补充吗？ 如果需要，需补充多少？
11. 应该制定哪些具体的饮食建议？
12. 除了伤口治疗之外还需要什么其他的干预措施？

9. 足底伤口

Jill Heitzman, PT, DPT, GCS, NCS, CWS, CEEAA, FACCWS

71 岁的白人男性，曾因 2 型糖尿病和高血压导致其右侧第四和第五脚趾被截肢。患者有 52 年的烟龄，每天抽一包烟，但在两年前截肢后就戒烟了。他一直在服用常规胰岛素、盐酸二甲双胍（metformin）、赖诺普利（lisinopril）和甘露醇（mannitol）。在过去的几个月里，患者的血糖平均为 180mg/dl。患者陈诉患脚已经麻木 2.5 个月，但是有一天晚上，他注意袜子上有血迹。到急诊室就医，被诊断有金黄色葡萄球菌感染，并经静脉注射了头孢呋辛酯。现在，患者在你们医院接受伤口的康复评估和治疗。

体检值：血红蛋白 = 11.0g/dl，红细胞比容 = 31%，白细胞 = 13 000/μl，血小板 = 13 000/μl，随机血糖 = 300mg/dl，尿液葡萄糖为阴性，X 线显示陈旧骨折，无新骨折和骨髓炎。患者的身体质量指数（BMI）为 31。生命体征：HR 为 80 次/min，RR 为 18 次/min，BP 为 144/92mmHg，SpO$_2$ 为 98%，体温 37.6℃。

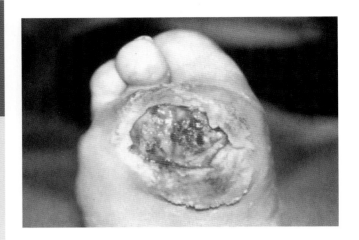

天,患者在去除敷料时,发现伤口渗出浅绿色液体,并散发出一种水果味。脚趾甲是蓝绿色的,治疗师怀疑是假单胞菌感染,并报告了医师。医师安排进行拭子培养。在交谈的过程中,治疗师也接到了对患者进行电刺激治疗的医嘱。

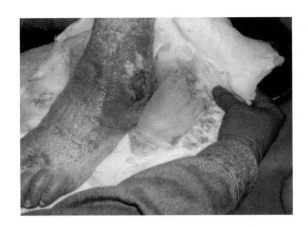

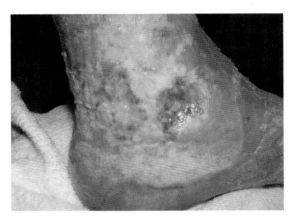

■ 病例研究问题

1. 患者的体检值说明了什么?
2. 需要进行哪些检查和测量?
3. 如何检查感觉?
4. 如何检查循环?
5. 你预期患者会采用什么样的步态模式,以及对步态的建议是什么?
6. 有哪些危险因子会使目前的伤口和新伤口恶化?
7. 什么是无法控制的糖尿病?
8. 影响这个患者的伤口愈合因素有哪些?
9. 对该患者而言,适合该类伤口的分类量表是什么?
10. 伤口创面准备(伤口护理)都包括什么?
11. 伤口干预的循序渐进的过程是什么样的?
12. 为明确未来的治疗措施,什么样的预防风险工具可以用于该患者?
13. 一旦伤口闭合,将采取什么措施?

10. 假单胞菌

Jill Heitzman, PT, DPT, GCS, NCS, CWS, CEEAA, FACCWS

82 岁患者,因左下肢(left lower extremity, LLE)的内踝和外踝都有开放性的伤口,来到了创伤诊所。检查显示下肢肿胀是断断续续的,周围有大量的渗液。他自述现在没有像过去那样走那么多的路,因为他走路时感觉很沉重,同时还伴有疼痛,尤其是在一天结束的时候。患者每周进行 2 次多层的纱布包扎。今

■ 病例研究问题

1. 治疗师对假单胞菌感染的症状了解多少?
2. 有什么可能性可使得假单胞菌繁殖发育?
3. 如何进行患者伤口的菌落培养?
4. 该患者最可能的基本情况是什么?
5. 你如何对这个伤口进行分类?
6. 在这个时候需要使用什么类型的敷料?
7. 如果踝肱指数(ankle brachial index, ABI)是0.8,而且他的脉搏强有力,那么你如何给患者使用多层敷料呢?
8. 由于这个伤口是慢性的,治疗师与医师讨论了电刺激的使用情况。应用电刺激需要考虑哪些因素?
9. 医师决定用银浸渍的纱布做敷料。这对电刺激的使用有何影响?
10. 该患者还需要什么教育?

11. 生命末期皮肤衰竭

Jill Heitzman, PT, DPT, GCS, NCS, CWS, CEEAA, FACCWS

一名 72 岁的男性,因肺纤维化发展成肺炎被送往医院。随后他被确诊为终末期肺纤维化并接受临终关怀。尽管由护士帮助定期变换体位,但是患者骶骨区域的皮肤情况还是出现恶化,如图所示,这种情况在 24 小时内迅速发展。

生命体征:HR 为 88 次/min,鼻导管吸氧 5L,RR 为 30 次/min,BP 为 144/68mmHg,SpO$_2$ 为 90%,体温 37.5℃。患者关节活动始终受限,总的肌肉力量为 3/5,不能行走,转移和床上移动都需要大量帮助。

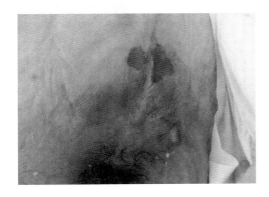

■ 病例研究问题

1. 这种情况叫什么?
2. 为什么会出现溃疡?
3. 根据医疗保险规则,临终关怀的标准是什么?
4. 临终关怀有哪些服务?
5. 肺纤维化的诊断如何影响这种疾病的愈合?
6. 什么是姑息治疗?
7. 如何将姑息治疗与这个伤口联系起来?
8. 在该情况下,伤口管理最重要的注意事项是什么?
9. 根据溃疡位置和医疗条件,什么因素会增加这种情况下进一步恶化的风险?
10. 这个患者还会有出现什么问题的高风险,以及如何解决这些问题?

12. 皮疹

Jill Heitzman, PT, DPT, GCS, NCS, CWS, CEEAA, FACCWS

61 岁的女性患者,因腿上有一个开放性的伤口,转诊物理治疗,如图所示。患者自述和她的孙子一起在公园玩,第二天就出现了皮疹。她抱怨皮疹出现两天后开始有瘙痒和灼烧感。她现病史中没有用药史,只服用维生素、钙补充剂,但对磺胺类药物过敏。

生命体征:HR 为 78 次/min,RR 为 18 次/min,BP 为 136/82mmHg,SpO$_2$ 为 98%,体温 37℃。

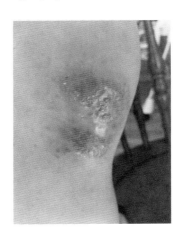

■ 病例研究问题

1. 产生这个伤口最有可能的原因是什么?
2. 你如何在不同的可能的诊断之间区分湿疹、皮炎、银屑病和血管炎?
3. 瘙痒发作会给你更多鉴别诊断的信息吗?
4. 患者过敏对伤口治疗计划有什么影响吗?
5. 该患者伤口目前处于什么愈合阶段?
6. 伤口愈合的风险是什么,尤其是当患者的皮肤颜色变得更深的时候?
7. 对于这个伤口,最佳伤口管理方法是什么?
8. 目前治疗师会如何排除潜在的静脉问题?
9. 治疗师如何辨别急性皮疹和慢性皮疹?
10. 有什么药物能对该患者有用吗?

13. 创伤性伤口

Jill Heitzman, PT, DPT, GCS, NCS, CWS, CEEAA, FACCWS

一名 69 岁的男性患者,工作时因一根电缆掉落砸到他手臂上而受伤。X 线检查显示没有骨折。4 天后,患者到医师那里复诊,发现一个大的开放性血肿,且血肿上有坏死组织覆盖。医师要求验血,发现凝血酶原时间为 15 秒,国际标准化数值为 1.5 秒。医师怀疑是华法林(warfarin)诱发的坏死,所以直到伤口愈合后才开始继续用华法林,此期间改让患者服用一个疗程为期 6 天的泼尼松(prednisone)。患者被转介到康复门诊进行伤口清创和搏动性灌洗。

在最初的评估中,康复师发现患者因 2 年前患有轻度心肌梗死,一直在服用华法林,在交谈的过程中,患者说"没什么大不了",还每天吃大量的蒜且不按时服药。然而,他报告在受伤后由于疼痛和肿胀,确实服用了一些布洛芬。患者描述手和手指有一些异常感觉,还说他的上臂疼痛感加重,伤口区域有压迫感,但对触摸非常敏感。患者还说,由于个人和家庭问题,他不得不继续工作。生命特征:BP 为 135/84mmHg,HR 为 82 次/min,RR 为 26 次/min,SpO_2 为 99%。

患者的左臂伤口很敏感,所以没有进行肌力和关节活动度的测试,其他肢体的肌力和关节活动度正常。

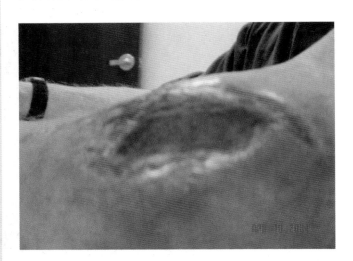

■ 病例研究问题

1. 患者为什么要使用华法林(coumadin)?

2. 患者的 PT 和 INR 表示什么?

3. 华法林对患者病史有什么影响?

4. 什么是华法林诱发的坏死(coumadin-induced necrosis,CIN)?

5. 导致 CIN 形成的最有可能的原因是什么?

6. 由哪些症状可得出该诊断结果?

7. 怎样进行为期 6 天一个疗程的泼尼松(prednisone)治疗?

8. 为什么让患者服用泼尼松?

9. 该诊断对选择干预手段有什么影响?

10. 适合对该患者采取什么类型的干预方法?

11. 该患者适合什么类型的敷料?

12. 一旦伤口愈合了,该患者还需要哪些正确的教育?

13. 还有其他的食物会影响华法林的使用吗?

14. 鉴别两种伤口

Jill Heitzman,PT,DPT,GCS,NCS,CWS,CEEAA,FACCWS

一名 80 岁的西班牙裔男性患者,因左脑血管(大脑中动脉)意外(cerebral vascular accident,CVA)而居住在老年护理院,于 8 周前出现右侧偏瘫。既往病史包括 2 年前左髋骨折,之后接受了全髋关节置换术(total hip arthroplasty,THA),慢性咳嗽,高血压和胃食管反流疾病(gastroesophageal reflux disease,GERD)。患者的药物治疗包括钙剂(calcium)、复合维生素(multivitamins)、华法林(warfarin)、奥美拉唑(omeprazole)、阿替洛尔(atenolol),并且定期使用苏打水缓解胃灼热。患者有 40 年的吸烟史,每天抽 1~2 包烟。患者 BMI 为 32,Braden 指数 12/23,而且如图所示,在臀部有开放创面。还注意到在患者的右下肢和外踝处有开放创面。生命体征:BP 为 172/92mmHg,HR 为 110 次/min,RR 为 15 次/min,SpO_2 为 91%。

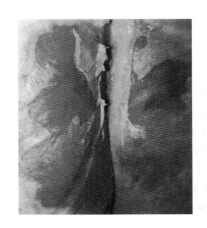

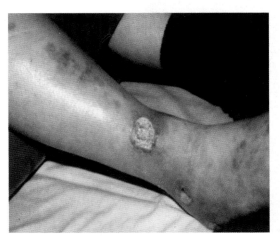

■ 病例研究问题

1. Braden 指数(Braden Scale)得分表明了什么?

2. 在评估压疮风险时,Braden、Norton 和 Gosnell 量表有什么区别?

3. 如何对臀部的伤口进行分类?

4. 导致这种伤口继续发展的风险是什么?

5. 出现什么情况表明会导致腿部溃疡?

6. 如果腿部溃疡是由于其他原因造成的,你会用什么测试和评估来确定?

7. 你如何记录腿部的伤口?

8. 患者身上出现的哪些风险因素会影响愈合?

9. 患者正在服用的药物将如何影响愈合?

10. 基于患者的病史,其他什么情况将会影响物理治疗?

15. 背部疼痛和损伤

Jill Heitzman, PT, DPT, GCS, NCS, CWS, CEEAA, FACCWS

一名 67 岁美籍非洲裔男性来接受物理治疗时,抱怨下背部疼痛(lower back pain,LBP)持续 1 周,在过去 3 天内,患者的躯干右侧还出现了刺痛和疼痛。既往病史包括 2 型糖尿病和高血压。病历报告说患者服用了羟考酮(oxycodone)来缓解疼痛,还服用了普萘洛尔(propranolol)治疗高血压。患者自述通过饮食调节和口服格列本脲(glyburide)控制糖尿病。血糖水平为 124mg/dl,糖化血红蛋白为 6%。然而,患者报告今天早上的血糖水平是 210mg/dl,这让他很担忧。在交谈过程中,康复师注意到在其右侧 $T_{11} \sim T_{12}$ 周围的皮肤出现了处于不同阶段的小囊泡、溃疡、干燥和瘙痒性病变。生命体征:BP 为 146/84mmHg,HR 为 88 次/min,RR 为 20 次/min。

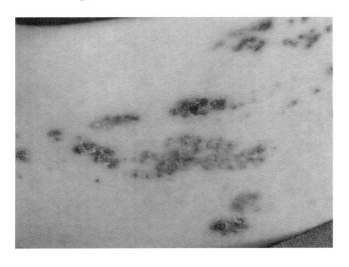

■ 病例研究问题

1. 这个患者最可能出现的新问题是什么?

2. 还有什么其他疾病可有类似的临床表现?

3. 什么问题最能说明这种情况与其他皮肤病之间的区别?

4. 讨论新发状况的病因学进展。

5. 对这个患者和更广泛的社区群体来说,最重要的是什么?

6. 如果康复师打算继续患者的下背痛治疗,需要考虑些什么?

7. 这些伤口是怎么处理的?

8. 患者的病史告诉你,随着病变的发展,最可能出现什么风险?

9. 可能帮助该患者解决术后(长期)问题的治疗是什么?

10. 治疗这种疾病的药物之一是泼尼松(prednisone)。这种药物长期服用对这个患者的影响是什么?

16. 压疮

Jill Heitzman, PT, DPT, GCS, NCS, CWS, CEEAA, FACCWS

一位 52 年来独自生活的 78 岁女性患者,在家时从楼梯上摔下来,导致右小腿(胫骨和腓骨)骨折。第 2 天,患者的儿子才发现她,并把她送到了急诊科。骨科医师使用外固定装置固定她的小腿,患者因患细菌性肺炎卧床休息了 5 天。她进行阿奇霉素(azithromycin)治疗,并经鼻管吸氧(2L)。目前入住三级医院,接受物理治疗开始移动能力训练。她服用的药物包括盐酸贝那普利(benazepril)、胰岛素预混制剂(优泌林)(humulin)70/30 并通过患者自控镇痛输液泵(patient-controlled analgesic,PCA)输盐酸哌替啶(meperidine)。由于小腿上的外固定装置,她无法在床上独立移动。她抱怨说小腿在移动时的疼痛用疼痛缓解视觉模拟评分法(visual analogy score,VAS)为 8/10。在床上转身时,你注意到她后下背部有完整非苍白性的红色区域,如下图所示。她的 BP 为 106/90mmHg,HR 为 92 次/min,RR 为 20 次/min,SpO_2 在休息不吸氧气的情况下是 94%,体温为 37.6℃。

在摔倒之前,她能在社区独立生活,在没有辅助设备的情况下可独立行走。未受累肢体的肌力和关节活动度都在正常范围内。两足底的轻触觉减退。意识清醒,对自我、地点和时间的认知定向良好。

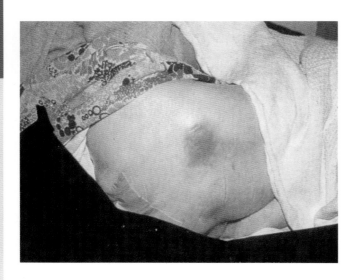

■ 病例研究问题

1. 如何对这种伤口进行分类?

2. 有哪些危险因素会导致此伤口出现?

3. 从她服用的药物中你能知道她的基本情况吗?

4. 细菌性肺炎的症状和体征是什么?

5. 她有哪些患上细菌性肺炎的风险?

6. 一旦开始物理治疗,她将面临什么样的风险,你将如何判定?

7. 患者自控镇痛(PCA)输液泵是什么?

8. 治疗师在 PCA 泵中的作用是什么?

9. 这个伤口要怎么处理?

10. 你将如何决定患者出院后要去怎样的治疗场所?

11. 如果这个患者的康复治疗的最终目标是能回家,那么根据跌倒的危险因素需要解决什么环境问题呢?

17. 足部畸形

Jill Heitzman, PT, DPT, GCS, NCS, CWS, CEEAA, FACCWS

一位 80 岁的女性患者,因被诊断出阿尔茨海默病而在老年护理院接受治疗,她同时还患有痛风、高血压、骨关节炎和房颤等并发症。她服用的药物有:呋塞米(furosemide)每天 80mg,氟哌啶醇(haldol)睡前 5mg,别嘌呤醇片每天 300mg,华法林(warfarin)每天 5mg,泰诺(对乙酰氨基酚)(tylenol)每 6 小时 325mg 以缓解痛苦。由于患者在过去的 6 个月中曾出现 3 次尿路感染,导致她出现了尿失禁的症状,并被要求服用达非那新(darifenacin)。她最近开始使用有轮步行器,并且在行走时需要帮助。护理院工作人员报告说,患者在过去的一周里已经跌倒了 3 次。她抱怨说呼吸时背部疼痛会增加,双腿也无力,还有夜间抽筋。在脱掉鞋子之后,治疗师注意到患者的左脚第二个脚趾上有一个伤口,还发现她左足有 3+级凹陷性水肿。生命体征:BP 为 162/92mmHg,HR 为 100 次/min,RR 为 34 次/min 且表浅,SpO$_2$ 为 94%。

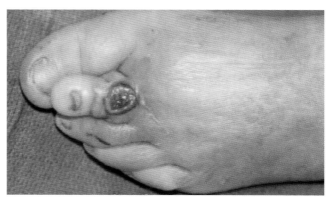

■ 病例研究问题

1. 针对患者使用利尿剂的风险是什么?

2. 针对患者使用每种药物的风险是什么?

3. 针对患者使用别嘌醇钠(aloprim)的风险是什么?

4. 对于这个患者来说服用华法林的风险是什么?

5. 对于这个患者来说服用达非那新的风险是什么?

6. 还有什么原因可能导致了这个患者的尿失禁?

7. 你将如何描述患者的脚?

8. 最有可能导致伤口的因素是什么?

9. 对于这个患者的伤口需要什么样的测试和评估呢?

10. 对该伤口有什么干预措施?

11. 根据背部疼痛和腿部症状的表现,还可能出现什么症状?

12. 还有哪些测试和措施能说明问题?

13. 还需要物理治疗师实施什么干预措施?

14. 对这个患者有什么建议?

18. 组织损伤

Jill Heitzman, PT, DPT, GCS, NCS, CWS, CEEAA, FACCWS

一名 70 岁的女性患者,居住在她女儿的家里,她的伤口如图所示,因需要增强肌力和移动能力转诊至物理治疗。患者的病史包括风湿性关节炎、2 型糖尿病、神经病变、肾病、高血压和动脉硬化。2 年前曾接受心脏支架植入手术,3 年前有过短暂性脑缺血发作(transient ischemic attack,TIA)。现服用的药物包括门冬胰岛素(insulin aspart)、盐酸二甲双胍(metformin)、氢氯噻嗪(chlorothiazide)、普萘洛尔(propranolol)、华法林(warfarin)、加巴喷丁(gabapentin)和泼尼松(prednisone)。在过去的 3 个月里,患者跌倒了 2 次,需要她女儿的帮助才能从地上起来。最近已穿戴了一个月的塑料的铰链式踝足矫形器(ankle foot orthosis,AFO)。生命体征:BP 为 152/88mmHg,心率为 92 次/min,RR 为 28 次/min,SpO$_2$ 为 96%。

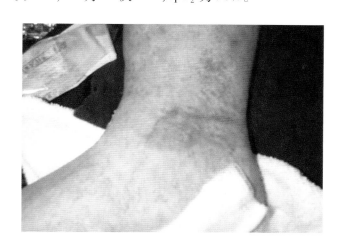

■ 病例研究问题

1. 这个患者的伤口属于什么类型?
2. 造成这个伤口的可能原因是什么?
3. 哪些药物最可能影响伤口愈合?
4. 根据患者的病史,为什么要使用踝足矫形器?
5. 针对这个伤口愈合管理,治疗师的干预措施是什么?
6. 这个患者还需要哪些其他的测试或治疗措施?
7. 治疗师如何确定她在步行时是否需要辅助设备?
8. 有哪些家庭问题需要进行评估?
9. 考虑到未来的风险,她有什么并发症?
10. 什么是适当的糖尿病足部护理?
11. 这个患者需要哪些其他的教育?

19. 烧伤:小腿

Jill Heitzman, PT, DPT, GCS, NCS, CWS, CEEAA, FACCWS

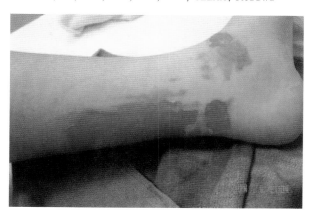

一名 75 岁的女性患者,由于心脏病一直在服用华法林(warfarin)和氢氯噻嗪(chlorothizide),1 年前配偶因为癌症去世。患者的女儿向医师报告说,她曾注意到母亲经常哭闹,并且一直不愿意参加任何社会活动。医师针对这个问题开了劳拉西泮(lorazepam)的处方。之后 6 个月,这名患者不再能照顾自己,她经常忘记吃饭、服药,甚至记不住她的家庭成员。为此,她搬去和她女儿一块住了,并在服用医师给她开的盐酸多奈哌齐(donepezil)。

3 个月后,她因左脚足底(见图),足踝和跟腱烧伤被送进了医院。她的医师建议她进行物理治疗以提高她的移动能力。女儿报告说事发时她母亲自己准备了浴缸的洗浴水,尽管水太烫她还是进了浴缸。患者在入院时,服用了氢考酮(hydrocodone)和对乙酰氨基酚(acetaminophen)。生命体征:BP 为 162/80mmHg,HR 为 90 次/min,RR 为 16 次/min,SpO$_2$ 为 96%,体温 37℃。

除了左侧踝关节,患者其他关节的肌力和关节活动度均属正常范围内,在任何方向的主动或被动运动上都有疼痛。轻触觉是正常的。

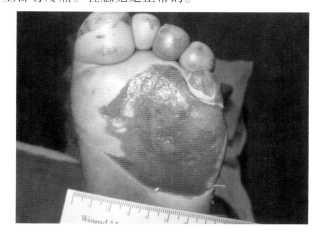

■ 病例研究问题

1. 据图如何给这个伤口分级?
2. 如何确定该伤口大小?
3. 根据用药情况,这个案例的心脏问题是什么?
4. 劳拉西泮的用途是什么?
5. 盐酸多奈哌齐(donepezil)的用途是什么?
6. 对乙酰氨基酚(acetaminophen)是什么?
7. 这个案例中对于患者出现了什么样的社会问题?
8. 这个案例中的药物有什么影响?
9. 这个患者和照顾者需要哪些转诊?
10. 盐酸多奈哌齐(donepezil)是适合患者病情的药物吗?
11. 这个患者有什么风险?
12. 这个患者的伤口最合适的治疗是什么?
13. 如何按照医师的医嘱进行物理治疗?
14. 应该提供哪些其他的物理治疗干预措施?
15. 患者还需要哪些其他的医疗干预吗?
16. 关于患者的出院,治疗师还需要考虑什么?

20. 臀部溃疡

Jill Heitzman, PT, DPT, GCS, NCS, CWS, CEEAA, FACCWS

治疗师在农村地区提供上门居家康护。当提前30min到达新患者的家时,治疗师注意到门是敞开的,于是治疗师介绍自己是谁的同时敲门。当听到一句温和的"请进"之后进门,治疗师发现患者独自一人在家,靠着左臂,坐在轮椅里,看着窗外。

患者是一名82岁的女性,患有脑肿瘤手术切除后继发的右脑脑血管意外(CVA)。脑血管意外导致她左侧肢体偏瘫。3周前,在丈夫的坚持下,她未遵医嘱提前从康复医院出院。出院时,她丈夫拒绝了她需要居家康护的要求。直到最近,患者的女儿从外地打来电话请求康护服务。根据出院时的医疗记录,患者需要24小时的护理。在治疗师的这次访问中,这位患者显得很焦虑,一直盯着窗户。她从轮椅转移到床上,需要一人的大量帮助。你作为治疗师闻到一种粪便的气味,帮患者转过身子后,你看到了一些陈旧和新鲜的排泄物,也看到了患者的臀部情况(如图所示)。生命体征:BP为110/70mmHg,HR为64次/min,RR为32次/min,SpO₂为97%,体温36.8℃。

患者意识清醒,对人、时间和地点都认知定向良好。她的左上肢松弛,近端左下肢,包括髋关节和膝关节,肌力为2/5。她因不能在没有躯干支撑的情况下保持身体直立,致坐位平衡很差。左侧轻触觉缺失,右侧存在。DTR在右侧是2+,左侧是0。

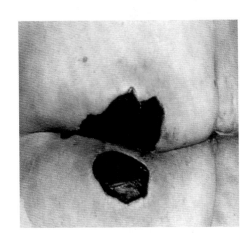

■ 病例研究问题

1. 这个伤口如何分类?
2. 导致这个伤口的风险因素是什么?
3. 应该应用什么压疮风险评估量表?
4. 这个伤口最合适的治疗是什么?
5. 预防压疮的关键因素是什么?
6. 压疮愈合量表是什么?
7. 什么是Bates-Jensen创面评估工具,它与PUSH比如何?
8. 这个案例表现出什么其他的问题?
9. 这种情况下,治疗师的责任是什么?
10. 这个患者需要哪些转介会诊?

21. 伤口感染艾滋病病毒

Jill Heitzman, PT, DPT, GCS, NCS, CWS, CEEAA, FACCWS

一位70岁患者,小腿后部出现了紫色皮肤结节性病变,并且伤口变得越来越大。对此医师进行了手术切除,还用患者大腿上的皮肤作为供体进行皮肤移植。患者的康复目标是能够重新骑自行车。6个月前他的CD4⁺计数为:525个细胞/mm³,最近的CD4⁺计数:300个细胞/mm³。

生命体征：BP 为 138/80mmHg，HR 为 76 次/min，RR 为 24 次/min。他在术后服用的药物包括立普妥（atripla）、碳酸锂（lithium）、氢化可的松（hydrocortisone）。

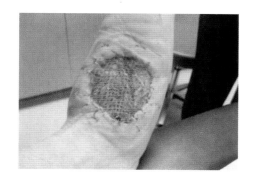

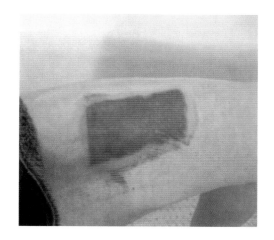

■ 病例研究问题

1. 什么是 CD4$^+$ 计数？
2. 这个患者的 CD4$^+$ 计数水平代表了什么？
3. 患者用药情况说明了什么？
4. 什么类型的损伤可能最需要手术？
5. 临床工作者需要了解有关这种疾病的传播情况吗？
6. 为什么要皮肤移植？
7. 皮肤移植的治疗步骤是什么？
8. 皮肤移植的多种形式有哪些？又是如何分类的？
9. 这个伤口是什么类型的移植？
10. 移植失败的风险是什么？
11. 这种情况下，可以应用什么类型的敷料？
12. 如何在移植部位使用负压伤口治疗系统？
13. 供体部位适合什么治疗？
14. 这个患者需要哪些其他的干预措施？
15. 什么样的教育需求适合这个患者？

22. 淋巴水肿：第一部分

Jill Heitzman，PT，DPT，GCS，NCS，CWS，CEEAA，FACCWS

一位 70 岁男性患者，在一所小学兼职做门卫。他因左下肢的开放性伤口需要接受治疗。在初次治疗时，治疗师注意到其左小腿内侧部位有开放性伤口，伴有液体渗出。患者自述腿上的伤口时好时坏很多年，并且有双侧水肿与脂质硬化以及腹股沟肿胀。他服用的药物包括呋塞米（furosemide）、苯磺酸氨氯地平（amlodipine）和小剂量阿司匹林（baby aspirin）。医师最近给他开了阿莫西林（amoxil）。患者的病史包括高血压、5 年前做过的前列腺手术。

生命体征：BP 为 168/90mmHg，HR 为 100 次/min，RR 为 32 次/min，且表浅。踝关节的活动度受限，仅能在背屈 3°到跖屈 18°之间活动。踝关节的肌力是 4/5，其余四肢为 5/5。左下肢的轻触觉减弱。患者行走不需借助任何辅助器具，但自述长时间的行走后双腿会疲劳，常不得不依靠清洗设备来做大量的伤口清洗工作。

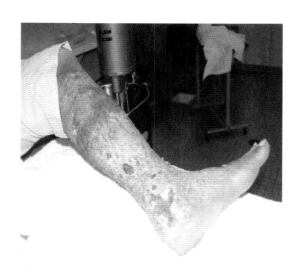

■ 病例研究问题

1. 什么是脂性硬皮病？
2. 造成脂性硬皮病的原因是什么？
3. 他的工作如何影响这种慢性疾病？
4. 他的用药情况是如何影响病情的？
5. 什么情况会导致这种下肢情况？
6. 你将会采取什么测试和措施来治疗慢性疾病？
7. Stemmer 症是什么？
8. 淋巴水肿是如何分类的？

9. 这个患者需要什么样的治疗？

10. 与患者讨论使用电动漩涡桶（whirlpool）的利弊？

11. 讨论这个患者使用空气压缩泵的情况？

12. 这个患者出院之前需要给他提供什么？

23. 淋巴水肿：第二部分

Jill Heitzman, PT, DPT, GCS, NCS, CWS, CEEAA, FACCWS

一名 65 岁女性，左侧乳腺改良根治术后 12 个月。4 个月前结束了化疗和放疗。由于严重的左上肢水肿，她被转介至你的诊所。你在她上臂可触摸到坚实的组织。她自述放疗后，皮肤出现一些水疱和脱皮，但已经痊愈。她目前正在服用他莫昔芬（tamoxifen）。她的生命体征包括：BP 为 140/84mmHg，HR 为 82 次/min，RR 为 24 次/min，体温：37℃。

经测量，她的左上肢周长比右侧长 4cm。她的肩关节活动范围在屈曲和外展时减少了 30°。除了肩关节肌力为 4/5，肘关节肌力为 4/5，其余肌力正常。她自述左手和左手指有一些短暂的麻木和刺痛。她还抱怨在尝试完成家务时很容易感到疲劳。

■ 病例研究问题

1. 在乳腺改良根治术手术期间发生了什么？

2. 患乳腺癌的风险有哪些？

3. 乳腺癌是如何分期的？

4. 什么是化疗？

5. 放疗对皮肤有什么影响？

6. 坚实的组织是什么？

7. 为什么水肿会形成于患侧上肢？

8. 用于化疗的药物（以及她目前的药物）如何影响该患者？

9. 什么是综合消肿疗法（complete decongestive therapy, CDT）？

10. 该患者目前处于 CDT 疗法的什么阶段？

11. 什么样的运动有助于淋巴回流？

12. 在第 1 阶段需要什么类型的绷带包扎？

13. 如何让订制的抗淋巴水肿压力服合身？

14. 还需要哪些其他的干预措施？

15. 她面临的风险是什么？

16. 该患者在出院前需要接受什么教育？

24. 皮肤癌

Jill Heitzman, PT, DPT, GCS, NCS, CWS, CEEAA, FACCWS

一位 66 岁的老年男性，无其他医疗问题，小腿后部被小虫咬伤后，他注意到在一颗不寻常的痣周围出现了异常的变化。他去找医师就诊，随后做了一个切除活检。病理报告显示，他患有鳞状细胞癌，一周后医师在他伤口的开放区域注射了干扰素 α-2b（interferon alfa-2b）。如图所示，该区域出现了腐肉和肿胀。他自述大约在 20 年前因在燃烧树叶时腿被烧伤，因而进行过植皮手术。

他的 BP 为 140/80mmHg，HR 为 82 次/min，RR 为 25 次/min，SpO₂ 为 98%，体温 36.9℃。肌力和关节活动度正常。轻触觉是完整的，所有的腱反射（deep tendon reflexes, DTR）为 2+。关于皮肤损伤，物理治疗师需要了解的是什么？

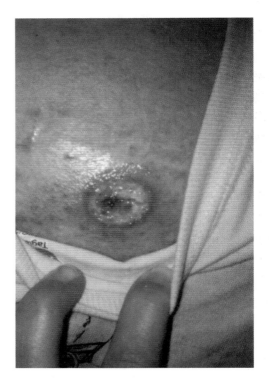

■ 病例研究问题

1. 外观有什么样的改变将暗示他需要看医师？

2. 协助教育公众对皮肤损伤进行自我评估的首字母缩写是什么？

3. 皮肤颜色异常还可能导致其他什么情况？

4. 皮肤癌的不同形式是什么？

5. 患皮肤癌的风险是什么？

6. 什么是切除活检？

7. 皮肤癌是如何分期的？

8. 患者应该在他其余部分的皮肤上寻找什么？

9. 这个患者患 Marjolin 溃疡的风险是什么？

10. 为什么在损伤部位注射 α-2b 型干扰素（intron A）？

11. 鳞状细胞癌有哪些不同的治疗方法？

12. 你将如何描述这个伤口？

13. 对该伤口适合采取什么干预措施？

25. 外周动脉疾病（PAD）

Jill Heitzman, PT, DPT, GCS, NCS, CWS, CEEAA, FACCWS

一位 71 岁的退休男性，独自生活在他自己的三层住宅里，每天都会自己开车去社区中心参加老年活动，包括午餐、台球、纸牌和园艺。患者在经皮血管腔内成形术和支架置入术后被转介接受物理治疗。初诊时可见患者切口创面沿着小腿外侧裂开，来时医师已经建议用负压创伤治疗系统（创伤 VAC）处理创口。

患者脚伤未愈合。手术前，他每天都抽一包烟，并说他现在已经减少到三天一包了。他正在服用沙丁胺醇（albuterol）、噻托溴铵（tiotropium）、地高辛（digoxin）、贝那普利（benazepril）、辛伐他汀（simvastatin）、呋塞米（furosemide）和螺内酯（spironolactone）。他最近服用了氯吡格雷（clopidogrel），对乙酰氨基酚（acetaminophen）+羟考酮（oxycodone），和左氧氟沙星（levofloxacin）。他的体重指数（BMI）是 32。与左腿相比，他的右腿肿胀，凹陷性水肿 2+。他的生命体征是：BP 为 168/90mmHg，HR 为 92 次/min，RR 为 28 次/min，且表浅，外周血氧饱和度 SpO_2 为 96%，体温为 37.1℃。他的右侧踝肱指数（ABI）为 0.6。患者说，医师告诉他，如果伤口不能愈合，他就必须要截肢。在治疗过程中，在伤口里发现了一些纤维样的小物质。

右踝关节活动度受限，能背屈至 2°，跖屈至 14°，其他的关节活动度在功能范围内。右脚踝在受限范围内的肌力为 3/5，施加任何阻力都会感到疼痛。其余肢体平均肌力为 4+/5。患者能够使用直的手杖行走，是减痛步态。由于小腿疼痛，他只能移动 30.5 ~ 36.6m 就需要休息。右下肢小腿肚的轻触觉缺失，呈袜套样分布。

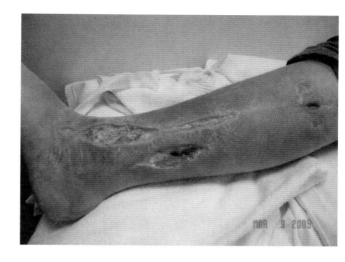

■ 病例研究问题

1. 什么是经皮血管腔内成形术？

2. 这个手术有什么风险？

3. 什么是外周动脉疾病（peripheral arterial disease, PAD）？

4. 他有哪些患 PAD 的危险因素？

5. 他的用药情况提示他有哪些其他并发症？

6. 切口裂开的一些可能原因有什么？

7. 如何使用 Wells 标准来确定他的深静脉血栓形成的风险？

8. 踝肱指数（ABI）是如何确定的？

9. 解释氧饱和度的数值与他的病史的关系。

10. 伤口上的主要分泌物是什么？

11. 负压创面治疗系统应用于这些创面需要什么技术？

12. 如果伤口需要愈合，还需要哪些转介会诊？

13. 该患者最可能接受哪种类型的截肢手术，为什么？

14. 截肢后的风险是什么？

15. 截肢手术后的外科敷料的优点和缺点是什么？

16. 在确定合适的假肢时需要考虑哪些因素？

17. 在截肢后和假肢护理中，物理治疗扮演什么样的角色？

26. 经胫骨截肢

Jill Heitzman, PT, DPT, GCS, NCS, CWS, CEEAA, FACCWS

一名 68 岁的男性和他 40 岁的儿子和 19 岁的孙

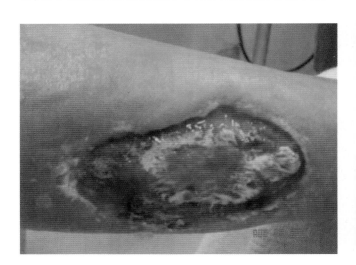

女一起生活在他的家庭农场里。在收获小麦的过程中,联合收割机卡住了。患者在清除刀片时滑倒了,导致左小腿的创伤性挤压伤。他被紧急送往医院,并进行了经胫骨截肢手术。在复苏过程中,患者通过患者自控镇痛(PCA)静脉推注吗啡同时给予昂丹司琼(ondansetron)来控制疼痛。那段时间内也开始静脉注射环丙沙星(ciprofloxacin)和克林霉素(clindamycin)。

目前,他的体重指数为 18.7(身高 1.92m,体重 68kg)。生命体征:BP 为 132/84mmHg,HR 为 82 次/min,RR 为 22 次/min,动脉 SpO_2 为 97%,体温为 37℃。在 24~48 小时后,目标是希望他能口服羟考酮(oxycodone)和阿司匹林(aspirin),并将静脉注射抗生素改为口服。他一开始下床,护士就要求他做一次血常规检查(complete blood count,CBC)。术后第 1 天,这个患者感到意识模糊,认知定向障碍,易怒。所以护士给他肌内注射了劳拉西泮(lorazepam)。该患者被要求长期使用昂丹司琼。

■ 病例研究问题

1. 怎样的截肢才可以被归类到创伤性挤压伤截肢?

2. 创伤性挤压伤后,哪些重要因素要考虑到?

3. CBC 区分检测实验(differential lab test)报告结果可以说明什么?

4. SaO_2 和 SpO_2 有什么区别?

5. 患者的用药情况说明了什么?

6. 患者有哪些会影响伤口愈合的危险因素?

7. 该患者有谵妄、抑郁或痴呆吗?

8. 患者的情绪/心理状态将会如何影响物理治疗?

9. 对于该患者来说,术后需要什么样的物理治疗?

10. 当一个经胫骨截肢后的患者使用弹性绷带时,需要考虑哪些重要因素?

11. 疼痛是如何影响物理治疗的?

12. 该患者需要什么样的体位?

13. 使用助行器或拐杖的优点和缺点是什么?

14. 在决定合适的假体时,根据联邦医疗保险功能 K 分类等级(Medicare Functional Classification K levels),患者会是在哪一个等级?

15. 什么是截肢者活动能力预估量表(Amputee Mobility Predictor,AMP)?如何使用?

16. 该患者需要哪些基本的皮肤护理教育?

17. 一旦安装了假肢,与残肢相关的一些常见问题、潜在原因和护理需求是什么?

18. 关于小腿假肢,需要注意的压力区域是哪些?

19. 作为一个农民,他需要考虑哪些因素?

27. 结核

Jill Heitzman,PT,DPT,GCS,NCS,CWS,CEEAA,FACCWS

一名 72 岁男性,转到物理治疗师进行伤口治疗。伤口位于右小腿外侧,呈现一个大的肾形的伤口,该伤口中间有腐肉,伤口边缘的周围有黄色奶酪样物质。病理报告显示他有骨结核,抗万古霉素肠球菌(vancomycin-resistant *Enterococcus faecium*,VRE)。患者正在接受静脉注射利奈唑胺(linezolid)治疗。他还在服用塞来昔布(celecoxib)、异烟肼(isoniazid)、吡嗪酰胺(pyrazinamide)、利福平(rifampin)和乙胺丁醇片(ethambutol)。既往病史包括 15 年前的肺结核,当时还在他的祖国越南。7 年前退休后搬到美国,和他的孩子们一起生活。

他自述每天喝 4~6 瓶啤酒,3 年前被诊断为 2 型糖尿病,并服用规定剂量的格列吡嗪片(glipizide)。他的体重指数 BMI 为 17。他的 BP 为 148/88mmHg,HR 为 84 次/min,RR 为 26 次/min,SpO_2 为 96%,体温为 37.2℃。他的手表现出关节炎的症状,膝关节和踝关节的活动度都有所降低。他使用一根直手杖来步行,右下肢在摆动相表现为环行步态来减少其承重。

■ 病例研究问题

1. 什么是骨结核?

2. 哪类人群患骨结核的风险最大?

3. 骨结核的症状和体征是什么?

4. 骨结核的风险是什么?

5. 什么是抗万古霉素肠球菌(VRE)?

6. 如何预防 VRE 的传播?

7. 用药情况如何影响他的护理计划?

8. 在他伤口的边缘出现黄色奶酪样的物质表明了什么?

9. 他的病史(除结核和万古霉素耐药肠球菌以外)将会如何影响他的康复计划?

10. 讨论在这个患者的创口上如何使用负压创伤治疗的方法。

11. 讨论高压氧疗法对患者的作用。

12. 该患者还需要哪些其他的治疗和教育?

第六章　复杂的医疗病例

引言：

老年人的复杂医疗问题

William H. Staples, PT, DHSc, DPT, GCS, CEEAA

　　本章将研究老年患者可能会出现的多种使康复过程复杂化的合并症。随着平均寿命的延长，慢性病已经变得越来越普遍，成为了现代医疗保健的热点。当评估老年患者时，物理治疗师需要考虑很多方面。考虑到正常衰老的情况，比如体温调节困难、视力受损、听力下降等，会使评估和干预更加困难。体能储备（内稳态）的下降可能会把诸如感冒之类的小问题转化为危及生命的问题。据疾病防控中心（center for disease control and prevention）显示，早期有 80% 的老年人（65 岁以上）被诊断患有一种慢性病，超过 50% 的老年人有三种或更多的合并症，其中包括慢性疾病[1,2]。存在多种健康问题的老年人发生死亡、残疾、不良反应、进收容所、过多的利用医疗资源和生活质量低的概率显著提高[3]。在评估和制定患者的干预措施时，应利用身体、心理、社会或以患者为中心的方法对全身系统进行全面检查。健康应体现在身体、心理及社会因素等综合方面，而不是单纯在身体方面，这一概念最初是由 Dr. Gorge Engel[4] 提出的，患有多种疾病的老年人将从这一多学科的综合性处理方法中受益。物理治疗师不仅必须要了解身体活动能力、认知能力和药物相互作用等内在因素，还要了解如环境、财力和社会支持等外部因素将如何影响治疗关系和最终结果。

　　并不是所有老年人的问题都可以归属于特定疾病的类别，因此术语"老年综合征"（geriatric syndrome）就被用来对老年人中许多最常见的相互关联的健康问题进行分类。一些老年人的症状并不能清楚地划分归类，这就是为什么我们把它们归类为综合征。老年综合征是指与老年化有因果关系的，由多种病因引起的一组慢性临床症状。老年人会逐渐衰退，更易受外界压力的影响，发生疾病的风险也会增加。通常，综合征会形成恶性循环，导致人的行为能力和自理能力下降。因此，在治疗老年患者时，医护人员需要考虑包括疾病、心理、功能和社会四个方面。辅助服务，如准备食物、购物、维持收支及交通可能都需要由外部社会机构或家庭成员来协助完成，这对于患者是至关重要的。

　　老年综合征包括跌倒、大小便失禁、谵妄和功能衰退，表示老年人处于健康受损的状态[5]。这些复杂的综合征是多因素的，与不良反应、活动减少、虚弱、自理能力差和高发病率有关，健康状况发生改变可能是由其中之一造成的。例如，肺炎可能会导致住院接受治疗并出现直立性低血压，这可能会造成患者摔倒、髋关节骨折并出现可能致命的深静脉血栓。或者，这个患者可能会产生害怕摔倒的心理，这种恐惧会限制活动能力，在回家后形成恶性循环。营养不良会影响每个人的整体健康状况，会造成肌肉萎缩，可能会导致病情恶化，影响伤口愈合，并使整体恢复缓慢（住院时间延长），从而增加并发症数量、发病率和死亡率。在老年人中，脱水是很常见的，因为他们不像年轻人那样在生理上感到口渴，有些人可能会因为害怕尿失禁而限制液体摄入量。口渴感减退是身体内稳态受到液体摄入异常减少的威胁的表现[6]。口渴感减退通常与下丘脑前部产生渴感的渗透压感受器功能障碍有关[6]。脱水也可能是由抑郁或痴呆等心理因素引起的。脱水是慢性病失代偿期并致住院的常见原因。

　　一些认知功能下降，例如意识混乱和记忆丧失，可能是由于急性疾病引起的，如果及早发现，情况是可逆的。这些疾病包括尿路感染、维生素 B_{12} 缺乏、肺炎或甲状腺功能减退症，这些都是老年人的常见病。心脏病、脑卒中和一些传染病也会引起意识混乱和认知问题。

老年人群是一个特殊的群体,由于衰老和疾病过程相互作用,在每个个体中差异很大。老年人的数量越来越多,同时糖尿病、肥胖症和其他慢性病的发病率也不断增加,可能会使我们已经非常紧张的医疗服务体系不堪重负。物理治疗师作为医疗服务提供者,也是健康教育者和健康促进者,将在医疗服务中发挥越来越重要的作用。治疗师应当花一些时间用在指导、提供咨询以帮助老年人改正一些如果不予以注意就有可能会导致他们功能障碍的行为。影响到老年人的其他一些问题,如营养问题、社会心理问题和经济条件受限,可能不是物理治疗师的本职工作,但治疗师也需要帮助加以解决,以获得最好的治疗效果。老年医学从业者也必须了解医疗费用报销问题,以更好地为患者服务。必须利用沟通和团队合作使患者获得最佳的全面护理,而不是自己单独完成。老年康复对每位治疗师的才能和创造力来说都是一个巨大的挑战,随着老年人口的不断增长,挑战也将不断增加。

参考文献

1. Centers for Disease Control and Prevention. *The State of Aging and Health in America 2007*. Whitehall Station, NJ: The Merck Company Foundation; 2007.
2. Anderson G. Chronic care: making the case for ongoing care. Robert Wood Johnson Foundation 2010. http://www.rwjf.org/files/research/50968chronic.carechartbook.pdf. Accessed October 2, 2014.
3. Boyd CM, Fortin M. Future of multimorbidity research: how should understanding of multimorbidity inform health system design? *Public Health Rev*. 2011;32:451-474.
4. Engel GL. The need for a new medical model: a challenge for biomedicine. *Science*. 1977;196:129-136.
5. Inouye SK, Studenski S, Tinetti ME, Kuchel GA. Geriatric syndromes: clinical, research, and policy implications of a core geriatric concept. *J Am Geriatr Soc*. 2007;55:780-791.
6. Miller PD, Krebs RA, Neal BJ, McIntyre DO. Hypodipsia in geriatric patients. *Am J Med*. September 1982;73(3):354-356.

1. 急性谵妄

William H. Staples, PT, DHSc, DPT, GCS, CEEAA

你是一名被指派至重症监护室(intensive care unit,ICU)的治疗师,你去看一位75岁的在一周前因急性呼吸窘迫被收治的女性患者。她近3天病情稳定,昨天才停用呼吸机。医师给开了医嘱希望治疗师帮助患者活动起来。当你开始评估,发现患者对你的问题无法集中注意力,且回答这些问题时,答案是杂乱无章且毫无意义的。护士使用简式意识模糊评估法(Confusion Assessment Method short form)进行了谵妄评估,该患者的得分是5/7。

尽管意识模糊,该患者能够通过最大帮助坐在床边,她的四肢肌力大概是4/5。她仅需要少量支撑来维持坐位,ICU监测她的生命体征显示处在稳定状态。

■ 病例研究问题

1. 什么是谵妄?
2. 在重症监护室出现谵妄的发病机制是什么?
3. 那些在重症监护室中发生谵妄的人容易存在哪些风险因素?
4. 医院里急性谵妄的发病率是多少?
5. 患有谵妄的人的近期效果是否比不患谵妄的人更糟?
6. 急性呼吸窘迫综合征患者的远期疗效是什么?
7. 是否有方法能确定哪些人可能在住院期间发生谵妄?
8. 简式谵妄评估方法是如何记分的?
9. 在重症监护室外,谵妄能被预防吗?
10. 有没有一种有效的药物可以治疗在重症监护室中发生的谵妄?
11. 由危重病护理学会制定的,哪些是物理治疗应该了解的谵妄管理临床实践指南?
12. 现在是开始物理治疗的恰当时间吗?
13. 治疗师现在应该做些什么?

2. 阿尔茨海默病:生物-心理-社会问题

William H. Staples, PT, DHSc, DPT, GCS, CEEAA

治疗师被引介去看一位76岁的非洲裔美籍男性患者(B先生),由于他近期身体衰退,包括在家多次摔倒。上周医师来访问时,对他进行了全面的医学检查且他的简明精神状态量表(Mini Mental Status Examination,MMSE)得分为21/30,由此他被诊断为阿尔茨海默病。此外,该患者还有轻度右侧脑血管意外、高血糖和高血压病史。B先生目前通过饮食控制他的血糖,由他的夫人监督。患者不能叙述个人病史,他的夫人在评估过程中会协助治疗师。B先生曾是一家大型商品连锁店的卡车司机,在10年前退休。B夫人是一位74岁的非洲裔美籍女性,她自述说她待在家里抚养她和 B 先生的 3 个孩子。在孩子们上高中后,B 夫人开始在家附近的一家长期照护中心(老年护理院)担任一名认证护士助理。她在几年前退休了,大约那时她的丈夫开始出现意识模糊的初步迹象。他们居住在他们结婚时拥有的房子中,他们其中一个女儿和她的两个青少年期儿子也一同居住在这。作为一名志愿者,B 夫人一直积极参加她的宗教团体活动,但在过去的 6 个月她没有额外的时间去了。B 夫人没有慢性病史,但是最近被诊断为高血压(150/96)。她说她最近睡眠不足,因为她的丈夫晚上在家里走动且把家里橱柜和冰箱弄得隆隆作响,这也影响他的血糖读数。昨天凌晨 3 点,他吃了半盒饼干。B 夫人抱怨说白天多数时候都觉得很累,并且最近瘦了很多。

评估显示 B 先生肌力(徒手肌力测试)和关节活动范围没有受损,但是站立平衡受损,Berg 平衡量表(Berg Balance Score,BBS)得分 44/56,计时起立行走测试 14 秒。他在 30 秒内能完成 4 次坐站试验。检测耐力的 2 分钟台阶测试为 46,且测试期间需要反复提醒患者继续下去,因为他经常会停下来。在测试期间,他的心率从静息时的 78 次/min 增加到了 130 次/min。他能独立完成日常生活活动,但是 B 夫人说有时候他早上需要花 1 小时穿衣服。穿完衣服后,白天的多数时间他通常坐在椅子上看电视。

■ 病例研究问

1. 简明精神状态检查(MMSE)是否能准确评估阿尔茨海默病?

2. 在医学检查中,医师会筛查哪些方面以排除阿尔茨海默病?

3. 干预的重点应该是什么?

4. 描述 Berg 平衡量表以及它用来测量什么。44/56 这一得分意味着什么?

5. 描述计时起立行走测试以及它用来测量什么。14 秒这一结果意味着什么?

6. 描述 30 秒坐站试验以及它用来测量什么。重复 4 次这一结果意味着什么?

7. 描述 2 分钟台阶测试以及它用来测量什么。2 分钟 46 阶这一结果意味着什么?

8. 心率改变暗示着什么?

9. 照顾者压力紧张的常见表现是什么?B 夫人是否有这些表现?

10. B 夫人是否应该得到帮助?

11. 有什么办法可以阻止 B 先生吃推荐的饮食之外的东西?

3. 轻度认知障碍/阿尔茨海默病

William H. Staples, PT, DHSc, DPT, GCS, CEEAA

第一部分

一位 76 岁的女性,比约定时间迟了约 30min 进入诊所,主诉右肩疼痛,并解释说她几乎忘了约定,幸好她将其写在日历上。她的生命体征为:心率 70 次/min,血压 122/74mmHg,呼吸频率 14 次/min,动脉血氧饱和度 96%。通过口述分级评分法评估她的右肩关节疼痛为 3/10。与左肩相比,她的右肩关节主动外旋和外展活动范围轻微受限。触诊前肩微热且有触痛。她每天服用 3 次 325mg 对乙酰氨基酚(acetaminophen)以缓解疼痛。查体的同时进行精神状态评估:她穿着得体,整齐,泰然自若,有良好的目光交流。整个面谈中她都很配合,当讨论到情感时她有点谨慎。她笑得恰如其分,但是在回答问题时她说话很小心,情绪稳定,情感恰当;当问到她感觉如何时,她有点犹豫。她没有任何迹象表明有妄想/幻觉或不连贯的思维过程。她意识清醒,对时间、地点和人物认知定向尚可,长期记忆再现良好,但是在近期记忆上有困难,比如她记不清如何、何时出现肩膀痛。

你确定她右肩袖(冈上肌)肌肉轻微紧张。你决定用蒙特利尔认知评估(Montreal Cognitive Assessment,MoCA)给她做一个精神状态筛查,来决定你将如何继续给她实施家庭运动治疗方案。她的蒙特利尔认知评估得分为 22/30。她有 3 项治疗,包括冰敷、关节活动范围训练和手法治疗,现在没有疼痛且可正常活动,医师让她出院后继续原来的运动治疗方案。

第二部分

大约 1 年后这位女性又重新来到了你的办公室,抱怨右肩疼痛。根据评估你判断她这时已经发展成粘连性关节囊炎。在回顾她的病史时,你发现该患者现在正在服用 10mg 的多奈哌齐(donepezil),外加500mg 的对乙酰氨基酚一天 4 次。她的生命体征为心率 102 次/min,血压 124/76mmHg,呼吸频率 14 次/min,动脉血压饱和度 96%。她的右肩被动关节活动时口述分级评分疼痛指数为 6/10。此外,她肩关节活动呈关节囊性模式受限(译者注:即肩外旋受限、外展受限、内旋受限),并且完成日常生活活动时存在很大的困难。你完成评估后决定对患者的病情和药物做进一步的研究。

■ 病例研究问题:第一部分

1. 什么是轻度认知障碍(mild cognitive impairment,MCI)?

2. 如何诊断 MCI?

3. 作为一名物理治疗师,你应该推荐她看初级保健医师还是神经科医师?

4. 什么是蒙特利尔认知评估(MoCA)?

5. MoCA 会是评估 MCI 最好的测试吗?

6. 有没有其他常用的认知筛查/测试工具?

7. 她的精神状态会影响你给她的家庭运动治疗方案吗?

■ 病例研究问题:第二部分

1. 美国有多少人患阿尔茨海默病(AD)?

2. AD 的病理表现是什么?

3. FDA 批准哪些药物治疗 AD?

4. 什么是多奈哌齐(安理申)(donepezil)?

5. 这种药物治疗的副作用是什么?

6. 对于正在进行物理治疗的患者来说,最严重的副作用是什么?

7. 有没有一些食物或营养补充剂,是患者可以选择用于治疗的?

8. 医师应该告诉患者关于药物的什么相关信息?

9. 患 MCI 的人进展为 AD 的百分比是多少?

---

4. 良性前列腺增生及直立性低血压

Bill Anderson, PT, DPT, GCS, CEEAA, COS-C
Amy M. Lilley, PT, GCS, CEEAA

检查

你上门去看一位居家康护诊疗的患者。患者是一位 84 岁退休的鳏夫,与儿子一起生活。既往有良性前列腺增生(benign prostatic hyperplasia,BPH),高血压病史,3 年前的脑血管意外(CVA)遗留右下肢无力,吸烟 60 年,每天半包,双侧颈动脉狭窄,高脂血症。外科病史包括 8 年前的左侧全髋关节置换术。患者的儿子说患者最近在管理支票上有困难。还说患者在全髋关节置换术和脑血管意外后平衡能力就开始逐渐恶化。最近,患者摔倒的频率增加了,另外看过泌尿科医师并调整了一些药物。患者主诉站立时头晕目眩,步行时不稳和疲劳。他的目标是每天早上能步行到当地的餐厅就餐。

目前的用药情况

1) 美托洛尔琥珀酸(metoprolol succinate)25mg:早上一片,随餐服用。

2) 辛伐他汀(simvastatin)10mg:晚上一片。

3) 阿司匹林/双嘧达莫(aspirin/dipyridamole)25/200mg:每 12 小时一粒胶囊。

4) 特拉唑嗪(terazosin)10mg:睡前一粒胶囊。

5) 对乙酰氨基酚 325mg:按需每 4 小时 1~2 片,每天不超过 4g。

环境

患者住在一个进门有台阶的独立屋中,一楼有一间卧室和一个简装浴室,但他需要走 12 个台阶到二楼洗澡。他的儿子跟他一起居住,白天上班,且负责购物和整理花园。目前患者白天自己进餐,他的儿子为他提供了洗澡和上楼的辅助设备。

系统评估

心肺:血压(静息,坐位)110/68mmHg,心率 60 次/min。水肿:双足水肿。

神经肌肉:步行:患者步行采用两点跨步(step through)步态模式,无辅助器具,步基宽,使用上肢获得本体感觉反馈。

肌肉骨骼:步行和上下楼梯时右髋疼痛为 4/10。双上肢主动关节活动度:对称,且患者能穿脱衬衫。双侧下肢主动关节活动度:能够系鞋带但存在一些困难,且过程中存在右髋疼痛。他经过两次尝试后能从带扶手的椅子上站起。

皮肤:杵状指,颜色苍白,双侧上肢和下肢没有毛发。双足皮肤完整但干燥。

胃肠/泌尿生殖:尿频和夜尿增多。排便正常,每天一次。

交流:警觉,四维(人物、时间、地点及事情)认知定向正常。情感:愉悦的且遵循多步骤指令能力良好。对自己服用药物的名称和作用不清楚。患者为高中学历。

视力/听力:他阅读时戴眼镜,能听见低语声。

测试和测量

Berg 平衡量表（BBS）：由于头晕患者不能完成该测试的所有项目。未记分。

计时起立行走测试（TUG）：无辅助器具时 36.7 秒，使用手杖时 42.6 秒。

五次坐站测试（Five Times Sit-to-Stand Test）：由于头晕和平衡障碍不能完成。

圣路易斯大学精神状态测试（St Louis University Mental Status Examination）（SLUMS）：27/30min。

直立性低血压：血压（静息，坐位）110/68mmHg，心率 60 次/min，血压（站立初期）70/38mmHg，心率 62 次/min，血压（站立 3min）74/44mmHg，心率 66 次/min，站立全程伴头晕。

评估

患者平衡能力障碍，体位变化引起心血管反应，导致跌倒风险增加和安全移动能力降低。

■ 病例研究问题

1. 什么是良性前列腺增生（BPH）？
2. 哪类患者良性前列腺增生的发病率更高？
3. 哪些症状与良性前列腺增生有关？
4. 治疗良性前列腺增生的典型药物是哪些，它们如何起作用的？
5. 什么是比尔斯列表（Beers list）？
6. 除了（西药）药物，还有什么草药治疗或其他方法研究对治疗良性前列腺增生有效？
7. 症状性直立性低血压的定义？
8. 哪些药物的副作用最有可能干扰患者的功能状态？原因是什么？
9. 关于前面问题中提到的药物（如果不能停药），还有哪些药物可以减少西药产生低血压的副作用？
10. 每个功能测试告诉你什么？
11. 对于该患者的物理治疗干预应包括什么？

黄体酮受体）阳性浸润性导管癌的治疗。

8 个月前她接受了部分左侧乳腺切除术，或乳腺肿瘤切除术，以及前哨淋巴结活检。然后她接受化疗和放疗。在过去的 6 个月里，她一直接受依西美坦（exemestane）激素治疗。

她很容易疲劳，也曾接受过一些物理治疗来提高她的功能性活动能力和耐受力。她还自述有多处关节疼痛，为此她现在正服用双氯芬酸钠（diclofenac sodium）75mg 2 次/d。她的髋关节和膝关节疼痛指数为 5/10，双手则为 4/10。关节活动范围没有受限，四肢肌力 4+/5。躯干肌力 4−/5。无神经系统异常体征。她的生命体征情况是脉搏 74 次/min，血压 134/72mmHg，呼吸频率 16 次/min，血氧饱和度是 96%。她的体重指数（BMI）是 29。她害怕锻炼会增加她的关节疼痛。

■ 病例研究问题

1. 什么是浸润性导管癌？
2. 肿瘤 ER/PR 阳性意味着什么？
3. 部分乳腺切除术或乳腺癌切除术会切除什么？
4. 前哨淋巴结活检是什么，手术中为什么要做该项检查？
5. 局部乳腺切除术或乳腺癌切除术后有哪些副作用？
6. 乳腺切除术或乳腺肿瘤切除术后为何会出现淋巴水肿？
7. 化疗的副作用有哪些？
8. 放疗的副作用有哪些？
9. 什么是芳香酶抑制剂？它有什么功效？
10. 芳香酶抑制剂的副作用有哪些？
11. 有其他治疗乳腺癌的药物吗？
12. 手术和放疗的长期副作用有哪些？
13. 物理治疗对乳腺癌手术和使用芳香酶抑制剂后有帮助吗？
14. 化疗期间患者应该采用运动疗法吗？
15. 癌症患者应该采用运动疗法吗？

5. 乳腺癌：第一部分

William H. Staples, PT, DHSc, DPT, GCS, CEEAA

Linda R. Staples, RN, BS, MA

一名 60 岁的妇女接受了 ER/PR（雌激素受体和

6. 乳腺癌：第二部分

William H. Staples, PT, DHSc, DPT, GCS, CEEAA

Linda R. Staples, RN, BS, MA

一名 60 岁女性患者，因雌激素/黄体酮受体阳性的浸润性导管癌接受治疗。你在 10 个月前第一次见到她,为她制订了 1 个月的家庭运动方案。18 个月前她接受了部分左侧乳腺切除术,或乳腺癌切除术,以及前哨淋巴结活检。随后她接受了放疗和化疗。过去 16 个月她接受了依西美坦激素疗法。癌症复发后,于 8 周前行左侧全乳腺切除术。她的医师建议进行物理治疗。

她最初因极易疲劳寻求物理治疗,想提高她的功能活动能力和耐受力。她还说有多处关节疼痛,因此她口服双氯芬酸钠 75mg 2 次/d。她的髋关节和膝关节疼痛指数为 5/10,双手则为 4/10。今天她的左上肢近端疼痛在 2~3/10,远端疼痛为 2/10。她还抱怨胸部外侧和背部疼痛。左侧肩关节活动受限,屈曲外展受限在 120°,肘腕和手部由于肿胀,屈曲时轻微受限。除了左上肢肌力为 4/5,其余肢体肌力为 5/5。躯干肌肌力为 4-/5。无神经系统异常体征。生命体征:脉搏 74 次/min,血压 134/72mmHg,呼吸频率 16 次/min,血氧饱和度 96%,她的体重指数为 29。她害怕锻炼会增加她的关节疼痛。

■ 病例研究问题

1. 患者目前的症状是什么?
2. 乳腺切除术后,是否有哪些受限?
3. 为什么手臂会肿胀?
4. 手臂是水肿受累的唯一部位吗?
5. 物理疗法可在哪些方面改善淋巴系统?
6. 综合消肿治疗是什么?
7. 描述淋巴系统的按摩应该在什么部位以及如何按摩?
8. 描述你将使用的深呼吸训练方法。
9. 描述你将指导的姿势训练方法。
10. 描述你将指导进行的上肢运动锻炼。
11. 如何进行水肿评估?
12. 哪些治疗可长期进行以减少水肿复发?
13. 患者是否适合参与抗阻训练?

7. 慢性疼痛:第一部分

William H. Staples, PT, DHSc, DPT, GCS, CEEAA

一名转诊到居家康护的新患者,61 岁女性,由于在家弯腰抱狗(5.4kg)时自觉后背爆开感而住院 3 天。在这之后出现严重的疼痛、无法步行。此次受伤前她生活独立。医院的 MRI 显示 $L_4 \sim L_5$ 椎间盘突出。出院后,她到老年护理院接受康复治疗,但由于 9~10/10 的疼痛和不能下床,她无法参与治疗,治疗无法继续。她目前在家里一楼餐厅的病床上休养,丈夫陪着她。当丈夫白天工作时,两个女儿会暂时回家帮忙照看患者。房门前有 1 个台阶,一楼到二楼有 14 个台阶,卧室和卫生间(有浴盆或淋浴)在二楼。简易卫生间和床旁坐便器在一楼。

她的既往病史包括:双侧粘连性肩关节囊炎,冠心病,胸痛(心绞痛),纤维肌痛,偏头痛,肩髋和膝关节疼痛。既往手术史包括:阑尾切除术,剖宫产 2 次,扁桃腺切除术,乳腺缩小术。家族史有:母亲和两个姨妈患乳腺癌,另一个姨妈患子宫癌。她不吸烟或饮酒。

目前用药

阿替洛尔(atenolol)25mg,口服 2 次/d。

阿托伐他汀(atorvastatin)80mg 口服,1 次/d。

度洛西汀(duloxetine)30mg 缓释片,口服,1 次/d。

硝基糊剂(nitropaste)2% 皮肤药膏:涂抹,治疗胸部疼痛。

雷诺嗪(ranolazine)500mg 控释片口服,1 次/d。

托吡酯(topiramate)200mg 口服,1 次/d。

氢化吗啡酮(hydromorphone)4mg 口服,每 6 小时 1 次。

对乙酰氨基酚 650mg 口服,每 4 小时一次。

检查

患者仰卧在病床上接受检查。生命体征:心率 66 次/min,血压 116/72mmHg,呼吸频率 14 次/min,脉搏血氧仪测得血氧饱和度为 98%。患者警觉,认知定向能力正常,目前主诉休息时以下部位疼痛:双髋(8/10),双侧腰部(9/10),左腿外侧从臀部到小腿(7/10),右肩部(5/10),并说上述评分是疼痛最轻的时候。患者描述疼痛呈"持续性",活动时"加剧"。问及哪些情况可缓解疼痛,她的回答是"没有";问及哪些情况可加重疼痛,她回答"每件事"。触诊疼痛部位,并不能使疼痛改变。右肩关节活动度受限,屈曲和外展到 85°,外旋到 40°,内旋到 75°,有囊性关节活动终末感。患者说肩关节受限已有近 2 年。Lasègue 试验阳性,右侧 45°,左侧 50°。患者说她"自从患有纤维肌痛,髋和背部疼痛已超过 5 年了"。

右肩在受限范围内活动,肌力达 4-/5,其他关节全范围活动,肌力达 4/5。下肢各节段的轻触觉,锐痛/钝痛觉未见异常,双侧膝反射,踝反射 2+。协调能力正常。双下肢无水肿。

患者需中等帮助才能移动到坐位,以此评估她躯干活动和坐位平衡能力,但期间患者会痛得大叫。患者的坐位姿势是头前倾、向前倒的姿势,但可通过姿势和言语提醒纠正。患者抱怨背部和髋部在体位变化时疼痛加重。她说晚上睡不好,因为会痛醒,她一直觉得很疲惫。

患者很着急地想尝试站起来,但是需一个人给予最大的帮助,当紧紧抓着治疗师的胳膊时患者下肢能负重。随着患者站立时间延长,她能减少对治疗师的依赖,在下肢出现明显颤抖前,她能站立 2min。

患者的目标是疼痛降低到 1/10,能在家里走路,包括去楼上洗浴。目前她的女儿帮助她完成所有的日常生活需要。

■ 病例研究问题

1. 什么是 Lasègue 征?
2. 目前有没有其他试验可确定背部疼痛的原因?
3. 目前还能/应该进行哪些其他试验?
4. 患者是慢性疼痛还是急性疼痛?
5. 如何最好地描述慢性疼痛患者?
6. 在美国有多少人患有某种类型的慢性疼痛?
7. 疼痛的神经网络理论是什么?
8. 你会从哪些干预措施开始?
9. 什么时候是服用止痛药的最好时间?
10. 雷诺嗪是什么?
11. 你会考虑脊柱推拿吗?
12. 她的睡眠不足会影响物理治疗吗?为什么?
13. 是否还有其他服务应该被增加到居家康护治疗中?

8. 慢性疼痛:第二部分

William H. Staples, PT, DHSc, DPT, GCS, CEEAA

1 个月前,你接待了一位转诊至居家康护的新患者,61 岁女性,由于在家弯腰抱狗(5.4kg)时自觉后背爆开感而住院 3 天。在这之后出现严重的疼痛、无法步行。此次受伤前功能独立。医院的 MRI 显示 $L_4 \sim L_5$ 椎间盘突出。出院后,她到老年护理院接受康复治疗,但由于 9~10/10 的疼痛且不能下床,她无法参与治疗,治疗无法继续。她目前在家里一楼餐厅的病床上休养,丈夫陪着。当丈夫白天工作时,两个女儿会暂时回家帮忙照看患者。房子门前有 1 个台阶,一楼到二楼有 14 个台阶,卧室和卫生间(有浴盆和淋浴)在二楼。简易卫生间和床旁坐便器在一楼。

她的既往病史包括:双侧粘连性肩关节囊炎,冠心病,胸痛(心绞痛),纤维肌痛,偏头痛,肩、髋和膝关节疼痛。既往手术史包括:阑尾切除术,剖宫产 2 次,扁桃腺切除术,乳腺缩小术。家族史有:母亲和两个姨妈患乳腺癌,另一个姨妈患子宫癌。她不吸烟饮酒。

目前用药

阿替洛尔 25mg 口服,2 次/d。
阿托伐他汀 80mg 口服,1 次/d。
度洛西汀 30mg 缓释片,口服,1 次/d。
硝基糊剂(nitropaste)2% 皮肤药膏:涂抹,治疗胸部疼痛。
雷诺嗪 500mg 控释片口服,1 次/d。
托吡酯 200mg 口服,1 次/d。
氢化吗啡酮 4mg 口服,每 6 小时 1 次。
对乙酰氨基酚 650mg 口服,每 4 小时一次。

患者初次体格检查时发现以下信息:意识清醒,认知定向能力正常,主诉休息时以下部位疼痛:双髋(8/10),双侧腰部(9/10),左腿外侧从臀部到小腿(7/10),右肩关节(5/10),患者说上述评分是疼痛最轻的时候。患者描述疼痛呈"持续性",活动时"加剧"。问及哪些情况可缓解疼痛,她的回答是"没有";问及哪些情况可加重疼痛,她回答"每件事"。触诊疼痛部位并不能使疼痛改变。右肩关节活动度受限,屈曲和外展到 85°,外旋到 40°,内旋到 75°,有囊性关节活动终末感。患者说肩关节受限已近 2 年。Lasègue 试验阳性,右侧 45°,左侧 50°。患者说"她髋部和背部疼痛超过 5 年了,自从患有纤维肌痛"。

右肩在受限范围内活动,肌力达 4-/5,此外全范围活动,肌力达 4/5。下肢各节段的轻触觉,锐痛/钝痛觉未见异常,双侧膝反射,踝反射 2+。协调能力正常。双下肢无水肿。患者诉有疲劳感,缺少睡眠。

患者入院时目标是将疼痛减小到 1/10,可在家里步行,包括上楼梯去洗澡。目前她的女儿帮助她完成所有的日常生活活动。

患者治疗前 2 周,治疗进展非常慢,进步有限。对腰椎进行湿热治疗、锻炼和经皮神经电刺激治疗,能减轻疼痛 2~3 分,但疼痛仍是提高活动能力的主要障碍。

与患者的初级保健医师协商后,2 周前于腰椎附近注射糖皮质激素,并停用氢化吗啡酮。最近 2 周患者进步很大。患者目前能使用滚轮助行器在家独立行走,步态姿势良好。所有的转移和床上移动都能独立进行。锻炼计划的目的是提高下肢力量,使患者能爬楼梯。下腰背和髋部疼痛目前为 3/10 级,臀部以下无牵涉痛。作业治疗已完成她的治疗项目,患者可独立完成日常生活活动,包括使用一楼的卫生间。右肩关节只在外展、屈曲和外旋终末端有疼痛,通过湿热治疗和关节松动,肩关节外展、屈曲和外旋角度只增加了 5°~10°。

你认为患者已经作好了爬楼梯的准备。楼梯两侧都有扶手。你首先对爬楼梯进行了口头说明,开始时让患者上下一级台阶,重复 5 次。患者能成功完成,她的努力受到了表扬。休息几分钟后,你尝试让患者上下 3 个台阶,但患者起初拒绝了这个建议,似乎变得很焦虑。在安慰患者后,你选择尝试更多级的台阶。在尝试上第二个台阶时,患者开始呼吸加快,全身颤抖,说:"我不行,我不行,我要坐下。"当你尝试给她自信时,她开始抱怨胸痛及其他部位疼痛的增加,她想回到床上。

■ 病例研究问题

1. 胸部疼痛有什么处理办法?

2. 你认为患者的心理状态怎样?

3. 你如何试着让患者冷静下来,并在锻炼计划中取得进步?

4. 焦虑筛查是否有用?

5. 成人的焦虑发生率是多少?

6. 焦虑有哪些症状?

7. 引起焦虑的因素有哪些?

8. 如果疼痛是源于焦虑,你应该忽略它吗?

9. 是否有药物应该被用来治疗焦虑?

10. 慢性疼痛患者接受物理治疗时,有哪些指南和目标?

11. 进行患者护理的生物心理社会共识有哪些?

12. 你有没有接触过哪些治疗技术可帮助患者?

9. 伴有并发症的复杂医学诊断

Lucy H. Jones, PT, DPT, MHA, GCS, CEEAA

Richard,62 岁,心肌梗死,目前已出院,住院期间,他患有肺栓塞。进一步诊断检查发现其右肺下叶有一小结节,已手术切除。手术过程中,他的大肠被"切开",随后进行右结肠切除术和回肠造口术。1 天之内,插入伤口负压清理器,收集手术引起的腹部积液。

他的既往史包括:肝病晚期于 2012 年进行肝移植,C 型肝炎,2 型糖尿病,冠心病,陈旧性心肌梗死,左上肢动静脉瘘,终末期肾需 1 周 3 次的透析。

休息时生命体征:血压 128/78mmHg,呼吸频率 18 次/min,心率 64 次/min,血氧饱和度 96%,主观用力程度分级(RPE)为 4/10。

他的用药包括阿司匹林 81mg、卡维地洛片(carvedilol)、阿哌沙班(apixaban)、他克莫司(acrolimus)、阿普唑仑(alprazolam)、赖诺普利(lisinopril)及奥美拉唑(omeprazole)。

患者关节活动度大致在正常范围。肌力约 4/5。患者活动水平较低,表示几乎不锻炼。治疗师接到医嘱治疗该患者,目的是争取使其病情好转,出院到更合适的机构进行进一步的康复治疗。

■ 病例研究问题

1. 他克莫司的适应证和副作用是什么?

2. 主观费力程度分级(rate of perceived and exertion, RPE)是什么,它如何有助于为 Richard 制定运动处方?

3. 伤口负压清理器的作用原理是什么,运动和锻炼时应注明哪些注意事项?

4. 晚期肝病的特征有哪些,运动锻炼有哪些注意事项?

5. 哪些运动处方能改善晚期肝病患者的耐力和运动能力?

6. 动静脉瘘是什么? 它的使用注意事项是什么,是否可逆?

7. Richard 心脏射血分数是 40%。这对他的心脏健康和运动锻炼的可行性来说意味着什么?

8. 心脏射血分数低于 50% 的患者进行锻炼和恢复肌力是否可行?

9. 什么是结肠切除术? 它能否重新连接?

10. 什么是回肠造口术? 它是否可逆?

10. 脑震荡

William H. Staples, PT, DHSc, DPT, GCS, CEEAA

在随访一名来自居家康护的 73 岁男性患者时,他的夫人说昨晚患者摔倒后,只能在她的帮助下起来。他的转诊诊断是右全膝关节置换。患者否认膝关节有新的疼痛。其用药包括：利伐沙班（rivaroxaban）和维柯丁（vicodin）（氢可酮和对乙酰氨基酚）。你检查了他的膝盖，观察缝合线是否受损，是否有淤血，但你没有什么新的损伤发现。

1周前检查：患者无认知障碍，脉搏 72 次/min，呼吸频率 14 次/min，血压 130/80mmHg，血氧饱和度为 98%。患者警觉，认知定向能力可，渴望恢复到他之前的功能水平。膝关节手术切口清洁，无积液，伤口闭合。步行时下肢可负重，使用轮式助行器可在家独立行走。神经系统查体未见明显异常。左侧单腿站立，睁眼可坚持 30 秒，闭眼可坚持 22 秒。

今日随访：生命体征与上周查体类似，脉搏 72 次/min，呼吸频率 14 次/min，血压 132/82mmHg，血氧饱和度为 97%。他能服从指令执行但动作慢。他不记得关于摔倒的任何事情。患者抱怨恶心但否认呕吐。在右侧眼眶及其外侧区域皮肤发红，有淤血、肿胀，触诊疼痛。患者无头晕但诉头痛。睁眼单腿站立达 24 秒，闭眼不能。脑神经检查发现眼球运动困难，其他未见异常。

■ 病例研究问题

1. 脑震荡是什么？
2. 脑震荡的损伤机制是什么？
3. 老年人是否会得脑震荡？
4. 老年人脑震荡后有多危险？
5. 脑震荡有哪些症状？
6. 脑震荡的症状能立即识别出来吗？
7. 如果你怀疑该患者有脑震荡，你应该做什么？
8. 如果你怀疑该患者有脑震荡，哪些不应该做？
9. 哪些症状和体征预示是绝对的医疗紧急事件？
10. 脑震荡如何诊断？
11. 脑震荡如何治疗？
12. 多重脑震荡是否是一个问题？
13. 脑震荡会有长期并发症吗？
14. 物理治疗干预能帮助恢复吗？
15. 哪些功能恢复量表可以用来评估脑震荡患者的康复进展？

11. 抑郁症：第一部分

William H. Staples, PT, DHSc, DPT, GCS, CEEAA

你在一家老年护理院工作，目前负责一位 73 岁的男性患者，他于 1 周前因为摔倒导致左髋骨折（股骨粗隆间），在术后用螺钉、钢板和钉子进行了切开复位内固定（ORIF）。他意识清醒，认知定向正常，配合康复训练并且渴望回家。他去年丧偶，在骨折前，他独自生活在一个老年社区。他听力不好，但除了左髋关节的无力和疼痛（5/10）之外，其他方面都很正常。他开始使用无轮助行器在非承重情况下进行步态训练，在给予小量的帮助以及口头提示他下肢正确负重的情况下，他可以行走 4 次 7.8m 的距离。他目前服用呋塞米（利尿剂）40mg，一天两次，并且每 6 小时服用对乙酰氨基酚和氢可酮（lortab）300/5mg。

第 2 周患者状况开始持续改善，步行增加到了 15m。但到了周末，他越来越需要更多的鼓励来参与治疗；这时候，他抱怨感到疲惫且易怒。你和护士进行了谈话，护士说这个患者胃口差。你认为这个患者可能得了抑郁症。

■ 病例研究问题

1. 抑郁症的症状和体征是什么？
2. 老年人中抑郁症有多普遍？
3. 患抑郁症的一些风险因素是什么？
4. 是髋关节骨折导致了抑郁症吗？
5. 晚年抑郁症才开始的患者与早年就已诊断有抑郁的患者相比会如何？
6. 你想给这个患者筛查是否患有抑郁症吗？怎么做？
7. 抑郁症的另一种筛查方法是什么？
8. 抑郁症通常是由初级保健医师诊断的吗？
9. 对于怀疑患有抑郁症的老年患者，建议进行哪些初级评估？
10. 一般使用什么类型的抗抑郁药？哪些药物被认为是用来治疗晚期抑郁症的一线药物？
11. 大脑刺激治疗对晚期抑郁症有作用吗？

12. 抑郁症：第二部分

William H. Staples, PT, DHSc, DPT, GCS, CEEAA

你接收了一位从居家康护转诊过来的患者，患者今年 77 岁，4 年前被诊断为帕金森病，但症状正在恶化，已经影响到他的行动能力，目前没有其他尚在治疗的疾病。他现在除了每天 3 次服用罗匹尼罗（盐酸罗匹尼罗）0.75mg 之外，还每天 3 次服用控释（controlled-release，CR）息宁（sinemet）（卡比多巴和左旋多巴 25～100mg），这是他自最初诊断以来一直服用的药物。

在你最初的家庭治疗期间，患者出现了嗜睡，但认知定向正常并能主动参与和配合康复治疗。他对病情恶化感到不安，他的妻子也不高兴，因为他不能像以前那样在家里帮忙了。他们都明白这是一种慢性进行性疾病。患者头部呈向前屈曲的姿势，还有圆肩，但走路不需要助行器具，左上肢有轻微的静止性震颤和双上肢轻微的僵硬。双侧肩关节屈曲外展受限为 30°，髋关节伸展为 0°。肌力大概是 4+/5 级。在 30 秒内他能重复完成 9 次坐站转移。他最大的爱好是钓鱼，这是他去年没能做的事。他说"我现在很没用"。

为了最大限度地提高患者的运动能力，你把下一次的访问安排在早上以便充分利用他所服用的息宁的主要治疗效果。在第二次访问中，你发现患者和他的妻子为了争论把早餐麦片盒放在哪里而大声争吵。妻子不想把麦片盒放在患者容易拿到的厨房柜台上，她认为应该放在麦片盒所在的橱柜架子上。患者回答他的妻子，"如果我死了，你会过得更好。"在让这对夫妇平静下来后，我们（患者、患者的妻子和治疗师）一起对患者接下来的以取燕麦为任务的康复治疗方案进行了讨论，并为患者制定了康复目标，即患者能独立使用带有扶手的有三阶的梯子去登高到橱柜里取出燕麦，然后妻子会把它们放回橱柜。在接下来的两次访问中，患者没有像预期的那样执行阶梯任务。但在第三周开始时，患者变得相当积极而且迅速改善，并在 3 周后能够独立完成所给任务。你对你的工作和患者在各个方面的进步感到非常满意，打算在对患者居家康复计划里的姿势控制、移动性和肌力进行一周的练习后，就让他出院回家进行这些自我康复训练。对此，患者也很高兴，并询问他是否可以给你一件你喜欢的挂在他墙上的鲈鱼，作为感谢你的礼物。

第二天你接到了居家康护机构的电话，不幸的是，患者把梯子从车库里拿出来上吊自杀了。

■ 病例研究问题

1. 什么是抑郁症？
2. 什么导致了抑郁症？
3. 你觉得了解抑郁症的症状和体征重要吗？
4. 有没有可以让治疗师用来筛查抑郁症的工具？
5. 如果筛查结果是阳性的，你需对你的患者说什么？

6. 当患者服用息宁（卡比多巴和左旋多巴）时，什么时候是患者进行康复治疗的最佳时间点？
7. 当患者考虑患有抑郁症时，他们会怎么想？
8. 自杀倾向可能是服用息宁（卡比多巴和左旋多巴）的副作用吗？
9. 自杀的流行病学／人口统计学是什么？
10. 你认为了解想要自杀的人的体征和症状重要吗？
11. 如果患者告诉你他们正在考虑自杀，你该怎么办？
12. 企图自杀的人需要承担什么法律后果？

13. 鉴别诊断（纤维肌痛）

William H. Staples, PT, DHSc, DPT, GCS, CEEAA

一名 55 岁的女邮政工人出现了关节疼痛和疲劳的症状，大约持续了 14 个月。她四肢的弥漫性疼痛和僵硬持续了一整天，手臂和双手更为严重。她手部的疼痛、僵硬和肿胀从未减退过。患者说，疼痛总体来说使她很难跟上邮局的工作进度。她说，她每天晚上会醒来小便 2～3 次，这增加了她的疲劳程度。她目前没有进行什么身体锻炼。

患者最近没有患任何流感或感冒等疾病。因为患者母亲有结肠癌家族史，所以患者最近接受了结肠镜检查，结果显示正常。她以前有间歇性便秘和腹部不适，但她说她的大便在服用了含有甲基纤维素的纤维补充剂后规律了很多，这个药是为她进行结肠镜检查的医师推荐的。她还有关节炎、甲状腺功能减退、高脂血症和抑郁症的病史。尽管她的初级保健医师建议她最近去做乳房造影检查，但她并没有去。

患者最近重新拜访了自己的心理医师，医师认为她的抑郁症并没有加重，也没有建议服用任何药物，但医师认为锻炼计划可能有助于缓解疼痛和失眠。她在疼痛发作的时候，服用了一种非甾体抗炎药（泰诺），但这似乎并没有帮助。在她 6 个月前的最后一次体检中，她的初级保健医师告诉她，她的甲状腺疾病和高胆固醇血症经过目前的药物治疗得到了很好的控制，而且减轻体重对她的关节炎很有帮助。患者带来了之前（6 个月前）的检查结果，包括血象检查、基础代谢功能检查、肝功能试验、甲状腺功能测试、红细胞沉降率（ESR），所有这些都在正常范围内。她否认使用过烟草/喝酒/娱乐性毒品。她还在一位骨科医师那里拍了膝关节 X 线片;报告显示并未表现任何异常。

用药

左甲状腺素(甲状腺素)每天 250μg,辛伐他汀每天 20mg,布洛芬(泰诺)在疼痛时按需服用,还有复合维生素。

体格检查

患者生命体征:脉搏 74 次/min,呼吸频率 15 次/min,血压 138/86mmHg,脉搏血氧仪测血氧饱和度为 98%,体温 36.9℃。她体重超重,体质指数(BMI)为 28。心肺音正常,肠鸣音正常。

四肢的关节活动度和肌力均在正常范围内。腹部肌力为 3/5。在触诊时,患者有多个软组织压痛点,包括双侧斜方肌中上部、颈椎椎旁肌、股骨外上髁、大腿外上侧、双膝关节靠近关节线的内侧部分。大关节检查显示有弥漫性压痛(疼痛指数 3/10)但不伴有温热、肿胀、关节积液等。她抱怨说手上有轻微的刺痛感。手部无畸形。上下肢反射正常(2+)且对称。脑神经完整。皮肤检查无皮疹/瘀伤/开放伤口。

■ 病例研究问题

1. 在病史和检查的基础上,运用你鉴别诊断的能力,判断患者是否为莱姆病?

2. 是否怀疑为风湿性关节炎?

3. 是否怀疑为肌炎?

4. 是否怀疑为风湿性多肌痛病?

5. 是否怀疑为骨关节炎?

6. 是否怀疑为系统性红斑狼疮?

7. 是否怀疑为抑郁症?

8. 是否怀疑为纤维肌痛?

9. 你应该把这个患者送到专科医师那里去做具体的医学诊断吗?

10. 为什么识别和诊断这种疾病很重要?

11. 患者希望避免接受额外的药物治疗,并询问她是否应该把针灸作为治疗慢性疼痛综合征的一种方法。你会告诉她什么?

12. 你是否应该跟她的初级保健医师讨论增加止痛药的用量?

13. 什么药物通常用于治疗这种疾病?

14. 什么方案对这个患者来说最好?

15. 有这种诊断的患者可以或者应该锻炼吗?

14. 鉴别诊断(复杂疼痛评估和治疗)

Lise McCarthy, PT, DPT, GCS

转诊历史

该患者的初级保健医师要把患者转介到一位按摩师那里去治疗慢性颈部疼痛。但患者的疾病管理经理(care manager)却认为患者应该被转介到物理治疗师那里去,因为她 87 岁的客户的病情复杂程度已超出了一个按摩治疗师能服务的范围,所以患者需要转介到一位私营物理治疗诊所的老年康复物理治疗师那里,根据联邦医疗保险计划 B 部分,能在家中给患者提供初级物理治疗服务。

社会心理方面

患者 Lucille,自称是一位 87 岁的非洲裔美国人和退休教授。她没有孩子,但她有一个住在东海岸的姐姐。患者在 6 个月前丧偶,5 年前嫁给了她的生活伴侣。4 个月前,她在自己的玻璃淋浴间内因酗酒陷入了昏迷,并入院治疗,在她住院的 2 天内,除了多处的表浅伤口和瘀伤,没有发现更多的伤情。她出院回家后有全天候家庭护理服务,自从她摔倒后停止走路以来,这些服务就没有中断过。她目前卧床,由她的照顾者提供个人卫生保健协助和帮助准备饮食。她仍然继续喝酒,但饮用量由她的照顾者在遵照医嘱的情况下明确控制着。她喜欢看电视,和朋友们打电话聊天。她目前没有接受居家康护机构的服务,自从住院以来,她还没有预约医疗保健专业人士。她的主要照顾者说,她的情况在过去的 4 个月里没有改变。

身体状况

短暂性脑缺血发作(2 年前确诊),白内障(2 年前确诊),轻度认知功能障碍(3 年前确诊),骨质疏松(4 年前确诊),左髋关节置换术(4 年前手术),神经病变(5 年前确诊),双侧肩袖撕裂(8 年前确诊),骨关节炎(10 年前确诊)、心房颤动(10 年前),佩戴心脏起搏

（10年前植入）与胆囊切除术（16年前切除）。

药物治疗（常见副作用）

每天服用81mg阿司匹林（瘀伤），300mg加巴喷丁每天3次（头晕，抑郁），专业补钙咀嚼片每天2次，钙和维生素D每天600~400U。

主诉

患者诉自己有剧烈的颈部疼痛，包括从颈后枕部到肩膀、头顶也有疼痛。她的右腿"可能有刺痛感"，右侧卧时会恶心和头晕，所以她尽量避免这个姿势，选择左侧卧或仰卧，并且枕着一个大枕头。

功能缺陷/限制

患者能把她的头从床上抬起来，而且能在半卧位不用支撑保持抬头。她能够在协助下向两边翻身。她的右腿感觉"不舒服"，她表述为"感觉有点刺痛"，但她并不确定，因为她的腿在过去的两年里没有太多的感觉。她可以横向摆动双腿，也可以做脚后跟滑动，但她无法在抵抗重力时把下肢抬离床面。她只能抬起手臂来触摸她的额头。她的握力很弱（右侧更差）。

减轻/加重因素

她无法将自己的头向右旋转过中线，或向两侧任一方向侧屈时感觉不到自己的右腿，有"奇怪"的感觉。颈椎向右旋转，向右侧屈和伸展，以及SLUMP测试都会加重她的颈部和右下肢症状。当她的上颈段被触诊时，她感到头晕。当触诊她脊柱的其他部分时，她否认自己的症状有任何加重或减轻。由于恶心和眩晕，她只能保持右侧卧位的姿势几分钟。她的头痛会在想咳嗽时加重。

观察结果

她是一个消瘦的女人，半卧在床上，她的头很僵硬，微微向左倾斜。她看起来很悲伤，她的面部表情总体上是单一的，她说话的声音很柔和。她表情痛苦，并口头承认了她的上颈段、肩胛提肌和上斜方肌以及沿着她的颈部棘突都能感觉到一种轻柔的触痛感。对她背部和下肢的视诊和触诊发现没有明显的压疮、关节炎症、受伤或感染的迹象。她形容双腿被触摸的感觉是"我想我只能感觉到什么"。她的左手有轻微的静止性震颤。

生命体征（休息、半躺）

血压（左臂）94/62mmHg，脉搏70次/min，血氧饱和度97%，呼吸频率12次/min，轻微颈痛，体温36.6℃。

生命体征（坐位，躯干不支撑）

血压（左臂）82/50mmHg，脉搏70次/min，血氧饱和度93%，呼吸频率24次/min，中度颈痛。

功能测试结果

简易认知得分=计时正常，记不住3个单词（船，苹果，法官）。

坐位功能测验（Function in Sitting Test，FIST）得分=12/56。

晚期痴呆疼痛评估（Pain Assessment in Advanced Dementia，PAINAD）得分=4/10。

初步护理计划和成果

诊断颈部肌张力障碍，颈痛，头痛，但原因不明，物理治疗师建议使用软颈托作为一种保护措施并且联系初级保健医师讨论进行进一步的诊断测试。因为Lucille为卧床状态，因此安排了救护车将她送到医院做脊椎X线成像和脑部磁共振成像。这些检查的结果显示了第二颈椎骨折，颈椎失稳及相关软组织肿胀，有大量的白质病变、脑室肿胀，以及位于左基底节区和小脑的两个小脑卒中灶。查看她之前的病史记录，发现她的颈部和大脑都没有做过任何影像学检查。她不适合做手术，所以她佩戴颈托被送回家，以及转诊接受物理治疗。

■ 病例研究问题

1. 根据病史和检查结果，运用你的鉴别诊断的能力，判断是否怀疑为颈肌力障碍（cervical dystonia，CD）？

2. 判断是否怀疑为退行性关节病？

3. 判断是否怀疑为短暂性脑缺血发作（transient ischenmic，TIA）或脑卒中的新发作？

4. 是否有证据支持她的认知功能障碍已经加重或有谵妄和（或）抑郁症的可能性？

5. 为什么进行 Mini-Cog 检查？

6. 为什么进行 FIST 检查？

7. 为什么进行 PAINAD 检查？

8. 你能使用国际功能分类（International Classification of Function，ICF）模式来概括支持物理治疗所需要的要素吗？

9. 鉴于物理治疗检查的结果，应考虑哪些诊断性影像学检查，为什么？

10. 鉴于她新发作的不稳定 C_2 骨折，在第一个月适合提供的 4 种物理治疗服务内容是什么？

15. 眩晕

William H. Staples，PT，DHSc，DPT，GCS，CEEAA

一名 70 岁的女性来到你的门诊，抱怨自己的身体有些站不稳，几次差点跌倒，现在来到你的诊所想通过物理治疗改善她的情况。在评估过程中，她说："有时我感觉周围的东西都在旋转，尤其是在我早晨起床的时候。"她还说每次这种"阵发性眩晕"只持续 30 秒。她目前在服用呋塞米（速尿）治疗高血压，还服用了钾补充剂，除此之外，她身体很健康。患者无酗酒抽烟史、无疼痛史。

她的肌力、关节活动度和耐力都是正常的。Berg 平衡量表评估得分为 53/56，向任何一个方向转 360° 时存在困难。她睁眼单腿站立时长为 30 秒，闭眼只能站 2 秒。她的生命体征如下：

	坐位	站位
心率	70 次/min	72 次/min
血压	128/82mmHg	124/80mmHg
呼吸频率	16 次/min	16 次/min
动脉血氧分压（室内空气）	98%	98%

■ 病例研究问题

1. 需要做什么鉴别诊断来帮助这个患者？

2. 这个患者觉得房间在旋转的最有可能的原因是什么？

3. 我们可以通过什么过程/测试来帮助这个患者进行物理治疗的诊断？

4. 良性阵发性位置性眩晕的手法如何进行？

5. 对于患者的眩晕问题，可以采取哪些具体的干预措施？

6. 在人群中，头晕和跌倒的发生率是多少？

7. 大多数跌倒是由多种因素造成的，所以没有一种因素是必然导致跌倒的。这里还有其他哪些因素可能导致摔倒？

8. 还有什么其他类型的治疗可以降低跌倒的风险？

9. 在你对这个患者的检查中，你还能使用哪些其他的测试或措施？

10. 你会考虑给患者的医师一些参考意见或者进行讨论吗？

11. 是否有测量眩晕的量表？

16. 急诊室转诊患者

William H. Staples，PT，DHSc，DPT，GCS，CEEAA

你是一位在大医院急诊室工作的物理治疗师。患者，男，63 岁，由于发热 38.3℃ 来到急诊室，主诉左下肢疼痛和皮肤颜色改变（红斑）。他自述 3 天前开始膝盖疼痛。在进急诊室之前，他由于发热和疼痛每天服用 4 次 650mg 的泰诺（对乙酰氨基酚）。责任护士给出的初步诊断为"疑似为蜂窝组织炎伴膝关节损伤"。血液检查从全血细胞（血象检查）开始。护士将患者介绍给急诊室的物理治疗师，来排除疼痛和红斑的起因是否来自膝关节损伤，并建议对损伤进行进一步的治疗。

检查中，患者自述他上周末在打完垒球后，单侧下肢疼痛了 3 天并伴有轻微的水肿。他自述疼痛用疼痛缓解视觉模拟评分法（visual analogy score，VAS）评分为 8 分，用了对乙酰氨基酚后疼痛无缓解。在过去的 2 天里，他不能去上班，大部分时间都躺在沙发上。这次受伤是源于一次外伤事件，他在一场势均力敌的比赛中受伤跌倒了。他说直到第二天他才感到有些明显的疼痛。他自述有轻微的感冒症状，但否认最近有旅行、创伤、受伤、住院、胸痛、呼吸短促或咯血的病史。他还报告近 3 个月里体重无意识间下降了 4.5kg。他的家庭里似有乳腺癌的家族史。他有 20 年的吸烟史，一天一包，但是在 3 个月前戒烟，并开始了新的锻炼计划，包括打垒球和每天慢跑 3.2～4.8km。他有轻微的减痛步态，自从受伤后就一直没有慢跑。他自述有每天 2～3 杯酒的饮酒史，没有过敏，也没有服用药物。

在急诊室的生命体征为血压 128/74mmHg，心率 118 次/min，呼吸频率 20 次/min，室内血氧饱和度 94%。他意识清醒，认知定向正常，没有明显的疼痛。除了左下肢评估外，其余检查无异常。在左小腿后部的内侧有一个直径为 4cm 的瘀斑。这个瘀斑没有结痂，但周围有可见的红斑。他的左小腿内侧和腘窝触诊时有温热感和中度压痛。主动关节活动范围是正常的，被动关节活动在屈曲的末端感到疼痛。膝关节韧带和半月板的检查结果正常。在腘窝后部没有肿块，霍曼征（Homans sign）呈阴性。他的左膝有压痛，但没有温热感、红斑和运动功能丧失的表现。他的足背动脉搏动正常。

■ 病例研究问题

1. 你还想对这个患者做哪些其他的评估？ X 线？

2. 他服用泰诺（对乙酰氨基酚）的剂量正确吗？

3. 有哪些泰诺（对乙酰氨基酚）的副作用是你应该注意的？

4. 你用什么测试来排除膝关节韧带或半月板损伤？

5. 关于损伤机制还有其他什么重要的要考虑？

6. 你为什么要问关于最近是否旅行、创伤、受伤、住院、胸痛、呼吸短促或咯血的病史？

7. 你是否关心他的生命体征？

8. 你会在后侧腘窝区域筛查什么？

9. 什么是霍曼征（Homans sign）？ 在这个病例中是最佳选择吗？

10. 为什么检查足背动脉搏动很重要？

11. 关于饮酒，你会对患者说什么？

12. 你可能会如何给患者进行治疗？

17. 被困急诊室

William H. Staples, PT, DHSc, DPT, GCS, CEEAA

一位居住在老年助理院（assisted living facility, ALF）的 81 岁女性，两年前曾有过右侧脑血管疾病的病史，在周五下午因颈部疼痛出现在急诊室，因为那天在助理院里，在试着捡起掉在地上的卡片时，她从所坐的标准轮椅上向前跌落出来。她被诊断为右侧 C_3 和 C_4 的椎板骨折及右肩和头部挫伤。一名神经外科医师接诊了她并建议她佩戴软颈托，由于没有神经系统病变，医师也只建议她过 3 周后进行一次门诊随访。另外，医师咨询作为急诊室的物理治疗师的你，如果当晚就送患者回家是否安全。病史显示，患者的后遗症状来自脑卒中，由于肌张力升高，她无功能的左上肢在轮椅里呈脑卒中后的屈肌协同模式。在跌倒之前，她能在一人少量帮助下，使用偏瘫助行器（hemiwalker）步行，但在椅子、卫生间和床之间的转移都可以独立完成。她还能在养老院自己独立驱动轮椅。在你的评估过程中，发现患者颈部和右肩疼痛，因此限制了她驱动轮椅或利用右臂来辅助任何日常生活活动和转移的能力。患者也抱怨在吞咽时有疼痛。她居住的养老院要求居住者必须能独立移动，不管是独立步行或借助轮椅/电动轮椅。她的右肩疼痛 VAS 为 7/10。她的女儿住在离她 96.5km 远的地方，但是早晨都会去她那里。患者靠社保和微薄的积蓄生活。她有联邦医疗保险的 A 和 B 部分。以患者现在的情况，你认为她现在还不适合回到老年助理院生活。

当晚，急诊大夫和治疗师根据患者自身的表现以及她的疼痛控制情况、活动能力、进食、洗澡和如厕的需求等，即刻联系了住院部的医师决定让患者住院治疗。这位住院部的医师对患者进行了评估后，却还是建议患者回到养老院，因为她没有满足联邦医疗保险住院治疗的标准。这位住院医师建议，可以在明天（第二天）上午进行一次言语吞咽评估和再一次的物理治疗评估，以便指导她女儿如何照料她的母亲。到了第二天，言语吞咽评估完成并确认了患者可以安全地吞咽液体和食物，但接下来两周还是需要吃软的食物。此外，另一个物理治疗师也指导患者的女儿了解如何合适地照顾她母亲，包括转移和步行练习等。到第三天患者在接受了又一次的物理治疗后，她从急诊出院并去她女儿家由她女儿来照顾，而不是收作住院患者进行住院治疗。

■ 病例研究问题

1. 住院患者是如何用联邦医疗保险支付的？

2. 如果医院不允许患者住院，医院的费用是如何支付的？

3. 为什么医院不允许患者住院？

4. 为什么康复护理院没有接受患者入住的可能？

5. 有多少老年人去急诊室看病？

6. 在急诊看病的不住院的患者可以一直留在急诊室里吗？

7. 这些不被接受住院的患者会被如何对待？

8. 让患者回到助理院，并在助理院里接受居家康护的康复护理，这样的选项如何？

9. 医疗保险会在不住院的情况下支付居家康护护理的费用吗？

10. 在言语评估和物理治疗的两天后，开展了一个由社会工作者、言语治疗师、物理治疗师和患者女儿组成的会议。医院计划让患者明天出院，不允许她住院。目前最好的选择是什么？

11. 为什么社会工作者要参与出院会议？

18. 终末期肾病

William H. Staples, PT, DHSc, DPT, GCS, CEEAA

你的患者是一名 64 岁的非裔美国女性，诊断为 2 型糖尿病、终末期肾病、高血压、外周血管疾病和主动脉狭窄。她现在独自在社区里居住，目前还在你所在的医院接受血液透析。在过去几个月里，患者自述进行日常生活活动时缺乏精力，体重减轻了 4.5kg，四肢无力。她的家庭医师希望她开始运动来恢复肌力和耐力。

评估结果如下。生命体征为心率 76 次/min，血压 154/90mmHg，呼吸频率 18 次/min，血氧饱和度 96%。她的左臂有一个肾透析用的动静脉分流器。左上肢除了握力外，总体肌力为 4/5。通过握力计测量，左手的握力为 5.4kg，右手为 7.3kg。除了左侧肩关节活动受限，表现在屈曲只有 126° 和外展只有 121°，其他关节活动度则在正常范围内。她能在 30 秒内完成 5 次的坐站试验。计时起立行走测试为 18.3 秒。她能独立行走不需要辅助，但是上楼梯时需要扶手。

■ 病例研究问题

1. 肾脏疾病的结局有哪些？

2. 什么是慢性肾病骨矿物质紊乱？

3. 什么是尿毒症动脉钙化（钙过敏症）（calciphylaxis）？

4. 根据 Fried 等（2001）的研究，衰弱的 5 个指标是什么？

5. 患者是否存在衰弱？

6. 终末期肾病患者是否通常是衰弱的？

7. 功能测试的结果对治疗师来说意味着什么？

8. 什么是透析？

9. 透析的通常次数和每次的时间是怎样的？

10. 运动对终末期肾病患者的作用是什么？

11. 接受透析的患者进行运动时，必须采取什么预防措施？

12. 对终末期肾病患者来说，运动能改善什么？

13. 终末期肾病患者运动的最佳时机是什么时候？

14. 运动的同时能透析吗？对此有什么预防措施吗？

15. 在透析时可以做什么类型的运动？

16. 进行血液透析的人可以锻炼肌肉吗？

17. 关于肾病患者的运动处方，美国运动医学学会的指南是什么？

19. 医学上复杂的并发症

William H. Staples, PT, DHSc, DPT, GCS, CEEAA

一位 78 岁的女性患者被介绍到你这里，接受居家康护的物理治疗。患者主诉右侧下背部疼痛。和她住在一起的女儿 5 天前带她去诊所看了医师，3 天前又因眩晕呕吐去同一诊所看了医师。现在她服用两种抗生素——环丙沙星和左氧氟沙星，但细菌培养结果阴性，因此她今天被告知停止使用抗生素药物，并开始进行物理治疗来让患者动起来。患者从不吸烟或饮酒。

她的既往病史包括高血压、以前发作的下背痛、肥胖、弥漫性骨关节炎、骨质疏松症和系统性红斑狼疮。她已经接种了流感和肺炎疫苗。手术史包括 40 年前的阑尾切除术，35 年前的胆囊切除术，5 年前的右髋关节置换术和 3 年前的两例（胸 10，胸 12）脊椎经皮椎体成形术。6 个月前的乳房 X 线检查结果为阴性。家族史包括吸烟的姐姐患有肺癌，父母亲都患有心血管疾病。她的丈夫因脑血管意外在 12 年前去世。

除了 10 天前去了一趟保健诊所，患者一直是卧床状态。

下面列出了目前正在治疗的医疗问题：

1. 多部位关节痛

2. 良性的原发性高血压

3. 胸痛

4. 充血性心力衰竭

5. 便秘

6. 肋软骨炎（白化病综合征）

7. 腹泻每周 2~3 次

8. 呼吸困难

9. 纤维肌痛症

10. 高血压

11. 炎性肌病继发于弥漫性红斑狼疮

12. 失眠

13. 双侧髋关节疼痛

14. 右膝关节炎

15. 肥胖

16. 骨质疏松症

17. 排尿困难

18. 胰腺疾病

19. 皮脂腺囊肿

20. 系统性红斑狼疮

21. 复发性尿路感染

由于之前的医疗问题，她目前正在服用以下药物：

1. 钙+D 400mg 每天 2 次

2. 卡维地洛 12.5mg 口服片；每天 2 次，一次一片

3. 多库酯钠 50mg 口服片：每天 4 次，一次一片

4. 叶酸 1mg 口服片；每天 2 次，一次一片

5. 呋塞米 20mg 口服片：每天服用一片

6. 羟基氯喹（氯奎宁）200mg 口服片：一天 2 次，一次一片口服

7. 伊班膦酸钠（骨维壮）150mg 口服片；每月一片

8. 氯化钾 20mEq 当量口服片剂延长释放；每天 2 次，一次 3 片

9. 复合维生素每天一片

10. 对乙酰氨基酚 7.5~325mg 口服片；按需每天 2 次，每 4~6 小时一次，一次 1~2 片，治疗疼痛

11. 泼尼松 5mg 口服片；每天一片

12. 非那吡啶（马洛芬）200mg 口服片；按需每天 3 次，治疗烧灼感

13. 磺胺甲噁唑-三甲氧嘧啶 400~80mg 口服片；每天一片

14. 维生素 D 1.25mg（50 000U）口服胶囊；每周一片

15. 唑吡坦（思诺恩）10mg 口服片；按需每天睡前一片，治疗失眠

她的生命体征是：心率 81 次/min，规律；呼吸频率

20 次/min；血压 126/82mmHg；体温 36.6℃；室内血氧饱和度 93%。身高为 163cm，体重 98.9kg，BMI 为 37.42。

检查中，意识清醒，对人物、时间和地点认知定向良好，除疼痛外，未有其他急性不适。躯干：腹部压痛但柔软，肠鸣音正常，没有防御/反跳痛，没有肋椎角压痛，也未见明显膨胀胸腹部膨胀。后背中线右侧第 10~12 胸椎水平有触痛，但无肌肉痉挛，脊柱运动时也无触痛感。患者自述左侧髋关节和腰椎有 5/10 的疼痛，并且止痛药对下背部的疼痛没有抑制作用。下背痛的触诊并不会增加疼痛的程度，但是坐到床上时下背部和髋部的疼痛增加到了 VAS 7/10。患者自述她由于疼痛，过去两周只能起床使用床旁洗脸台。所有的日常生活活动都需要帮助。患者表示所有的时间她都很累，现在她很想提高她在所住公寓周围的活动能力。

肌肉骨骼评估结果显示肩关节屈曲和外展有轻微受限，躯干和四肢的肌力为 4-/5，核心肌群的肌力为 3/5。

皮肤：无皮疹或开放性区域。在骶骨区有轻微的发红。

神经肌肉：轻触觉完整，否认四肢麻木或刺痛。肱二头肌、肱三头肌、股四头肌和腓肠肌的腱反射为 2+。听力和矫正视力（眼镜）正常。

心血管和肺部：心脏听诊显示正常的心律，无杂音；肺部听诊显示所有的肺叶都有清晰的呼吸音。深呼吸会增加脊椎疼痛。

转移：她可以独自完成床上的翻身动作，也可独自以身体蹲位轴转向转移方式（squat pivot transfer，译者注：即患者坐位身体前倾时臀部抬离座位移向紧靠床边的坐便器、轮椅或椅子上的方式）移位到坐便器和轮椅上；坐站转移需要别人的中等帮助；能用上肢支撑坐在床沿。由于需要帮助站立，没有对她的站立平衡进行准确评估。她每天只坐在轮椅上 2 次，仅仅是为了准备食物，每次只坐 1 小时不到。

评估：患者平常昏昏欲睡，但配合评估。你主要的目标就是帮助患者预防更多并发症的发生。

■ 病例研究问题

1. 考虑到患者的既往史和需要的康复治疗方案，你能对这个患者做出什么初步判断（你希望看到的或看不到的）？

2. 你对这个患者的多种诊断有什么了解？

3. 你想看到什么医疗检查的结果？

4. 你能从多种药物治疗中确定哪些可能的副作用或者干扰康复过程的因素?

5. 你希望做什么另外的物理治疗检查?

6. 在治疗过程中,应该注意什么"危险信号"?

7. 你会以什么康复干预开始?

8. 有什么方法可以用来减轻疼痛?

9. 制动(immobility)的并发症是什么?

10. 造成便秘的原因是什么,应该如何治疗?

11. 为什么治疗师应该担心便秘?

12. 你认为便秘和腹泻会同时存在吗?

13. 由于膀胱问题她正在服用哪两种药物?

14. 尿路感染的标志和症状是什么?

20. 步态异常

Timothy L. Kauffman, PT, PhD, FAPTA, FGSA

作为一名门诊物理治疗诊所的物理治疗师,正在接诊一位初步诊断为步态异常的 78 岁的已婚女性。你和她走进诊室时,你注意到她有轻微的步态不稳,前进时步态还有轻微犹豫,此外行走时她右手拿着一个单点手杖。

当你询问她的病史时,你了解到她其他的诊断有:①由于糖尿病导致的双侧下肢周围神经病变;②双眼存在湿润的、与年龄相关的黄斑病变;③18 个月前的左侧全膝关节置换术;④骨质疏松症,伴 9 个月前的椎体压缩骨折(腰 1)后做了椎体后凸成形术。另外,你的患者自述有虚弱无力、疲劳、情绪不稳定的症状,在 8 周前曾有一次跌倒但没有受伤的经历。她否认疼痛、头晕、轻头痛和有心血管疾病史。药物治疗包括胰岛素预混制剂(低精蛋白胰岛素和常规胰岛素,优泌林 70U/30U)、阿伦磷酸钠(福善美)、对乙酰氨基酚和阿柏西普(艾力雅)每 8 周注射一次。

物理治疗评估

静息时的生命体征:心率常规 74 次/min,血压 132/82mmHg,呼吸频率 18 次/min,血氧饱和度 95%,体温 37℃。

患者在没有用拐杖的情况下的静态站立看起来是安全的。有中度的驼背,背靠墙站立时枕部到墙之间的距离是 6.2cm。左边、右边、前面的功能性前伸(functional reach)都是 7.6cm。

闭目站立试验(Romberg test)时表现有一点不稳,但基本正常,结果为阴性。然而这种不稳定在两脚前后并立站立时就明显了,她能维持这种站姿仅仅一秒钟,若闭上眼睛且无人搀扶的情况下,她根本就无法以这个姿势站立。

音叉试验:把一个 128Hz 的音叉放置在患者右侧尺骨茎突上,她能感受到音叉震动达 11 秒;当把音叉放在她的左脚外踝处,她没有感觉,放在右脚外踝处她也同样没感觉;但音叉放在她的右侧胫骨粗隆处时,她能感觉达 1 秒,左侧胫骨粗隆处时则达 2 秒。

她在没有使用拐杖的前提下完成 360°转身,用了 14 步。右下肢单腿站立时间为 2 秒,左下肢时为 1 秒。

使用拐杖时,修正版步态异常等级量表(Modified Gait Abnormality Rating Scale)得分为 9/21(得分为 0 是最好的分数)。没有用拐杖时,她的分数则为 10——一般来说,得分超过 8 分的人存在很大的跌倒风险。

她的自主步速在使用拐杖时为 0.77m/s,不使用拐杖时为 0.69m/s。她的计时起立行走测试(TUG)分数在使用拐杖时为 14.1 秒。她完成 5 次坐站试验需要 18.8 秒。没有使用拐杖的前提下,修正版步态异常等级量表为 10/21。

徒手肌力测试时,她的下肢肌力在坐位下为 4/5。你发现她左侧伸膝达到最大范围时的无力现象要比右侧严重。患者确实能达到完全的被动伸膝,双膝都没有伸肌滞后。在跖屈肌力测试中,她不能做单腿脚跟离地站立。在坐位,通过标准徒手肌力测试,踝背屈和跖屈的肌力为 4/5,踝内外翻的肌力为 3+/5。

■ 病例研究问题

1. 如何定义步态异常?

2. 为什么神经科医师诊断你的患者为步态异常?

3. 哪些体格检查结果证实了患者的虚弱无力、疲劳和情绪不稳定的症状?

4. 为什么患者处于跌倒的风险?

5. 步速的重要性是什么?

6. 你可能需要其他什么测试?

7. 你将采用什么肌力干预训练来提高患者的移动性?

8. 黄斑变性有可能是诊断步态异常的因素吗?

9. 步态异常在 65 岁以上的老年人中有多常见?

10. 步态异常的人功能改善的可能性有多大?

21. 爪形/槌状趾

Meri Goehring, PT, PhD, GCS, CWS

William H. Staples, PT, DHSc, DPT, GCS, CEEAA

Ray 是一位 65 岁的老人,独自住在两层楼的房子里。他是一名退休木匠,有一个女儿,一般每周和他女儿共进一次晚餐。在退休以后,他喜欢建造鸟舍和烹饪美食。他的 BMI 指数是 29。他知道自己应该加强锻炼,但却很难开始。他发现他很难维持一个规律的步行计划,在过去两年里有一次摔倒史。在他最近一次体检时,他的医师发现他的脚趾和脚上都有开放性的伤口。他的医师告诉他说,他的一些脚趾出现了爪形和槌状的畸形。虽然他脚趾上没有很痛,但他的四个脚趾上已经出现了开放性伤口。Ray 的医师给了他外科敷料和绷带,并建议他进行物理治疗。在考虑手术治疗来处理他的脚趾关节问题之前,Ray 也想先尝试保守治疗。既往史:Ray 有心血管疾病(cardiovascular disease,CVD)、2 型糖尿病、周围神经病变和高血压病史。3 年前他患有轻度的心肌梗死(myocardial infarction,MI),这也是他退休的原因。他目前服用的药物包括阿替洛尔(atenolol)/天诺敏(tenormin),卡托普利(captopril)/开博通(capoten)25mg 每天 3 次,达格列净(dapagliflozin)每天 10mg(剂量是从上一次看医师时的 5mg 增加到了现在的 10mg),阿司匹林每天服用 81mg。

在骨科物理治疗诊所,你给 Ray 做了一个系统检查。他的生命体征指标是:心率 84 次/min,呼吸频率 14 次/min,血压 124/72mmHg,血氧饱和度 96%。他双侧下肢到膝关节均有轻触觉障碍,但并不呈现为脊神经皮节或外周神经的异常感觉支配模式,另外,他还感受不到 6.10 单丝压力的感觉刺激。他的远端肌力减退,不能以脚跟或脚尖走步。在他双侧脚踝部位有轻微的水肿,导致踝关节背屈受限在中立位。在 Ray 的左脚,第二个脚趾有一个非固定的槌状趾畸形,他的第三和第四个脚趾是爪形畸形。在他的右脚,第二个脚趾也是槌状趾,爪形趾只出现在第三个脚趾上。这些畸形脚趾与鞋子接触的脚背部都见有摩擦引起的干裂的伤口。左脚除了第二脚趾槌状趾僵硬外,所有其余的畸形脚趾都可以进行被动活动。此外,Ray 所有的脚趾和左脚踝的本体感觉都受损。

■ 病例研究问题

1. 槌状或爪形的畸形在哪些脚趾最常见?
2. 槌状趾是什么样的?
3. 爪形趾是什么样的?
4. 其他足部畸形可能与槌状趾有什么关系?
5. 这些脚趾畸形最常见的原因是什么?
6. 这种畸形最常见于什么类型的患者?
7. 存在这些脚趾畸形类型的患者有哪些症状?
8. 平衡问题与这些畸形有关吗?
9. 什么是阿替洛尔/天诺敏,它有什么功能?
10. 达格列净是什么,它有什么功能?
11. 什么是卡托普利/开博通,它有什么功能?
12. 针对这个患者所患疾病所开的各种用药中,有哪些药是不能和卡托普利一起服用的?
13. 你可能对患者进行什么平衡测试?
14. 局部组织无法感受到 6.10 的单丝压力感觉刺激意味着什么?
15. 你会推荐什么类型的鞋?
16. 对于这些脚趾畸形还能做些什么呢?

22. 左脑血管意外(CVA)和睡眠呼吸暂停

William H. Staples, PT, DHSc, DPT, GCS, CEEAA

一位 72 岁的男性患者患有高血压病史,15 年前因左脑血管意外(CVA)导致右侧偏瘫,由于他最近出现基本日常生活活动和社区步行困难,他妻子督促他去接受门诊理疗。她抱怨说,上周把他转移到车里再转移出来的时候她的后背受伤了。他目前还没有进行任何锻炼或活动。

患者还有表达性失语症、睡眠呼吸暂停症和高胆固醇血症。他来的时候坐在一个标准轮椅上,移动轮椅时他用他的左胳膊和腿来推动。此外,他随身带来了一根大号的四点拐杖,他右脚还穿戴了一刚性足矫形器(AFO)。在 CVA 之后,他曾接受了长达 8 个月的大量的物理治疗和作业治疗,并且恢复到了可以独立进行社区活动的程度。在过去的 3 年里,他的活动能力有所降低,体重增加了 22.7kg,体质指数(BMI)是 35。他目前正在服用下列药物:

卡马西平	200mg 每天 2 次
氯沙坦	每天 100mg
华法林（肝素）	（2）5mg+（2）2mg 周一和周五；及（2）5mg+（1）2mg 周日、周二、周三、周四和周六
吲达帕胺片	每天 1.25mg
盐酸地尔硫䓬	每天 360mg
阿托伐他汀钙	每天 40mg
曲伐前列素	每天每只眼睛一滴，0.004%浓度

检查发现右上肢松弛并且肩关节处有一个因关节半脱位而导致的约一横指的凹陷。关节活动度（ROM）受限，肩关节屈曲和肩关节外展为 100°，没有其他的被动活动受限。右手水肿。右下肢的肌力如下：髋关节屈曲 4-/5，外展 2/5，伸展 2/5，内收 4/5；膝关节屈曲 2/5，伸展 2/5；踝关节跖屈 1/5，背屈 0/5。左上肢和下肢肌力和 ROM 都在正常范围内，左手没有肿胀。

步态：他能使用宽步基的四点拐杖在水平面上独立行走，在右腿的摆动期他非常依赖四点拐杖。摆动时他的右膝处伸展态，致腿呈环形运动。他可以行走12.2m，期间他只需要旁立监察的帮助（standby assistance）以及在他感到疲惫要求坐下之前给予偶尔的口头暗示来增加屈髋幅度，以完成右脚的摆动动作。

在休息时的生命体征，心率 76 次/min，呼吸频率 20 次/min，血压 146/92mmHg，血氧饱和度 96%，自感用力疲劳程度（rate of perceived exertion，RPE）1/10。活动（步行）时的生命体征，心率 80 次/min，血压 150/96mmHg，血氧饱和度 9%，RPE 7/10。

他能够遵循所有的指令，但由于失语，很难做出回应。他能够正确地回答"是/否"的问题。

■ 病例研究问题

1. 在美国脑卒中的发病率有多普遍？
2. 你将会如何客观地评价右手的肿胀？
3. 最可能引起右手肿胀的原因是什么？
4. 这些生命体征告诉你什么？
5. 这名患者可以进行一个康复锻炼计划吗？
6. 这名患者需要遵循哪些限制？
7. 这名患者是否可以进行减肥计划？
8. 什么是睡眠呼吸暂停？
9. 睡眠呼吸暂停有多普遍？
10. 睡眠呼吸暂停和脑卒中风险之间存在联系吗？
11. 未经治疗的睡眠障碍会影响康复的过程吗？
12. 睡眠呼吸暂停是如何治疗的？

13. 为什么睡眠很重要？
14. 有哪些工具可以用来筛查睡眠障碍？

23. 药物调解——属于治疗师的一种工作吗？

William H. Staples，PT，DHSc，DPT，GCS，CEEAA

你的新患者是一名 78 岁的妇女，她在 5 天前接受了双膝的全膝关节置换手术，你正在对她进行第一次居家康护谈话。她的既往病史包括骨关节炎、甲状腺功能低下、胃食管反流病（gastroesophageal reflux disease，GERD）、抑郁症、偏头痛、2 型糖尿病、周围神经疾病、失眠症、BMI 34 和高血压。她最近尝试通过增加食用新鲜水果和蔬菜来改善她的饮食，并开始尽量饮用无糖饮料，以改善她膝关节置换前的肥胖和糖尿病。检查时，除了常规的关节活动度、肌力、生命体征和功能的评估外，你还打算通过检查她所服用的所有药物，包括处方药和非处方药（over the counter，OTC），以看看是否有药物调整的必要。她现在的服药情况是：

处方药：

利伐沙班（拜瑞妥）10mg，每天一次。

维柯丁（氢可酮和对乙酰氨基酚），氢可酮300mg，对乙酰氨基酚 7.5mg：每 4~6 小时按需口服一片，治疗疼痛。

艾司奥美拉唑（耐信）20mg，每天一次。

左甲状腺素 100μg，每天一次。

苏沃雷生 10mg，每天一次，睡前服用

利尿剂（呋塞米）100mg，每天 2 次

癫痫症药物（普瑞巴林）（2 个月前规定的），100mg 每天 3 次。

加巴喷丁（6 个月前规定的）300mg 每天 3 次。

新降血糖（二甲双胍）500mg 每天 3 次，与餐同服。

盐酸阿米替林，50mg 每天一次，睡前服用。

非处方药（OTC）：

omega-3 鱼油 1 000mg，每天一次。

布洛芬 800mg，每天 2 次。

柠檬酸钙和维生素 D 600mg/500IU，每天一次。

dl-α 生育酚（维生素 E）1 000mg（1 500IU），每天一次。

药店自主品牌药："无嗜睡感冒及鼻窦通"，按需

服药(PRN),用来缓解鼻塞。

■ 病例研究问题

1. 为什么治疗师需要了解患者正在服用的药物?

2. 为什么治疗师的职责需要其对患者的用药情况有所了解?

3. 什么是非处方药?

4. 患者服用的止痛药存在什么问题吗?

5. 什么是利伐沙班(rivaroxaban),以及它所涉及的风险是什么?

6. 她服用的降压药的副作用是什么?

7. 普瑞巴林(pregabalin)和加巴喷丁(gabapentin)用于治疗什么?它们能一起服用吗?

8. 当服用普瑞巴林时,再服用什么药物可能引起问题?

9. 艾司奥美拉唑是用来治疗什么的?

10. 什么是苏沃雷生?它的副作用是什么?

11. 治疗师需要知道患者服用的是什么维生素和矿物质营养品吗?

12. 对患者的新饮食有什么需要注意的吗?

13. 用来缓解鼻塞症状的"无嗜睡感冒及鼻窦通"按需服药(PRN)的药物制剂的成分是什么?这些会影响康复的进程吗?

14. 什么是三环类抗抑郁药?

15. 关于三环抗抑郁药有什么问题吗?

16. 为什么患者服用二甲双胍(glucophage),有没有可能的药物间相互作用?

24. 多发性骨髓瘤

James R. Creps, PT, DScPT, OCS, CMPT

Walt 是 68 岁的老人,他希望通过物理治疗来评估和治疗持续的背部疼痛。他自述 4 个月前开始,在没有任何外伤的情况下开始疼痛。除了抱怨背部疼痛外,患者自述症状在晚上更严重,这些症状经常与低热一起发生。他还自述体重已经下降了,尽管他并没有节食。

物理治疗师检查触诊他的 $T_9 \sim T_{12}$ 时 Walt 感到触痛,但下肢反射和肌力测试是正常的。他生命体征检查显示体温有升高——预示着一种不明病因的发热,不过症状的生物力学原因不明显。因为这些发现,物

理治疗师将 Walt 送回他的护理医师助理(nurse practitioner,NP)那里进行进一步的评估。经过影像学诊断和实验室检查后,我们确诊 Walt 存在胸椎的弥漫性骨质疏松症、贫血、高钙血症和异常的单克隆病变蛋白,还有多发性骨髓瘤。

患者被介绍给一位肿瘤科医师治疗,并开始使用来那度胺(lenalidomide)、硼替佐米(bortezomib)和地塞米松(dexamethasone)。治疗几个月后,他的单克隆蛋白峰值很快就下降了,但他也变得焦躁不安,出现了严重的皮疹,而且睡眠质量很差。他的肿瘤科医师为 Walt 做了随访,他决定让 Walt 接受自体干细胞移植(autologous stem-cell transplantation,ASCT)治疗。接受自体干细胞移植 2 周后,Walt 感到极度疲劳,并报告说他的生活质量很差。因此,他被推荐给他的物理治疗师进行体能训练,包括有氧训练和肌力训练。Walt 和妻子接受了基本家庭锻炼计划的指导后,她向治疗师保证,她和丈夫将一起完成这些锻炼。

■ 病例研究问题

1. 多发性骨髓瘤在老年人中更常见吗?

2. 患者的症状和体征与多发性骨髓瘤通常的表现一致吗?

3. 患者的皮肤反应的根本原因是什么?

4. 是什么导致了患者的焦虑和失眠?

5. 自体干细胞移植(ASCT)是治疗多发性骨髓瘤的一种治疗方案吗?

6. 自体干细胞移植给了患者一个长期存活的重要机会吗?

7. 患者在接受了他的自体干细胞移植后感到身体不舒服,这常见吗?

8. 在这个患者群体中,简单的家庭锻炼计划还是比较复杂的家庭锻炼计划更好?

9. 有氧训练能减少与癌症相关产生的疲劳吗?

10. 体育锻炼能提高生活质量,减少多发性骨髓瘤患者的抑郁吗?

25. 心肌梗死或尿路感染

William H. Staples, PT, DHSc, DPT, GCS, CEEAA

一位住在老年护理院的 84 岁妇女被转诊接受物理治疗评估,由于其老年痴呆症症状恶化和昨天跌倒

后导致这两天她的意识混乱和步态独立性丧失加重。她没有抱怨胸痛或尿痛。从跌倒的报告来看她并没有受伤。她还被诊断患有 2 型糖尿病和甲状腺功能亢进症。4 个月前入院时,她的简易精神状态检查结果是 24/30。生命体征是心率 92 次/min,呼吸频率 18 次/min,血压 118/74mmHg,血氧饱和度 94%,体温 37.7℃,她需要中度的帮助来完成从床到床边椅子上的转移,且没有出现呼吸短促现象。

在治疗评估的时候,她很难执行简单的指令或口头回答问题。在继续评估之前,治疗师决定简化评估,并要求医师开具血液和尿液的实验室检查。实验结果如下:

血检查(心脏生物标志物)		尿检查	
AST(天冬氨酸氨基转移酶)	63U/L	尿比重	1.040
肌钙蛋白Ⅰ	8μg/L	葡萄糖	50(mg/dl)
葡萄糖	110mg/dl	pH	7.0
LDH(乳酸脱氢酶)	125U/L	白细胞	++
肌酸激酶	1.3mg/dl	亚硝酸盐	阴性
白细胞	6.3K/mm³	蛋白质(mg/dl)	微量
红细胞	4.2M/mm³	酮体	+微量
肌红蛋白	50(ng/ml)	胆红素	阴性
		血(ery/μ)	阳性
		颜色	琥珀色
		外观	混浊

■ 病例研究问题

1. 每一种尿液测量的类别是什么?
2. 该患者是否出现尿路感染或心肌梗死?为什么或为什么不?
3. 什么是尿路感染?
4. 尿路感染在男性和女性中,哪个最常见?
5. 最常见的一种尿路感染的形式是什么?
6. 尿路感染最常见的标志和体征是什么?
7. 尿路感染的危险因素是哪些?
8. 如何诊断尿路感染?
9. 尿路感染典型的治疗是什么?
10. 糖尿病患者有尿路感染的高风险吗?为什么或为什么不?
11. 症状表现在老年人和年轻人中相同吗?
12. 有降低尿路感染发病率的方法吗?

26. 步态异常伴跌倒:病例 1

William H. Staples, PT, DHSc, DPT, GCS, CEEAA

一位 88 岁的女性患者被转诊到你的居家康护机构,她与自己的女儿同住,最近有过跌倒。跌倒发生在患者试图去洗手间时,跌倒时患者没有撞碰到头部。她与女儿居住在两层的房子中,且所有日常生活活动都能独立完成。大约 4 个月前她出现尿急、失禁和跌倒,并开始使用滚轮助行器。她的女儿告诉医师患者会有阵发性意识模糊和妄想。目前她仍然会开车,但她的女儿很担心这个问题。就在几个月前她每天还都会在街区散步。但这几个月来因感到"疲惫"就没有再散步了。她新近被诊断为阿尔茨海默病,现在在服用多奈哌齐(donepezil)。其他目前在服的药物为呋塞米(furosemide)和对乙酰氨基酚(acetaminophen)。

她的既往病史包括吸烟史 70 年(每天 1 包)、周围性血管病变、15 年前的双侧全膝关节置换和高血压。否认糖尿病,且没有参与过任何运动治疗方案。

她被转诊至居家康护物理治疗,接受肌力、耐力、协调、平衡以及步态训练。

患者神志清楚、愉悦,但对时间认知定向不佳,对近期事件记忆有困难。她对口头指令的反应也较慢。她的生命体征是坐位心率 74 次/min,站位心率 80 次/min,呼吸频率 15 次/min,坐位血压 128/80mmHg,站位血压 116/70mmHg,氧饱和度 97%,患者双膝疼痛为 1/10。她目前的药物为呋塞米和对乙酰氨基酚。肌力和关节活动范围均在功能范围内,但双侧膝关节活动范围在 106°~108°。

患者能够独立从床、椅子和马桶上站立和转移。患者使用滚轮助行器,但在步态起始时有困难。步态模式呈现三个主要障碍:包括双侧步长减小、足廓清减小和在摆动相末期足背屈的明显缺失。步行时,步宽增加,步长减小,步频减慢,伴随明显的关节角度运动减少,慌张步态。在步行的时候,她似乎"被冻住"且口头提示似乎不能帮助"解冻"她或阻止"冻住"。她不使用滚轮助行器就不能步行。她不能爬楼梯,甚至有扶手也不能。她的功能性前伸是 15cm。下肢感觉减退呈袜套样分布,未见有静止或意向性震颤。没有痉挛或僵直。深腱反射整体为 2+/4。

■ 病例研究问题

1. 该患者有直立性低血压吗?

2. 功能性前伸距离告诉你什么?

3. 你会考虑其他平衡测试吗? 为什么?

4. 你选择的测试怎么执行?

5. 她有周围性血管疾病, 你怎么检查疾病的严重程度?

6. 一个患周围性血管疾病的患者还会有什么其他的医学问题?

7. 这个患者有阿尔茨海默病的典型症状吗?

8. 你会筛查痴呆吗? 如何筛查, 为什么或为什么不?

9. 你可能会用哪些帕金森病的典型症状和体征来辨别这种诊断?

10. 路易小体痴呆的典型症状和体征是什么?

11. 额颞叶变性的典型症状和体征是什么?

12. 正常颅压性脑积水的典型症状和体征是什么?

13. 什么是尿急?

14. 你为什么认为该患者是失禁的?

15. 你能确定患者有多少跌倒风险吗?

27. 步态异常伴跌倒(正常颅压性脑积水):病例 2

William H. Staples, PT, DHSc, DPT, GCS, CEEAA

一位最近在家中出现步行困难的 76 岁女性, 搬到一老年照护社区去居住。在最近 3 个月里, 她已经有步行困难, 且试图去洗手间时跌倒了数次。1 个月后她就基本上靠轮椅来活动了, 且有尿失禁和意识模糊增加。除了高血压和轻微的双膝关节炎, 患者其他方面都很健康。现在, 患者的女儿带她的妈妈去看了她的家庭医师, 医师给的诊断是患者患有痴呆和直立性低血压。据此, 她女儿觉得她母亲的残疾有所加重了, 就与老年照护社区的护士商量是否要把她母亲转到老年助理院去住。护士告诉患者女儿, 痴呆似乎发展得太快了并建议在神经科医师那儿做更多的医学检查。在看过神经科医师和随后的检查后, 患者被诊断为正常颅压性脑积水。神经科医师希望患者接受 4~6 周的物理治疗以收集更多数据, 来确定患者是否可以在可能的手术前进行保守治疗。于是患者被转诊至联邦医疗保险规定下的居家康护。

患者神志清楚、愉悦, 但对时间认知定向不佳, 对近期事件记忆有困难。她的生命体征是: 坐位和站位心率 74 次/min, 呼吸频率 15 次/min, 血压坐位 128/80mmHg, 站位 116/76mmHg, 氧饱和度 97%。患者双膝疼痛为 1/10。她目前的药物为呋塞米(furosemide)和对乙酰氨基酚(acetaminophen)。肌力和关节活动范围均在正常范围内。患者能站立, 并能独立从床转移到轮椅以及从轮椅转移到马桶。患者能用四点拐杖行走, 但在步态启动时有困难; 在中等帮助且有口头提示的情况下患者拄拐可步行 4.6m。她的功能性前伸是 10.2cm。感觉正常。

你嘱咐她从当地的耐用医疗设备(durable medical equipment, DME)供应商那里订购了滚轮助行器且第 2 天开始物理治疗。在接下来的 4 个星期里, 她取得了稳定的进步。她已可以使用滚轮助行器独立行走 7.6m, 能到达洗手间, 但还不足以能够走到照护社区的餐厅去吃饭。她的功能性前伸提高到 15.2cm。尽管这样, 患者的意识仍然模糊, 且尿失禁次数还增加, 需要穿成人纸尿裤了。所以医师认为手术是她的最佳选择。

■ 病例研究问题

1. 该患者有直立性低血压吗?

2. 如何支付滚轮助行器费用?

3. 功能性前伸距离告诉你什么?

4. 什么是正常颅压性脑积水?

5. 正常颅压性脑积水的典型症状和体征是什么?

6. 正常颅压性脑积水的类型是否不止一种?

7. 如何诊断正常颅压性脑积水?

8. 是什么使正常颅压性脑积水诊断困难?

9. 有什么相同症状的其他疾病会导致误诊?

10. 正常颅压性脑积水和帕金森病的不同症状和体征是什么?

11. 正常颅压性脑积水有多普遍?

12. 有发展成正常颅压性脑积水的危险因素吗?

13. 未确诊患者转诊的主要原因是什么?

14. 这种正常颅压性脑积水是如何导致步行问题的?

15. 正常颅压性脑积水患者的典型步态模式看起来像什么?

16. 什么疾病有相似的步态差异? 哪种差异?

17. 正常颅压性脑积水如何治疗?

18. 理想的术后结局是什么?

19. 什么迹象表明分流管(shunt)可能导致过度排放?

28. 肥胖：第一部分

William H. Staples, PT, DHSc, DPT, GCS, CEEAA

一位 62 岁肥胖的非裔美国女性来到你的诊所来询问关于锻炼计划的建议。她曾咨询过 1 名外科医师，因为她正在考虑做胃旁路手术。她被外科医师告知需要先开始锻炼，因为医师希望她手术后继续锻炼。她的生命体征：心率 88 次/min，呼吸 20 次/min，血压 150/92mmHg，血氧饱和度 98%，体温 37.1℃。她的身高是 1.65m，体重 141.5kg。她患有 2 型糖尿病，她的药物包括胰岛素每天 2U、呋塞米（furosemide）和氯沙坦（losartan）。她犹豫着是否开始锻炼计划且有好几个问题要问治疗师。你了解哪些关于肥胖的知识？

■ 病例研究问题

1. 患者的体重指数是多少？
2. 该患者是否有高血压？
3. 胰岛素是什么？
4. 氯沙坦是什么？
5. 肥胖是一种疾病吗？
6. 肥胖是引起死亡的一种原因吗？
7. 糖尿病与肥胖有关吗？
8. 肥胖相关的其他并发症有哪些？
9. 癌症与肥胖有关吗？如果有，什么类型？
10. 美国是否是比其他民族肥胖发生率更高的民族？
11. 哪个国家肥胖发生率最高？
12. 所有州的肥胖发生率一样吗？
13. 美国每年肥胖导致的医疗花费是多少？
14. 你的患者说她的肥胖是遗传性的，你怎么回应？
15. 你的患者应该在手术前开始锻炼吗？

29. 肥胖：第二部分

William H. Staples, PT, DHSc, DPT, GCS, CEEAA

在第一部分中，一位 62 岁肥胖的非裔美国女性来到你的诊所咨询关于开始锻炼计划的建议。她曾去咨询过 1 名外科医师，因为她正在考虑做胃旁路手术。她被外科医师告知需先开始锻炼，因为医师希望她手术后继续锻炼。她的生命体征（静息）：心率 86 次/min，呼吸 20 次/min，血压 150/92mmHg，血氧饱和度 98%，体温 37.1℃。她的身高是 1.65m，体重 141.5kg。她是 2 型糖尿病患者，她的药物包括胰岛素每天 2U、呋塞米（furosemide）和氯沙坦（losartan）。她带着许多疑问第 2 次过来，因为她仍然担心开始锻炼计划的安全性。

■ 病例研究问题

1. 对于肥胖症的人来说运动是否安全？
2. 你如何用科沃伦法（Karvonen method）来决定一个人的运动强度？
3. 由美国运动医学会（American College of Sports Medicine, ACSM）提出的关于肥胖的运动指导方针是什么？
4. 肥胖是否有增加骨科疾病和手术并发症的风险？
5. 运动对患有肥胖和糖尿病的患者的影响是什么？
6. 仅靠节食就能减轻体重吗？
7. 哪种类型的运动对减肥最有帮助？
8. 你得走/慢跑多远才能减掉 0.45kg 的脂肪？
9. 肥胖的人需要继续运动以保持体重减轻吗？
10. 0.45kg 体脂在血管中有多少（长度）？
11. 为什么减肥手术对这样的患者有好处？
12. 你对减肥手术了解多少？

30. 肥胖：第三部分

William H. Staples, PT, DHSc, DPT, GCS, CEEAA

在第一、二部分中，一位 62 岁肥胖的非裔美国女性来到你的诊所咨询关于开始锻炼计划的建议。她 5 周前已经做了 Roux-en-Y 胃旁路手术，在已确定无医疗禁忌后，现在重新来到你的诊所更新她的训练计划。外科医师告诉她需要继续锻炼计划以帮助减肥和整体健康。她的生命体征（静息）：心率 86 次/min，呼吸 20 次/min，血压 150/92mmHg，血氧饱和度 98%，体温 37.1℃。她的身高是 1.65m，体重 141.5kg，自从手术已经减了 6.8kg。她是糖尿病患者，她的药物包括胰岛素每天 2U、呋塞米（furosemide）和氯沙坦（losartan）。患者相信这个手术可治疗她的糖尿病和体重问题,也许她就再不需要做任何其他关于减肥的事情了。目前她在早上和下午各步行5min。

■ 病例研究问题

1. 你如何解释她认为手术是一种治愈肥胖的方法?

2. 针对胃旁路术后运动,有没有具体的注意事项?

3. 患者如何制定开始锻炼计划并服从安排?

4. 你会推荐哪些活动来减少久坐不动的生活方式?

5. 你会选择什么样的功能性结果测量工具测试她的耐力?

6. 在运动中你会对减肥手术后的人有什么具体的考量?

7. 在胃旁路术后,患者需要遵循哪种饮食?

8. 有没有特别的药物需要增加或调整?

9. 什么是"倾倒综合征",如何避免?

10. 低血糖是胃旁路术后的一个问题吗?

31. 盆腔器官脱垂

William H. Staples, PT, DHSc, DPT, GCS,CEEAA

你接诊了一位因1度子宫脱垂合并膀胱脱垂手术修复后的63岁女性患者。她小便失禁数年,近期(6个月前)慢性下背痛加重,4周前进行了手术治疗。术前,她使用过子宫托。她的初级保健医师给她开了双羟萘酸丙米嗪,服用了3个月,但因为副作用,停止了服药。她没有其他健康问题,曾因在健身房"遗尿"暂停了锻炼,但她愿意重新进行规律的锻炼计划,因为她对这个遗尿问题感到很尴尬。她的3个孩子都是顺产。生命体征:心率,律齐,74次/min,呼吸16次/min,血压132/84mmHg,体温37℃,血氧饱和度97%,否认疼痛,她的BMI为28。

■ 病例研究问题

1. 什么原因会引起盆腔器官脱垂?
2. 最常见的脱垂器官是什么?
3. 盆腔器官脱垂有多普遍?
4. 哪些因素可导致盆腔器官脱垂?
5. 哪些因素能导致盆腔器官脱垂恶化?

6. 盆腔器官脱垂的症状有哪些?

7. 哪些医学实验室测试和体检有助于患者的诊断?

8. 子宫托是什么?

9. 盆腔器官脱垂的非手术治疗方法有哪些?

10. 患者术前患有的尿失禁属于哪种类型?

11. 治疗盆腔器官脱垂的外科手术是什么?

12. 术后进行物理治疗是否有帮助?

13. 双羟萘酸丙米嗪是什么,可能的副作用有哪些?

32. 骨关节炎?

William H. Staples, PT, DHSc, DPT, GCS, CEEAA

一位71岁患者在因髋部和肩部疼痛咨询他的主治医师并被诊断为骨关节炎后找到你。双侧髋部和肩部的X线都显示正常。实验室报告血细胞计数正常,血清血沉(ESR)为65mm/h,CRP轻微升高为5mg/dl(C-反应蛋白),抗核抗体、类风湿因子和抗环瓜氨酸肽抗体阴性。

他双肩疼痛受限有3~4周了,呈进行性加重。他口服2片220mg萘普生钠(naproxen sodium),每天2次,用于缓解疼痛。患者否认外伤并说"病情越来越重,我开车有困难","我想我只是变老了"。

生命体征:心率74次/min,呼吸16次/min,血压130/78mmHg,血氧饱和度97%,体温37.7℃。肌肉骨骼检查发现:双侧肩关节由于全范围出现疼痛(6/10)活动度下降,屈曲(145°~150°),外展(140°~145°),外旋(60°~65°)。在被动活动中,所有动作的被动范围较正常降低了5°,疼痛减轻(2/10)。患者由于疼痛(3/10),两侧髋关节所有动作的活动度下降,且很难从椅子上站起来。通过对关节和肌肉进行视诊和触诊发现:除了双手肿胀,无压痛点、捻发音、发热、发红。四肢肌力为5/5。因髋关节疼痛,步行有轻微的减痛步态。患者表示:白天随着时间他的疼痛会逐渐减轻(2/10),但其间一旦他坐久了,关节僵硬又会重新出现。

进行的功能检测包括:计时起立行走试验(10.2秒),5次坐站测试(19秒)。你决定每周去看望患者3次,进行治疗性运动,并对家庭锻炼计划进行指导,以帮助患者减轻疼痛,增加主动活动范围,阻止功能进一步丧失。

■ 病例研究问题

1. 尽管这些症状可能提示骨关节炎，患者的某些病史是否听起来很奇怪？
2. 血沉速度能告诉你什么？
3. 血沉速度的正常范围是多少？
4. 是否有其他疾病可能被忽视？

2 周后，患者病情没有改善，你推荐患者去看风湿病专家，因为你怀疑患者可能还有其他疾病情况。患者 2 周后回来了并诊断为风湿性多发性肌痛，目前每天服用泼尼松（prednisone）15mg，且肩部关节痛大大减低（1/10）。

■ 病例研究问题

1. 什么是风湿性多发性肌痛？
2. 患者是否应继续进行物理治疗的锻炼计划？
3. 患者目前服用激素，有什么注意事项吗？
4. 2 周后，患者来治疗，主诉头痛和视物不清。这与风湿性多发性肌痛有关吗？
5. 这些新症状有潜在的危害吗？
6. 巨细胞动脉炎如何诊断？

33. 特发性肺纤维化：第一部分

William H. Staples, PT, DHSc, DPT, GCS, CEEAA

患者，78 岁男性，退休卡车司机，居住在一个老年生活社区，近 3 天出现呼吸困难加重加粗、咳脓痰的体征，步行费力、意识障碍症状加重。患者女儿带他看医师，随后被接收入院治疗。入院后，查 X 线片发现左肺下叶浸润。患者在经鼻吸入 3L 氧气前，血氧饱和度在室内测量为 78%。

他被诊断为社区获得性肺炎，开始使用甲泼尼龙（solu-medrol）、左氧氟沙星（levofloxacin）、杜诺布（DuoNeb）、乙酰半胱氨酸（mucomyst）、美清痰（mucinex）改善呼吸功能。另外，住院期间使用第Ⅳ类抗生素一个疗程。他的医师建议出院后去老年护理院短暂休养，但患者强烈拒绝，选择回家，在家接受居家康护的继续治疗。

出院后的第二天，一位居家康护机构的物理治疗师上门来看他。既往病史包括：12 个月前被诊断的特发性肺纤维化，肺栓塞，2 型糖尿病，高血压（HTN），充血性心衰（CHF），前列腺癌，冠心病（CAD），多发性多部位皮肤癌，右脚蹈趾开放性伤口，高血脂和 2 年前行血管成形术。他对青霉素（penicillin）过敏，4 年前戒烟，有 52 年吸烟史，1 包/d。

患者丧偶，之前在老年社区表现很活跃。女儿住在 1.6km 以外，现在是他的主要照顾者。女儿帮他管理财务，调整药物和购物。餐食由老年社区的住院医师提供，但患者必须到餐厅就餐，或者付每餐 25 美元的客房服务费才能在房间里用餐。患者的房间距餐厅有 122m。该社区内还有可以上门服务的护士，可以预约服务，每次费用为 25 美元。如果使用呼叫按钮来获得未预约的服务，每次要花费 35 美元。由于这些额外的费用，患者担心他的财务状况。

在居家康护机构服用的药物和住院期间一样，除了两种标记着"新"的药物外：

格列吡嗪 XL（glipizide XL）2.5mg 口服 1 次/24 小时（治疗糖尿病）

杜诺布（DuoNeb）雾化 4 次/d（帮助排痰）

华法林（warfarin）（香豆素）（coumadin）周一、周三、周五、周六、周日（抗凝剂）口服 2.5mg，周二、周四口服 5.0mg

杆菌肽软膏（bacitracin ointment）（右）大脚拇趾，用无菌纱布包裹，2 次/d

比沙可啶（bisacodyl）5mg 口服 2 次/d（刺激性泻药，通便）

辛伐他汀（zocord）20mg 口服 1 次/d（治疗胆固醇）

帕罗西汀（paroxetine）（百可舒）（paxil）20mg 口服 6 小时 1 次（抗抑郁）——"新"

多库酯钠（docusate sodium）100mg 口服 2 次/d（多库酯钠-润滑剂）（colace-lubricant）

泼尼松（prednisone）50mg 口服 1 次/d（类固醇）——"新"患者出院前剂量为 20mg

美清痰（mucinex）1 200mg 口服 2 次/d（化痰）

呋塞米（furosemide）（速尿）80mg 口服 3 次/d（利尿）

氯化钾（K-Dur）20mEq（毫克当量）口服 3 次/d（因为使用了速尿剂，需要补钾）

3.0L/min 经鼻给氧

实验室检查结果

检查	患者	正常值范围
尿素氮(BUN)	43.8mg/dl(高)	10.0~20.0
肌酐	1.5mg/dl(高)	0.6~1.2
葡萄糖	69mg/dl	70~110
糖化血红蛋白(HbAlc)	9%(高)	4%~6%
钾	3.0mEq/L(低)	3.5~5.5
钠	139mEq/L	135~145
氯	85mEq/L(低)	95~105
二氧化碳	41.7mEq/L(高)	20.0~29.0
钙	9.6mg/dl	9~11.0
凝血酶原	18.9s(低)[a]	20.5~29.5[a]
INR(国际标准化比值)	1.9(低)	2.0~3.0

[a] 凝血酶原时间范围在治疗范围。患者不需要抗凝药物治疗的正常范围是 11.0~13.3 秒。

每个联邦医疗保险的 A 部分都需要进行标准化的 OASIS(Outcome and Assessment Information Set)评估。评估发现患者因不能平躺,故只能在躺椅上休息睡觉。这种躺椅有电动升降控制装置,能辅助患者站起来,也能辅助他完成各种转移动作。他的生命体征为:心率(HR):96 次/min,律齐;呼吸频率(RR):36 次/min,律齐;血压(B/P):坐位 104/66mmHg。口腔温度:36.7℃。无颈动脉杂音。他经鼻每分钟吸入 3L 氧气,休息时的血氧饱和度为 94%。活动时氧饱和度水平迅速下降伴呼吸短促,甚至小量活动如使用尿壶都会引起严重虚弱。他的视力尚可,读书时戴眼镜。双耳听力差,但是提高讲话声音可进行交流。他只能在呼吸之间用短句说话。否认有疼痛。皮肤系统评估发现在左侧大脚趾内侧甲床边缘有 1 处圆形开放伤口,测量直径 0.5cm,深 0.25cm。伤口覆有纱布但已经脱落,对伤口评估后伤口又再用无菌纱布敷盖。双下肢没有毛发生长,上肢有许多瘀斑,患者说是因为在医院静脉输液和反复采血造成的。两小腿有轻触觉障碍呈袜套样分布。

患者身高 165cm,体重 93kg。他有发作性尿失禁,椅子旁边就是尿壶,尿液的颜色是深黄色,清晰。他的腹部柔软。认知正常,简易精神状态量表得分 30/30。没有抑郁的迹象,他服用抗抑郁药物。他躺椅旁与椅子边缘呈 45° 角方向有一坐便器,他每天排便 1 次;在躺椅的另一侧是同样与躺椅边缘呈 45°摆放的标准轮椅。患者在躺椅、坐便器和轮椅间转移时使用 1 个有座位的带手闸的轮式助行器。

患者现有的耐用医疗设备(durable medical equipment,DME)是他正在使用的氧浓缩机,一个便携式的装满液态氧的可供出门旅游用的氧气罐和一根 15m 长的鼻插管。另外的设备还有洗浴椅、长的够物杆。他需要一个轮式助行器上的挂篮以便放置那个便携式氧气罐。但由于医保不会报销这个,而患者日常独立活动又很需要,所以治疗师就联系了患者的女儿,让她给父亲购买一个。

家庭环境评估显示所住公寓内还是能够让助行器通过,但屋内过小的门和过窄的角落处轮椅就无法通过了。进浴室如果不把门取下,轮椅就不能进去,所以,现在在浴室门已经卸下来了。目前没有导致跌倒的障碍物,如宠物、电线、小踏脚毯或杂乱物品。

检查

他的日常活动能力严重受限,所有的日常生活活动都需要帮助(穿衣、修饰和沐浴)。他的膳食是由护工带到房间里。他需要最大帮助才能从椅子上站起来,但能独立通过以椅子为中心旋转坐到坐便器上。通过使用升降椅,他能独立站起。由于他不能躺平,没有测试床上的转移。步态训练使用两轮滚动助行器,在疲劳前可在中度帮助下步行 2.5m。在短暂的步行过程中,他的血氧饱和度下降到了 82%,心率增加到 112 次/min,呼吸频率增加到 40 次/min,血压保持稳定为 112/66mmHg。活动中没有明显的心率不齐。他的步态模式表现为双侧的仅 13~15cm 的短小步幅及向前屈曲的姿势。他几乎没有足廓清,没有明显的足跟离地和足跟着地。不能使用步态评估等级量表(Gait Assessment Rating Scale)和改良的功能步行量表进行评估。四肢的肌力大约为 4+/5。坐位平衡正常,站立平衡受限,因为他不得不使用上肢来支撑自己以防跌倒。由于虚弱状态,他不能进行任何测试平衡的标准检查/测试(如 POMA,Berg 平衡量表)。他功能性前伸范围为 0。

检查过程中,患者呼吸急促,特别是在用力和慢性干咳时。他感到疲劳,全身无力,胸部不适,没有食欲,还补充说近几个月体重下降了大约 4.5kg。

他的步行活动能力近期有明显下降,因为 3 个月前,他还能使用助行器独立步行大约 152m,能独立到社区餐厅用餐;他也能独立进行所有转移和日常生活活动,可以使用浴室。他之前不吸氧,但有几次“惊恐发作”。这可能与他的低氧饱和度有关,之前并未被察觉。

所有这些临床发现告诉我们,患者恢复需要很多时间和工作。由于通气能力差,他活动时对帮助依赖性很高,再次入院的风险也很高。再次入院是评价家庭护理的一项重要质量评估标准。居家康护主要目标之一就是预防患者再次入院,因为入院治疗涉及大量的费用开支。

完成评估之后,联系医师开医嘱调节滴定氧以确定患者在活动时氧饱和度维持在 90% 或以上。另一个医嘱是进行作业治疗,来帮助患者提高日常生活活动能力,减少耗能,并能独立穿戴泰德软管(TED hose)。目前患者有 TED hose,但不能独立穿戴。

■ 病例研究问题

1. 肺脏或者呼吸系统正常的老年性改变是什么?
2. 什么是特发性肺纤维化?
3. 引起特发性肺纤维化原因是什么?
4. 特发性肺纤维化的体征和症状是什么?
5. 特发性肺纤维化典型分期是哪些?
6. 有治疗特发性肺纤维化的有效方法吗?
7. 诊断为特发性肺纤维化的患者能运动吗?
8. 特发性肺纤维化有其他命名吗?
9. 为什么要联系医师调节滴定氧?
10. 该病的患病率是多少?
11. 治疗师如何评定肺栓塞风险?
12. 治疗师怎样评估呼吸困难?
13. 你了解实验室结果中血肌酐值的意义是什么吗?
14. 这是一个病情复杂的患者吗?为什么?
15. OASIS 是什么?
16. 泰德软管(TED hose)是什么?
17. 老年人住院的 10 大首要原因(诊断)是什么?

34. 特发性肺纤维化:第二部分

William H. Staples, PT, DHSc, DPT, GCS, CEEAA

在回答这些问题之前你不需要阅读第一部分的内容

第二部分:患者,78 岁男性,退休卡车司机,居住在老年生活社区,曾有呼吸困难加重加粗、咳脓痰的体征,步行困难、意识障碍症状加重,随后住院。他开始家庭护理已经 1 周了,每周进行 3 次治疗,当他的糖尿病加重,血糖到 16mmol/L 时,再次入院。

既往病史包括 12 个月前被诊断的特发性肺纤维化、肺栓塞,2 型糖尿病,高血压(HTN),充血性心衰(CHF),前列腺癌,冠心病(CAD),多发性多部位皮肤癌,高血脂和 2 年前行血管成形术。他对青霉素过敏,4 年前戒烟,有 52 年吸烟史,1 包/d。

他的生命体征为:心率(HR)96 次/min;呼吸频率(RR)36 次/min,律齐;坐位血压(B/P)104/66mmHg;口腔温度 36.8℃,没有颈动脉杂音。他经鼻每分钟吸入 3L 氧气,休息时的血氧饱和度为 94%,他也能独立进行所有转移和日常生活活动,可以使用浴室。他之前不吸氧,但有几次"惊恐发作"。这可能与低氧饱和度有关,但之前并未察觉。

在居家康护机构服用的药物和住院期间一样,除了 2 种标记着"新"的药物外:

滑动胰岛素注射法"新"。

格列吡嗪 XL(glipizide XL)2.5mg 口服 1 次/24 小时(治疗糖尿病)

杜诺布(DuoNeb)雾化 4 次/d(帮助排痰)

华法林(warfarin)(香豆素)(coumadin)周一、周三、周五、周六、周日(抗凝剂)口服 2.5mg,周二、周四口服 5.0mg

杆菌肽软膏(bacitracin ointment)(右)脚蹈趾,用无菌纱布包裹,2 次/d

比沙可啶(bisacodyl)5mg 口服 2 次/d(刺激性泻药,通便)

辛伐他汀(Zocor)20mg 口服 1 次/d(治疗胆固醇)

帕罗西汀(paroxetine)(百可舒)(paxil)20mg 口服 6 小时 1 次(抗抑郁)

多库酯钠(docusate)100mg 口服 2 次/d(多库酯钠-润滑剂)(colace-lubricant)

泼尼松(prednisone)50mg 口服 1 次/d(类固醇),患者出院前剂量为 20mg

美清痰(mucinex)1 200mg 口服 2 次/d(化痰)

呋塞米(furosemide)(速尿)80mg 口服 3 次/d(利尿)

氯化钾(K-Dur)20mEq(毫克当量)口服 3 次/d(因为使用了速尿剂,需要补钾)

3.0L/min 经鼻给氧

新的实验室检查结果如下:

检查	患者	正常值范围
尿素氮(BUN)	25.2mg/dl(H)	10.0~20.0
肌酐	1.5mg/dl(H)	0.6~1.2
葡萄糖	153mg/dl	70~110

检查	患者	正常值范围
糖化血红蛋白（HbA1c）	9.5%（H）	4%～6%
钾	3.4mEq/L（L）	3.5～5.5
钠	139mEq/L	135～145
氯	95mEq/L（L）	95～105
二氧化碳	39.7mEq/L（H）	20.0～29.0
钙	9.6mg/dl	9～11.0
凝血酶原	18.9s（L）[a]	20.5～29.5[a]
INR（国际标准化比值）	2.5（L）	2.0～3.0

[a] 凝血酶原时间范围在治疗范围。患者不需要抗凝药物治疗的正常范围是 11.0～13.3 秒。

再次评估发现患者因为不能躺平仍使用躺椅睡觉。这种躺椅有电动升降控制，能辅助患者站起来，也能辅助他完成各种转移动作。他的生命体征为：心率（HR）96 次/min，律齐；呼吸频率（RR）36 次/min，律齐；坐位血压（B/P）104/66mmHg；口腔温度 36.8℃；没有颈动脉杂音。他经鼻每分钟吸入 3L 氧气，休息时的血氧饱和度为 94%，活动时饱和度水平迅速下降伴有呼吸短促，甚至小量活动如使用尿壶都会引起严重虚弱。他的视力尚可，读书时戴眼镜。双耳听力差，但是提高讲话声音可进行交流。他只能在呼吸之间用短句说话。否认有疼痛。

皮肤系统评估发现在左侧大脚趾内侧甲床边缘有 1 处圆形开放伤口，测量直径 0.5cm，深 0.25cm。伤口覆有纱布但已经脱落。评估后伤口又用无菌纱布遮盖。双下肢没有毛发生长，上肢有许多瘀斑，患者说是因为在医院静脉输液和反复采血。两小腿有轻触觉障碍呈袜套样分布。

患者说自己身高 165cm，体重 93kg。他有发作性尿失禁，椅子旁边就是尿壶，尿液的颜色是深黄色，清晰。他的腹部柔软。认知正常，简易精神状态量表得分 30/30。

家庭环境评估显示房间内允许助行器通过，但轮椅不能从小门廊和狭窄的角落里通过。如果不把门从铰链取下，轮椅就不能进浴室，现在已经把门卸下来了。目前没有导致跌倒的障碍物，如宠物、电线、小踏脚毯和杂乱物品。在椅子旁 45°处有床旁坐便器，躺椅的反方向 45°处是标准轮椅。患者在躺椅、坐便器和轮椅间转移时使用 1 个有座位的带手刹的轮式助行器。

他的日常活动能力仍然很受限。所有的日常生活活动都需要帮助（穿衣、修饰和沐浴）。他的饭是由护工带到房间里。他需要最大帮助才能从椅子上站起来，但可通过以椅子为中心旋转坐到坐便器上。通过使用升降椅，他能独立站起。由于他不能躺平，没有测试床上转移。

今天，患者使用两轮滚动助行器步行可达 25m，期间因疲劳休息了几次。在短暂的步行过程中，他的血氧饱和度下降到了 82%，心率增加到 112 次/min，呼吸频率增加到 40 次/min，血压保持稳定为 112/66mmHg。活动中没有明显的心率不齐。他的步态模式表现仍为双侧的仅 13cm 的短小步幅及向前屈曲的姿势。他几乎不能做到足廓清，没有明显的足跟离地和足跟着地。他由于虚弱状态，不能进行任何测试平衡的标准检查/测试［如 POMA、Berg 平衡量表和功能性步态评估（Functional Gait Assessment，FGA）］。功能性前伸幅度为 0。

他的四肢的肌力大约为 4+/5。坐位平衡正常，站立平衡受限，因为他不得不使用上肢来支撑自己以防跌倒。

■ 病例研究问题

1. 你认为导致患者再入院的原因是什么？
2. 心肺系统正常的老年性变化有哪些？
3. 什么是特发性肺纤维化？
4. 诊断为特发性肺纤维化的患者能运动吗？
5. 哪个功能结果测试是测量耐力的最好方法？
6. 治疗师怎样评估呼吸困难？
7. 什么是凝血酶原时间和国际标准化比值，以及我们为什么关心这两项？
8. 糖化血红蛋白是什么，它评估的是什么？
9. 为什么评估伤口很重要？
10. 胰岛素用量的浮动比例是多少？
11. 你会检查患者的抑郁情况吗？
12. 老年人重新入院的 5 大首要原因是什么（非诊断）？
13. 为什么预防再入院很重要？
14. 有氧代谢能力降低是否应重点关注？
15. 你将为这个患者安排哪种类型的锻炼计划？

35. 肌肉减少症

Haniel J. Hernandez, PT, DPT

Michael O. Harris-Love, PT, MPT, DSc

Jones 先生，80 岁白人男性，最近因全身无力和跌倒史，住进社区生活中心。他之前在家独自生活，每周照看孩子 1~2 次,近 2 周在运杂货回家时摔倒在地。Jones 的房子从外面进屋时有 5 个台阶,右侧有扶手。

他最大的主诉是独自从坐位站起的能力下降。他还表示自己曾经很积极地做家务和适当维修家庭内部的设施,但是肌力和耐力下降已经限制了他完成上述任务的能力。

通过回顾他的病史,你有以下发现:高血压,充血性心力衰竭(射血分数 50%),心肌病和房颤,左胸上部安置起搏器。超声心动图未见心室壁变厚。比较有意义的病史有感音性耳聋,强迫症,抑郁,良性前列腺增生无尿潴留,吞咽困难需要言语治疗干预。值得关注的是 Jones 先生目前长期使用抗凝血剂。体格测量和生命体征包括:身高 173cm;体重 81kg;血压 135/78mmHg;心率 81 次/min。除了徒手肌力测试显示两侧髋外展肌肌力为 3-/5,物理检查未见明显异常。他的 Berg 平衡测试得分提示为中度跌倒风险(得分 21)。他能在床上独立移动,但从床边扶着轮式助行器站立进行的坐站转移需要中等量的帮助。

考虑到患者的年龄、主诉以及缺乏临床发现来系统地解释引起他全身性肌力减退的原因,你选择进行 1 项简单的肌肉减少症检查测试。美国和欧洲肌肉减少症共识组通常使用步行速度检查肌肉减少症。因此你进行 1 项 10m 步行测试,发现 Jones 先生步行速度为 0.9m/s。此外,尽管徒手肌力测定肌力没什么发现,你仍考虑观察肌力受限程度,进行客观的肌力评估。考虑到你和患者相处时间以及你诊所能利用的资源有限,你决定使用 1 个简单实用的评估方法,通过手持测力计进行握力测定。测量结果显示优势手平均握力(基于 3 次实验)为 34kg,非优势手为 30kg。

在社区生活中心接下来的患者护理会议中,你总结通报了新患者 Jones 先生的状态和评估结果。你告诉主治医师和医疗团队其他人员患者的临床表现和步行速度缓慢构成了患者可能有肌肉减少症的诊断结果,后期需要持续关注。主治医师提到已给 Jones 先生开了医嘱准备进行 DXA 检查评估他骨密度(bone mineral density, BMD),帮助确定他骨折的风险。因此,基于刚才的通报,给 Jones 先生的医嘱稍作了修改,在评估 BMD 的同时也要评估他的身体成分分析。之后由放射科大夫提供的结果报告有了以下几项:

- 总质量(g)= 81241
- 瘦体重(g)= 53549
- 瘦体重(g)-上肢(g)= 5635
- 瘦体重(g)-下肢(g)= 19093

- 脂肪量(g)= 27693
- 骨矿物质含量(g)= 3088
- 机器/肥胖指数 = 1.26

明确影像学数据和前面的临床表现如何完善你对 Jones 先生的评估。回答下列关于患者的诊断问题、影像学数据功能和限制问题、临床身体成分测定问题,以及对患者的治疗方法。

■ 病例研究问题

1. 肌肉减少症的临床分期是什么?
2. 该患者符合肌肉减少症老年综合征的临床诊断吗?
3. 计算患者的 BMI 指数。
4. 患者的 BMI 指数是否预示他有肌肉减少症风险?
5. 你怎样评估身体大小的影响,可通过 BMI 估计作为诊断肌肉减少症的主要因素吗?
6. 说出 3 个评估瘦体重(lean body mass,LBM)的常用方法,按可靠程度由高到低叙述。
7. DXA 检查的风险是什么?
8. 所有形式的 DXA 都能评估骨密度(BMD)和瘦体重吗?
9. DXA 益处是否大于其风险?为什么是或不是?
10. 射血分数的意义是什么?
11. 基于目前信息,你能总结出患者心衰类型是什么吗?
12. 基于可用信息,对他进行耐力运动干预是否安全?
13. 基于可用信息,对他进行抗阻运动干预是否安全?

36. 肩痛

William H. Staples, PT, DHSc, DPT, GCS, CEEAA

你工作所在的老年护理院的一名管理员请你帮忙为她 60 岁的丈夫做检查,她丈夫是一名退休警察,过去两个月里一直在抱怨"难以摆脱"的右肩弥散性疼痛。在检查时,患者抱怨说疼痛甚至会在夜间反复出现,导致他每天晚上很难有充足的睡眠。他否认最近受过外伤。他描述说疼痛偶尔会以锐痛加剧。疼痛得分为 4/10,但最小(最好)时为 2/10,最糟糕时为

6/10。他说,最近肩膀的疼痛让他感到很疲劳。肩关节、肘关节和颈椎在所有平面的运动范围内都是无疼痛的,肌力大概是5/5,在测试这些关节时疼痛没有任何加剧或减轻。轻触觉测试正常,右臂的深部腱反射正常(2/4)。在肩部没有发现撞击或不稳定的症状。颈椎牵引试验、椎间孔挤压试验、压肩试验均为阴性。肩关节外展试验(Bakody 征)也为阴性。触诊不会引起或激起任何疼痛的加剧。生命体征为脉搏74次/min,呼吸频率14次/min,左臂测量血压为138/84mmHg,脉搏氧饱和度为98%。你决定测量右臂的血压来进行比较,发现为136/82mmHg。他每天额外服用3~4次的泰诺(Tylenol),原本他每天只服用81mg的阿司匹林(aspirin),而且身体健康。他曾经尝试在肩膀上放1个加热垫,但只能暂时轻微缓解疼痛。他否认包括排尿疼痛在内的其他任何疼痛。

■ 病例研究问题

1. 为什么你要测试肘关节和颈椎的肌力和关节活动度?

2. 什么是颈椎牵引试验、椎间孔挤压试验、压肩试验,你为什么要做这些试验?

3. 描述如何进行椎间孔挤压试验。

4. 什么是肩关节外展试验(Bakody 征),你是如何进行测试的呢?

5. 你为什么要测量双臂的血压?

6. 患者抱怨夜间疼痛引起了你的注意吗?

7. 无法缓解或引起肩膀上的疼痛会让你怀疑吗?

8. 肩痛可能是由非肩部组织引起的吗?

9. 什么可能会导致排尿疼痛?

10. 你有没有后续的测试或问题要问患者?

11. 你会安排这个患者接受治疗吗?

12. 你会告诉这个患者什么?

13. 对这个患者最后的结果/诊断是什么?

37. 诊断是什么?

William H. Staples, PT, DHSc, DPT, GCS, CEEAA

你收治了一名60岁的居家康护女性患者,她刚被诊断出右脚患有病因不明的蜂窝织炎和干燥综合征。直到4年前,她都没有健康问题。在一名风湿病专家排除了之前风湿性关节炎和纤维肌痛的诊断后,她被诊断为干燥综合征。过去4年里,她曾被不同的医师诊断过。由于疼痛和肿胀,医师给她开的下肢负重医嘱是开始时为不承重(not weight bearing,NWB),但可以过渡到可忍受性承重(weight bearing as tolerated,WBAT)。在检查中,你发现这个相当健康的女人直到1年前都一直是一个狂热的跑步者,但现在她对自己的医疗护理感到失望,多名医师都在为她的医疗问题寻找答案。她现在抱怨她的右脚踝和脚跟日夜都疼,疼痛大概为4/10,并且随着负重增加疼痛增加到了6/10,但在触诊脚踝、足中段或舟状骨时发现并不柔软。脚踝摸起来稍微有点温热感。她还抱怨胸椎有轻微的疼痛。四肢的肌力和活动范围是正常的,除了右踝背屈为0°和跖屈为27°,而左脚的背屈为22°,跖屈为58°。她右下肢不负重,靠腋拐承重在各种地面上独立行走。她抱怨全身都觉得疲劳和不适。她说在她不负重之前,当她尝试做任何家务的时候都会特别容易疲劳。

姿势分析显示头部略微向前。脚和踝关节的大小通过软尺带以足中段舟骨为参考点用"8"字型缠绕法来评测脚踝是否有水肿。水肿见于足前部和踝关节处,但水肿向上并没有超过踝结节,向前也没有延伸到脚趾。量尺在右脚中段所测得的数值为24cm,"8"字型缠绕长度为50.5cm;而在左脚所得相关数值则分别为20.5cm和42cm。她的生命体征为:心率66次/min,呼吸频率12次/min,血压108/76mmHg,血氧饱和度99%。在右足上触摸不到足动脉搏动,但脚趾是温暖的,颜色也正常。她的视力是20/20,没有抱怨口干。她刚刚完成了1疗程普通的抗生素治疗,每天服用维柯丁(vicodin)500mg/5mg每天4~5次来缓解疼痛。

对这名患者在6周内每周观察2次,她的踝关节疼痛减少到1/10,恢复了正常的行走负重,且不再使用腋拐了。患者踝关节肿胀会随着手法治疗和消肿技术的应用而减少,但在第二天就会反复。第2周后,她买到了一种可以封闭后跟的弹性绷带,用于治疗水肿。这种绷带可以帮助减少水肿的复发,但不是太完美;因为如果她一旦没有戴上绷带,水肿就会完全复发。患者在家中进行了关节活动度和定位引流技术的训练来减少肿胀。在治疗后的第4周,她的右脚踝数值下降到足中段22厘米和以"8"字型缠绕法所得的数值为46.5厘米,但是她全身性腰背部疼痛却加剧到了3/10。

■ 病例研究问题

1. 干燥综合征是什么?

2. 这个患者在正确地服用止痛药吗?

3. 维柯丁的副作用是什么?是否有任何测试或

措施,您可以做或建议帮助明确物理治疗诊断或确定/排除下列疾病之一？你认为她现在、以前或新的诊断可能需要重新评估吗？

4. 你能确诊或排除深静脉血栓(deep vein thrombosis,DVT)吗？

5. 你能确诊或排除纤维肌痛症吗？

6. 你能确诊或排除淋巴水肿吗？

7. 你能确诊或排除类风湿性关节炎吗？

8. 你能确诊或排除脚踝骨折吗？

9. 你能确诊或排除痛风吗？

10. 你能确诊或排除强直性脊柱炎吗？

38. 系统性红斑狼疮

William H. Staples, PT, DHSc, DPT, GCS, CEEAA

一名 65 岁的非洲裔美国妇女,有着长达 15 年的系统性红斑狼疮(systemic lupus erythematosus,SLE)的病史,现在由于缺乏耐力,包括无法执行工具性日常生活活动(instrumental activities of daily living,IADL)而被建议来进行物理治疗。她在白天经常出现呼吸急促,她的医师了解到的最近 6 周中,她已经减少了 4.5kg 的体重。她的医师已经为她进行了医学检查,以确定她可以进行耐力活动锻炼。药物包括:萘普生(naproxen)控释片 375mg,每天 2 次,每次 2 片;硫唑嘌呤(azathioprine)每天 100mg;赖诺普利(lisinopril)每天 20mg;奥美拉唑(omeprazole)20mg;丙酸氯倍他索(clobetasol propionate)(0.05%)皮质类固醇霜(corticosteroid cream)每天徒手擦到她的皮疹上,以及硫酸羟氯喹片(plaquenil)每天 200mg。

在检查中,她的四肢和躯干表现出普遍性无力,大概为 4/5 级肌力。她抱怨说她的手指、手、手腕和膝盖有轻度关节疼痛,用语言模拟量表评定疼痛结果为 2~4/10。她的双颊和鼻梁上有 1 个深色的"蝴蝶形状"的色素增加。轻触觉是完整的,但她抱怨手指和脚趾有麻木感。她无法完成 6 分钟步行测试,在行走了 183m 后,由于呼吸短促,不得不在 3min 后停止。2min 后,她在没有使用助行器具的情况下走了 45m,但双膝上出现有疼痛的感觉,为 2/10。休息时的生命体征是:血压为 138/82mmHg,心率 72 次/min,呼吸频率 20 次/min,血氧饱和度为 95%,体温 37.3℃。行走时,她的血压没有改变,但她的心率增加到 104 次/min,呼吸频率为 32 次/min,血氧饱和度为 92%。听诊未发现有任何心肺杂音。你用斯内伦(Snellen)测视力图为患者评定视力,双眼视力均为 20/40。威尔斯(Wells)评分法显示肺栓塞和深静脉血栓形成的可能性均为 0。

■ 病例研究问题

1. 什么是系统性红斑狼疮(SLE)？

2. 对于这个患者来说,了解什么流行病学因素是重要的？

3. 系统性红斑狼疮会影响哪些器官？

4. 什么是工具性日常生活活动,以及它们会受到该诊断的什么影响？

5. 这些疾病进程如何影响康复过程？

6. 为什么监测生命体征对这个患者来说特别重要？

7. 在治疗过程中,对系统性红斑狼疮患者是否需要采取特殊的预防措施或监测？

8. 在系统性红斑狼疮患者中,你会听到哪些异常的呼吸音或心音？

9. 是否有哪些可能的神经系统问题与系统性红斑狼疮有关？

10. 膝关节疼痛是否与系统性红斑狼疮的主要诊断一致,或者疼痛很可能由于另外的原因引起？

11. 轻微发热是值得关心的事吗？为什么或者为什么不呢？

12. 体重减轻的可能原因是什么？

13. 行走 183m 与这个人的常规参数相比如何？

14. 还有哪些测试/措施是有用的？

15. 哪些干预措施对这个患者有用？

16. 你会如何设定长期目标和短期目标？

17. 为什么患者每一种药物都要服用？

18. 每种药物的副作用是什么？

19. 威尔斯(Wells)标准评估肺栓塞或深静脉血栓形成对系统性红斑狼疮患者有用吗？

20. 为什么检查患者的视力很重要？

21. 你还会给这个患者什么建议？

39. 伴多种并发症的老年人

Cathy H. Ciolek, PT, DPT, GCS, CEEAA

患者 Ethel Hannigan 夫人是一位 78 岁的女性,她在半夜爬起来去洗手间的时候在潮湿的地板上滑倒了,导致她的左髋关节粉碎性股骨转子间骨折,还出现了尿失禁的症状。她的既往史包括 10 年前在结冰的人行道上摔倒,导致右转子间骨折后用了加压缩螺钉复位固定术来减轻症状。其他的既往病史包括高血压、高胆固醇血症、骨质疏松、肺癌(lung cancer,CA)(2 年前后叶切除)、肠易激综合征(irritable bowel syndrome,IBS)。

她服用的药物包括美托洛尔(metoprolol)、辛伐他汀(simvastatin)、鲁比前列酮(lubiprostone)和阿仑膦酸钠(alendronate sodium),增加了头孢唑啉(cefazolin)和酮咯酸(ketorolac)(在医院里)。

在受伤之前,她在基本日常生活活动(activities of daily living,ADL)和工具性日常生活活动(instrumental activities of daily living,IADL)方面都不需要帮助。患者独自住在一间公寓里。她为她的教堂做义工。在最近的这次髋部骨折之前,患者很活跃;她喜欢散步,并帮忙照顾她的孙子孙女们。

第 2 次髋部骨折采用切开复位和内固定(open reduction and internal fixation,ORIF)法,使用髓内棒和伽玛钉进行手术修复。物理治疗干预包括在手术所在医院进行 2 天的术后物理治疗,然后转到一家老年康复护理院接受 20 天的住院康复,以及随后 3 周内 6 次的家庭护理机构的上门物理治疗。在最近一次她的骨科大夫随访时,大夫说她的手术侧下肢已经可以完全负重了。现在她在门诊部进行物理治疗的结果如下:

肌力:

	髋屈曲	髋伸展	髋外展	膝伸展	膝屈曲	踝跖屈	踝背屈
左	4/5	3/5	3/5	4/5	3/5	4/5	4/5
右	5/5	4/5	4/5	5/5	4/5	5/5	5/5

患者的平均自由步速在使用手杖时为 0.94m/s,不使用手杖时为 0.56m/s。

6 分钟步行测试:使用直手杖时为 319m,中间站立休息了 2~20s。

计时起立-行走试验(Timed Up and Go,TUG):使用直手杖时为 21.3s。

五次坐站试验:20s。

切口疼痛评分为 3/10,下肢一般为 2/10。

单腿站立:右边 15s,左边 2s。

血压 142/88mmHg,心率 68 次/min,呼吸频率 16 次/min,血氧饱和度 98%,体温 37℃。

她的目标是恢复到以前的独立步行,能够下地行

走,重新开始照顾她的孙子孙女,恢复她的步行计划和教堂工作。

■ 病例研究问题

1. 关于这个患者的测量结果此时会告诉你什么?
a. 供氧能力
b. 平衡
c. 肌力
d. 安全/高效行走
2. 用于解决她肌肉骨骼无力的合理运动处方是什么?
3. 在开始有氧运动项目之前,关于她的病史你需要知道哪些注意事项?
4. 用来解决她有氧/耐力受限的合理运动处方是什么?
5. 这个患者有跌倒的风险吗?
6. 在诊所中用来解决她平衡障碍的合理运动项目是什么?
7. 为什么尿失禁是老年人关注的问题?
8. 什么类型的尿失禁在老年妇女中最常见?
9. 如何评估她的尿失禁问题?
10. 如何治疗她的尿失禁?
11. 什么是鲁比前列酮(lubiprostone),这种药物可能产生的副作用是什么?

40. 尿失禁——四种类型

Lucy H. Jones, PT, DPT, MHA, GCS, CEEAA

一位 63 岁的患者因为尿失禁病情恶化来到了你的门诊诊所。她曾经在 1 份杂志上读到,物理治疗可能对解决这个问题有帮助。她有 3 个成年子女和 1 个 2 岁的外孙,她在女儿工作的时候帮忙照顾外孙。她注意到追逐外孙时经常导致她尿失禁发作得更频繁。她说在这之前她曾偶然发生过尿失禁,但她用吸水垫来处理了。她因尿失禁次数增加而感到尴尬。她没有其他的医疗问题,只是服用泰诺(Tylenol)来缓解偶尔的关节疼痛。

小便自控(continence)的定义是"具有把控在社会大众可接受的地点和时间内储存尿液和排尿的能力"[1]。尿(小便)失禁被定义为"尿液无意识地流出来"[1]。对尿失禁的问题治疗关注很是不足,这会对

老年人产生严重的后果。遗憾的是,随着年龄的增长,症状的发展会变得更糟。患者可能会有尴尬的状况表现,不愿参加户外活动以及(或)对气味的担忧。对失禁患者的物理治疗可能是手术干预和药物治疗的一个重要替代方法[2]。对这种损伤的研究有几个注意事项。首先是个人必须意识到每个人都需要小便;其次要意识到需要找到合适的地方小便;第三是需要在合适的时间里找到小便的地方;第四是在到达合适的地方之前能憋住尿液,在到达排便之处后才能小便。我们中的许多人可能认为所有这些步骤都是理所当然的,但如果这些步骤中的任何一步失败了,就可能会出现尿失禁[3]。

■ 病例研究问题

1. 65 岁以上的人尿失禁的患病率是多少?
2. 男性相对女性来说尿失禁的发生率是多少?
3. 排尿的过程是什么?
4. 尿失禁的四种类型是什么?
5. 女性患尿失禁的性别原因是什么?
6. 如何评估和诊断尿失禁?
7. 尿失禁自我评估测试的例子有哪些?
8. 尿失禁可逆转的原因是什么?
9. 尿失禁与生活质量有什么关系?
10. 尿失禁与跌倒的关系是什么?
11. 衰老性生理改变如何影响尿失禁?
12. 用于排便节制管理的药物有哪些?
13. 尿失禁的多种物理治疗方法有哪些?

参考文献

1. Incontinence. MediLexicon Web site. www.medilexicon.com/medical dictionary.php?t=20067. Accessed June 20, 2015.
2. Borello-France D. Management of urinary incontinence in women and men. In: Guccione A, Wong R, Avers D, eds. *Geriatric Physical Therapy*. 3rd ed. St Louis, MO: Elsevier; 2012:382-398.
3. Prevalence of incontinence among older Americans. Centers for Disease Control and Prevention Web site. http://www.cdc.gov/nchs/data/series/sr_03/sr03_036.pdf. Accessed June 20, 2015.

第七章　其他老年问题

引言：

老年人的其他重要问题

William H. Staples, PT, DHSc, DPT, GCS, CEEAA

　　从事老年人物理治疗的治疗师还需要了解一些其他方面的问题。一个重要的方面是清楚支付系统是如何运作的，以便让你劳有所得。在这里，我写关于联邦医疗保险支付的案例研究其实是有风险的，因为法律、规则和支付时间表经常发生变化。在目前的条文框架下，我尽我所能把案例写好，但有些答案可能会在随后的卫生保健规则改革中发生变化。为劳所得是一专业人员所应有的酬劳。当前在美国，入门级物理治疗师已是作为博士在培养了，他们毕业后应该得到相应的报酬。因此，了解医疗支付系统如何运作，并以此正确地解释说明我们每次医疗服务之后的收费的正当合法性就显得非常重要了。

　　虐待老人是治疗老年人时需要了解的另一个重要方面。不管种族背景、社会地位，甚至性别如何，虐待老人都会发生。虐待老人是一个涵盖性的术语，指的是老人照护者或任何其他人对老年人实施任何明知、故意或疏忽等方面的行为，并对老年人造成了伤害或严重的危害风险。法律的特殊性可能因国家而异，但虐待老人可以分为身体、情感、性、产权、忽视和遗弃等6个类型。虐待的类型可以在以下各段中简要定义[1-4]。

　　身体虐待，是最明显的、最容易被认可的虐待形式，其可以定义为对脆弱的老年人施加或威胁说要施加身体疼痛或伤害，或剥夺他们的基本需要。身体虐待可能包括但不限于这些暴力行为如（可能有也可能没有使用物体的）殴打、打击、敲打、推搡、推开、摇晃、拍打、踢、掐、烫等。此外，不恰当地用药和身体约束，强迫喂食，以及任何形式的体罚也都是身体虐待的

例子[1-4]。

　　情感虐待指的是通过语言或非语言行为对老年人施加精神上的痛苦、苦恼或悲痛。情感/心理虐待包括但不限于言语攻击、侮辱、威胁、恐吓、羞辱和骚扰。另外，像对待婴儿一样对待老年人，将老人与他的/她的家人、朋友或定期活动隔离，对老年人"沉默相待"和强制性的社会隔离都是情感/心理虐待的例子[1,3,4]。

　　性虐待是指任何形式的、非自愿的性接触。与任何无法作出决定的人进行性接触也被认为是性虐待。它包括但不限于不必要的触摸，所有类型的性侵犯或殴打，如强奸、鸡奸、强迫裸露和色情摄影[1,3,4]。

　　产权虐待或剥削是指对老年人的资金、财产或资产的非法获取、滥用或隐藏。实例包括但不限于，未经授权或许可将老年人的支票兑现；伪造老年人的签名；滥用或窃取老年人的金钱或财产；强迫或欺骗老年人签署任何文件（如合约或遗嘱）；以及对托管、卫生保健代表、监护权、授权书的不当使用[1,3,4]。

　　忽视虐待是指那些拒绝或未能为老年人提供食物、住所、医疗保健或保护的行为。忽视虐待也可能包括受托照顾老年人的护理者未能为老年人提供照顾（例如提供必要的家庭护理服务）或家庭服务提供者未能为老年人提供必要的照顾。忽视虐待通常意味着拒绝或不给老年人提供诸如食物、水、衣服、住所、个人卫生、医药、舒适、人身安全等生活必需品，以及其他协议中提到或双方同意的照顾老人的责任事项。忽视虐待是法理上最难界定执行的，因为许多的法定义务与照顾家庭成员的社会规范是不同的，而且在不同的文化中忽视虐待的定义也不同[1,3,4]。

　　遗弃是指任何承担了对老年人照顾或监护责任的人将老年人遗弃的行为。遗弃可以包括在医院、护理机构或者其他类似机构抛弃老人；在购物中心或其他公共场所遗弃老人；或者有老人自己报告说被抛

弃了[1,3]。

最后,还有自我忽视的问题。自我忽视的特征是老年人的行为会威胁到他/她自己的健康或安全。自我忽视一般表现为老年人拒绝或未能给他/她自己提供充足的食物、水、衣服、住所、个人卫生、药物(如有指示)和安全预防措施。自我忽视的定义排除了一种情况,即一个智力上健全的老年人清楚自己所作出决定的后果,作为个人的选择,仍会有意识地、自愿地决定参与做出威胁他/她自身的健康或安全的行为[1,3,4]。

另一个问题是处理临终决定,这在不同的个人、家庭、文化、社会和宗教差异之间是不同的。有关这一点,对医务工作者来说,他们的职业特点决定他们所做的可能与他们自身真实的想法和感受不一致,这其实是很容易引起他们的情绪性反应。由于种种原因,一些人会选择过早地结束他们的生命,因此经常与老年人打交道的治疗师必须要能够对自杀的各种迹象有所认识和了解。

最后,营养,尤其是老龄化进程中的营养,也是影响老年人整体健康的一个因素。从事老年康复的治疗师应该具备一定的营养学方面的知识,以备所治患者提出与营养有关的问题时可以作出适当的回答。关于老年人的营养主要有两个方面:要么是营养过剩和肥胖,要么是营养不足或营养不良。在上一章"复杂的医疗问题"的章节里,我们已经介绍了一个由3部分组成的关于肥胖的案例。在这一章里我们还会再介绍一例。

参考文献

1. Drench ME, Noonan AC, Sharby N, Ventura SH. *Psychological Aspects of Health Care.* 3rd ed. Upper Saddle River, NJ; 2012:321-335, chap 15.
2. Robnett RH, Chop W. *Gerontology for the Health Care Professional.* 3rd ed. Burlington, MA: Jones & Bartlett; 2015:315-316.
3. Ferrini RL, Ferrini AF. *Health in the Later Years.* 5th ed. McGraw-Hill; New York, 2012:453-456.
4. Administration on Aging. What is elder abuse? US Department of Health and Human Services. http://www.aoa.gov/AoA_programs/Elder_Rights/EA_Prevention/whatIsEA.aspx. Accessed March 29, 2015.

1. 驾驶

William H. Staples, PT, DHSc, DPT, GCS, CEEAA

Betty 是一位 86 岁的退休教师,5 年前丧偶。她患有高血压、双膝骨关节炎以及因骨质疏松症而引起的轻微胸椎后凸。因最近的一次车祸使她出现持续的轻微颈椎疼痛和僵硬,而接受物理治疗。她的颈椎向左旋转受限。物理治疗师对患者的综合评估还包括圣路易斯大学精神状态检查(St Louis University Mental Status Examination,SLUMS)[1],总分 30 分她得了 20 分。她的视力是 20/60,由于驼背和眼睛深陷致向上凝视受限。10m 步行测试速度是 1.1m/s,10 秒内脚踏测试为 16 次。双手握力 8.5kg。根据所读文献建议,你还对患者进行了 6m 步行测试,即患者步行 3m,转身并返回原点。她在 10 秒内完成了这个测试。患者目前服用的药物包括治疗高血压的美托洛尔(lopresor),治疗骨质疏松症的利塞膦酸钠(actonel)和治疗关节炎疼痛的泰诺。她的医师在接下来的 2 周内给她增加了氨苯环庚烯(cycloben zaprine)来缓解颈椎肌肉痉挛。你注意到她在画好线的停车位上停不好车。她从你的诊所开车离开时,你已经目睹了她两次差点撞到她旁边停着的车和从她旁边开过的车。她经过 2 周的热敷和软组织松动术处理,颈部的疼痛和僵硬消失了,但你是否还应该关心她安全驾驶的能力?

■ 病例研究问题

1. 老年司机的人口统计数据是多少?
2. 为什么每个功能测试都很重要?
3. 如何进行脚趾敲击测试,和与年龄相关的标准相比,该患者适合哪些方面?
4. 关于驾驶,如何以功能测试结果来评估老年人的驾驶能力(从视觉、认知和运动功能方面来考虑)?
5. 为什么检查 Betty 的视力如此重要?
6. 处方药有哪些可能影响驾驶的副作用?
7. 你会开始采取什么物理治疗干预来帮助她驾驶?
8. 你对这个患者有关安全驾驶的建议是什么?
9. 这个患者会受益于正式的驾驶评估吗?
10. 你如何向患者家属建议来讨论不安全驾驶问题?
11. 你所在的州/省/国家是否要求医疗专业人员报告可能不安全的驾驶人员?
12. 老年人最常见的违规驾驶行为是什么?

参考文献

1. Older adult drivers. Centers for Disease Control & Prevention Web site. http://www.cdc.gov/Motorvehiclesafety/Older_Adult_Drivers/. Accessed July 7, 2013.

2. 虐待老人:病例 1

William H. Staples, PT, DHSc, DPT, GCS, CEEAA

Roberts 先生是一位 82 岁的老人。他很瘦,还有点虚弱,但除了血压药物治疗和去年确诊的早期阿尔茨海默病,他的健康状况总体上很好。过去的几个星期他一直独立完成日常生活活动,能在家里和社区独立行走。他的妻子已经去世 5 年。过去的两年里,他在他的 3 个孩子间轮转,每个家庭 4 个月。他的孩子生活在这个国家的不同地区。

Roberts 先生目前与他 44 岁的女儿 Rose 居住在 Indianapolis。Rose 是单亲妈妈(约 2 年前离婚),有 2 个十几岁的孩子。尽管 Rose 就职于一家拥有良好福利的大型制药公司,但自离婚以来她一直担心钱的问题。她正与前夫通过法律的方式试图增加子女的抚养费,以竭力保持她和孩子们已经惯常的生活方式。她的前夫已经再婚并住在州外,很少能及时给予 Rose 孩子们的抚养费。

她的孩子都是好学生。最近一段时间,她 14 岁的女儿有很多课外费用,包括一个昂贵的高等数学相关的计算机课程、一套新颜色的校服和另一轮牙齿矫正。16 岁的儿子和他的女朋友正处于热恋。尽管"家规"规定妈妈不在家时朋友不能来家里,但在 2 周前,Rose 提前下班回家时发现儿子和其女友正交缠在沙发上,部分身体裸露。Rose 对她父亲没有监督好她儿子和其女朋友的行为感到很生气。她还打电话给她儿子女朋友的父母,她的儿子从那时起就不和她说话了。

Roberts 先生在女儿 Rose 这里已经住了 6 周了,这期间,他独自在家也都安全可靠。但过去几周以来,Roberts 先生曾经两次未关上烤炉就离开家,还常一人漫无目的地在家周围闲荡。Rose 没想到的是,他上周把车开了出去,竟不知道怎么回家,还出了事故,不得不被警察带回家。自从那次事故以后,他一直说他僵硬和疼痛。Roberts 先生经常重复自己做过的事,Rose 在家时 Roberts 先生对她很依赖。过去的 2 周,Rose 不得不每天往家里给父亲打 2~3 次电话来监督他。

现在 Rose 把父亲安置在当地的成人日间照护中心(8h/d,5d/w),你是中心的物理治疗师,你在那里每周工作两个上午。按照惯例,你会对每一个新患者做一套完整的物理治疗检查,记录入院情况,给患者制订活动计划,提高患者保障安全、步态、转移和使用洗手间的能力。今早 Rose 和她父亲一起前来,你在检查前和她聊了一会。她看起来很憔悴,对你提出的问题不是很感兴趣。当发现你们有一个共同的朋友时,她变得健谈了。她说她"昨晚很晚才睡",尽管她的兄弟姐妹因为不愿分担这次看 PT 的费用而反对她带父亲到中心来,但她说她还是很高兴能带她父亲来中心。她另外还说自己因压力而无法在家中照顾他。

检查过程中,你注意到当你有突然的举动时,Roberts 先生会害怕。你还注意到他的手和手臂上有好几处烧伤。你注意到他颈部关节活动受限。Roberts 先生被问及时说,3~4 天前他和女儿发生争吵,Rose 把他推到了地板上,他的脖子因此受伤。他还说他的女儿总是对他大吼大叫。

■ 病例研究问题

1. 什么是虐待老人?
2. 你如何定义身体虐待?
3. 身体虐待的体征和临床症状是什么?
4. 你如何判断情感虐待?
5. 情绪虐待的体征和临床症状是什么?
6. 你如何判断性虐待?
7. 性虐待的体征和临床症状是什么?
8. 你如何判断欺诈?
9. 欺诈的体征和临床症状是什么?
10. 你如何定义忽视?
11. 忽视的体征和临床症状是什么?
12. 你如何定义遗弃?
13. 遗弃的体征和临床症状是什么?
14. 什么使得老年人容易受到虐待?
15. 谁是老年人的虐待者?
16. 对虐待者是否有刑事处罚?
17. 有多少老人正遭受虐待?
18. 如果我怀疑老人受到虐待,我应该打电话给谁?
19. 如果我打电话给某人求助,我应该期待什么?
20. 如何防止虐待老人的情况出现?
21. 老年人被虐待是否发生在老年护理院? 如果是这样,可能是什么原因?
22. 老年护理院如何防止虐待老人的情况出现?

3. 虐待老人:病例 2

William H. Staples, PT, DHSc, DPT, GCS, CEEAA

居家康护机构从医师处转介来一位患者,其家属(侄女)打电话来关心患者的健康。本周早些时候,警方根据他女儿的请求打算进屋访问,但患者拒绝让他们进去。警方报告说,家里有一股难闻的气味,但由于人还在世且没有报警说有犯罪迹象,所以他们没有任何理由继续追查。这位患者是一名86岁男性,他的妻子20年前离开了他。自他作为水管工退休后,他的家庭报告说他一直都是"隐士"。他侄女去年偶尔会给他送些食物,但他从不让她进家门,还对她说"你想要的只是我的钱"。

患者没有电话,电话服务因去年末付款而被关闭,所有的预约都是通过他侄女来完成的。最近一名注册护士进入了患者的房子,对他进行了初次访诊。护士注意到房子里有难闻的气味,患者至少有3只猫,但喂养得并不好。护士对患者的描述是:看起来很困惑,营养不良,脱水,头发蓬乱,两件外套叠穿在身上且很脏。回答询问时,患者显得很回避。

护理评估包括患者的生命体征:心率102次/min,间有不齐,呼吸频率20次/min,血压86/62mmHg,血氧饱和度94%,体温37.6℃。患者皮肤粗糙。病史包括心绞痛,心肌梗死病史10年和2型糖尿病。他身高183cm,体重55kg,血糖178mg/dl,双肺呼吸音清。患者口诉无开放性伤口,不许护士进行全面的身体检查。房子闻起来有尿骚味,但患者否认尿失禁,他也不记得上一次排大便的时间。患者的处方是服用二甲双胍(glucophage)、硝苯地平(procardia)、硝酸甘油(nitroglycerin),但由于处方为旧方,他似乎没有服用二甲双胍。有一瓶打开的硝酸甘油已经2年。患者报告说他已2年内没有过胸痛。护士发现冰箱里除了一块不新鲜的面包、一小瓶番茄酱和几瓶啤酒、两道能用微波炉加热的晚餐之外,基本上是空的。

患者可以在家里扶着家具行走,但偶尔会绊倒。患者拒绝展示任何日常生活技能。

护士试图说服患者去医院做一个全面体检,但患者坚决拒绝。她说服患者让一个物理治疗师来评估他的行动和功能,因为他似乎有跌倒的风险。护士还就药物问题与患者的医师联系,但医师希望在更换任何药物前先见到患者。护士鼓励患者多喝水,并按医嘱服药。她重新整理了他的药物,还联系了一名社会工作者,帮助他获得送餐服务和(或)发放食品券。

2天后你对患者进行了物理治疗评估。你跟着患者走到厨房,观察到他的步态是缓慢、蹒跚的,身体前倾。你坐在餐桌旁继续评估。除了有刺鼻的尿液气味,你还注意到患者呼吸时有一种令人不适的烂水果味。生命体征:心率106次/min,不规则,呼吸频率28次/min,血压86/60mmHg,动脉血氧饱和度94%,体温

37.7℃。患者说他今天没有测血糖,尽管你要求测,但他不打算测了。患者看起来有些意识模糊,主诉头痛。你试图做一些物理测试,但患者昏昏欲睡。皮肤肿胀试验表明患者严重脱水。

■ 病例研究问题

1. 你如何定义自我忽视?
2. 自我忽视的症状和体征是什么?
3. 自我忽视有多常见?
4. 自我忽视的哪些症状和体征与痴呆或抑郁症相似?
5. 为什么自我忽视很重要?
6. 在这种情况下,患者是否有权留在家中?
7. 让患者离开家后会发生什么事?
8. 在你们州开发一个老年人居住社区有什么规定?
9. 什么是授权书(power of attorney)?
10. 医师让他服用那些药物的原因是什么?
11. 脱水的体征是什么?
12. 治疗师如何检查皮肤肿胀?
13. 什么是糖尿病酮症酸中毒?
14. 糖尿病酮症酸中毒有哪些症状?
15. 作为治疗师,你下一步该做什么?
16. 如果患者拒绝你接下来要做的选择,会发生什么?

4. 孤寡老人

William H. Staples, PT, DHSc, DPT, GCS, CEEAA

一名83岁的男性经过5天的住院治疗后被送入你所在的长期护理中心(老年护理院)。患者此前试图通过服用大量止痛药自杀。幸运的是,他第二天被发现了,当时还有意识。邻居看到患者前门廊上已有两天的报纸没取了,觉得不太寻常,因为患者没人帮助是无法离开家的。医疗团队考虑到患者的病情和并发症,认为他不能回去独立生活。患者目前还没有获得当地政府或社会机构的帮助。他丧偶,他的独生子住在离他千里之外。除了勉强能照顾他自己的86岁的老邻居外,他在本地也没有社会交往。最后患者被安置在了老年护理院,这可能是永久性的。

■ 病例研究问题

1. 什么是孤寡老人？
2. 孤寡老人的比例是多少？
3. 这会影响医疗保健系统吗？
4. 目前老年护理院的人口有多少？
5. 什么原因会导致一个人成为孤寡老人？
6. 老年护理院中没有固定访客的老人比例是多少？
7. 进老年护理院的风险因素是什么？
8. 未来几年老年护理院的人口将增长多少？
9. 谁支付老年护理院的大部分费用？
10. 美国有多少家老年护理院？
11. 是否有一种方法能帮助社会将老年人安置好并让系统（纳税人）支付更少的钱？

5. 临终决定：病例1

Lucy H. Jones, PT, DPT, MHA, GCS, CEEAA

当我们准备好接受长辈的临终决定时，生前遗嘱、事前声明和无需救治（do not resuscitate, DNR）的指令都使我们感到困惑[1]。许多人可能认为他们已经在生命中更早的时候解决了这些问题，但我们目前的问题是：这是最近的决定吗？长辈的愿望表达地足够简洁明了吗[2]？全国范围内的医务人员调查发现，在老人们生命的最后阶段，他们对外沟通交流的意愿是缺乏的[3]。原因要么是表达意愿的语言不够清晰，别人不知他们到底想要什么还是不想要什么；要么就是法律术语太多，在需要的时候没时间解释[4]。因此，在紧急情况下，我们几乎没有时间确切地明白家人在说什么[5]。

病例分析：一位86岁的男子Stan认为他和他的妻子Louise多年前就处理了临终问题。他们在Missouri州立下的"生前遗嘱"说明："如果没有恢复的机会或生活质量不能保持，不要用任何极端的措施来维持任何一方的生命。"他的妻子患有肺炎，而且已到阿尔茨海默病晚期。5个月前，在病情已发展到在没有帮助的情况下不能说话也不能走动的时候，她从他们居住了47年的家里搬到老年助理院居住。2个月前她又转到老年护理院。她丈夫Stan则搬到同一老年社区的一栋独立老年公寓居住，这样他就可以离她很

近。在护理院，Louise夜间显得躁动不安，呼吸很浅，对她的照护者和Stan来说，这意味着Louise一直处于痛苦中。正好到了Louise已预约看社区医疗部主任（医师）的时间。这位医师在以往Louise来就诊时从没有提过临终意愿方面的事。这次就诊时，他只看了Louise一眼就惊恐地说："她现在需要马上去医院！"这让每个人都紧张起来并呼叫911。

救护车及时赶到，随车人员问他"你想要我们做什么？"看着妻子处在痛苦之中，Stan说："你可以只给她一点氧气让她呼吸容易点吗？"Stan没有意识到"氧气"这个词意味着启用氧气袋和建立气道，这启动了一整套的病危救治程序。到医院后，因为已经在救护车上启用氧气袋，所以医院按照病危救治的程序进行救治[6]。Stan将他妻子"生前遗嘱"的副本给医师看了。遗嘱的日期是1990年2月，共有3页法律术语，但它没有明确说明病危临终是否还需要救治[5]。作为受过教育的人，Stan曾就这遗嘱寻求过律师的意见，但之后并没有再看过，他认为之前看过一遍就够了[7]。然而，当Stan走进他妻子的病房，看到妻子身上插了好几个管子，说明她多个系统已经衰竭。她的丈夫56年来第一次哭了，他说："他们不能就让她走吗，她肯定不想像这样活着的。"

在场的患者家属碰头商议之后，要求与医师见面谈一下，但叫了3次都没人出来理会他们[8]。后来，大部分家属都到了医院后，他们都很震惊他们居然从没有就Louise的"不要复苏（DNR）"的意愿进行沟通过。3小时后，这个家庭终于找到一个人来倾听他们。医院的一位质控人员与Stan进行了面谈，他被要求签名同意让Louise的呼吸治疗师在Stan签署文件后2小时移除Louise的呼吸管[9]。之后，Louise在呼吸困难、昏迷状态下，靠足够的抗生素和含氧血液维持生命到第四天去世。

■ 病例研究问题

1. Louise和她家人所遭受的痛苦怎样才能减轻？
2. 为什么很难有人愿意倾听这家人的意愿？
3. 这种情况是怎样发生的？为什么？
4. 如果所在老年社区保管所有住在社区内老年人的遗嘱副本，事情会有所不同吗？
5. 为什么临终文件在全国范围内没有标准化呢？
6. 物理治疗师可以在哪个方面协助解决这个问题？
7. 持久的医疗保健委托书是什么？
8. 什么是预先的医疗指示（Advanced Medical Di-

rective）或称之生前遗嘱？

9. 预先医疗指示如何实施？

10. 你什么时候会使用生前遗嘱或持久委托书，两者区别是什么？

11. 你能同时拥有生前遗嘱和医疗保健委托书吗？

12. 没有委托书的缺憾不足是什么？

13. 我们怎样才能帮助我们的老年人了解和确立他们的遗嘱，以及他们应该如何在生命的最后几天获得尊重？

参考文献

1. Miles SH, Koepp R. Advance end-of-life treatment planning: research review. *Arch Inter Med*. 1996;156(10):1062-1068.
2. Teno JM, Licks S. Do advance directives provide instruction that direct care? *J Am Geriatr Soc*. April 1997;45(4):508-512.
3. Ashby M, Wakefield M. General practitioners' knowledge and use of living wills. *Brit Med J*. January 1995;310:230.
4. Schonwetter R, Walker R. Life values, resuscitation preferences, and the applicability of living wills in an older population. *J Am Geriatr Soc*. August 1996;44(8):954-958.
5. Gordon M, Levitt D. Acting on a living will: a physician's dilemma. *Can Med Assoc J*. 1996;155(7):893-895.
6. Morrison S, Olson E. The inaccessibility of advance directives on transfer from ambulatory to acute care settings. *JAMA*. 1995;274(6):478-482.
7. Ashby M, Wakefield M. General practitioners' knowledge and use of living wills. *Brit Med J*. 1995;310(6974):230.
8. Hanson L, Danis M. What is wrong with end-of-life care? Opinions of bereaved family members. *J Am Geriatr Soc*. 1997;45(11):1339-1344.
9. Terry M, Steven Z. Prevalence of advance directives and do-not-resuscitate orders in community nursing facilities. *Arch Fam Med*. 1994;3(2):141-145.

6. 临终决定：病例 2

William H. Staples, PT, DHSc, DPT, GCS, CEEAA

一对已结婚 60 年的夫妇决定为他们生命的最后阶段做计划。作临终决定是非常困难的，他们意识到需要找一个律师，以备当那一时刻到来之际，有人能理解他们的意愿。他们的资金有限，但想要确保他们在生命的最后几年里过得舒适些。他们和律师讨论了几个问题。

■ 病例研究问题

1. 有专门针对老年人的律师吗？

2. 什么是预先护理指令（Advanced Care Directive）？

3. 什么是 DNR？

4. 什么是生前遗嘱？

5. 什么是治疗范围的医师令（physician orders for scope of treatment，POST）或挽救生命的医师令（physician orders for life-saving treatment，POLST）？

6. 许多人有或使用预先护理指令吗？

7. 谁通常可以决定实施 DNR？

8. 死亡场所通常在哪里？花费是多少？

9. 老年护理院的居住者在死亡前常常被转送到医院吗？

10. 美国人民的死因是什么？

11. 什么是安乐死？

12. 什么是辅助自杀？

13. 什么是临终关怀？

14. 绝症患者想要什么？

7. 约束评估

Cathy H. Ciolek, PT, DPT, GCS, CEEAA

James 是一名 84 岁的退休建筑师，他从未结婚并独自生活在有电梯的公寓里。他目前有高血压、高血脂、2 型糖尿病病史，青少年时曾有过踝关节骨折，儿童时期有过肱骨骨折。过去 2 年里，户外步行时他会偶尔使用轮式助行器，但是在公寓室内步行不需要使用。一周前他由于腹部疼痛和呕血入院。医院检查显示他存在消化性溃疡，两天后他做了胃镜检查。在恢复过程中，他有发热、精神状况改变和尿液混浊。他被诊断为尿路感染（urinary tract infection，UTI）并在两天前开始抗生素治疗。昨晚他被转到你所在的老年护理院后，护士希望物理治疗师过来看看。护士注意到他在前一个晚上开始腹泻，且试图在不需要帮助的情况下起床并上洗手间。

你的评估显示：男性，意识清醒，知道自己的姓名、出生日期和身体状况，但不知道这个老年护理院的名字。他很关心物理治疗大厅处的卫生间在哪里。他的药物清单包括治疗高血压的美托洛尔，治疗高血脂的辛伐他汀，治疗糖尿病的二甲双胍，还有治疗尿路感染的环丙沙星。

你对他的大多数主要肌群进行抗重力徒手肌力测试时，你发现他是可以抗阻的。然而，他很容易疲劳，对于两阶或多阶（two steps or more）动作指令会犯糊。他告诉你在过去两年里，户外步行时他会偶尔使用轮式助行器，但是在公寓室内步行不需要使用。静息时血压 134/90mmHg，心率 88 次/min，呼吸频率 13

次/min，血氧饱和度 98%。

当他被要求从轮椅上站起来时，他尝试了 3 次才成功。Berg 平衡量表得分为 40/56。只需治疗师在一旁监护，他就可以在 20 秒内用轮式助行器完成"起立-行走"计时测试。他使用步行器完成了 6 分钟步行测试，在要求停止并休息之前他走了 76.2m，在 6 分钟步行停下来的那一刻，他 10 分值的 Brog（RPE）量表数值达到了 7 分这个困难级别。6 分钟步行测试后的生命体征为血压 142/92mmHg，心率 92 次/min，呼吸频率 16 次/min，血氧饱和度 96%。

护士已要求给患者配置一张四边有升起的栏杆的床，同时因为他常尝试从轮椅上站起来想去卫生间，所以就在他轮椅上装上座位安全带。

■ 病例研究问题

1. 医疗场所内使用活动限制（restriction）普遍吗？
2. 如何定义身体活动限制？
3. 身体活动限制有哪些例子？
4. 身体活动限制可以有其他办法吗？
5. 身体活动限制使用的主要负面结果是什么？
6. 美国物理治疗协会对身体活动限制的主张是什么？
7. 其他临床专业（科室）对身体活动限制的立场是什么？
8. 在这个案例中，如果有的话，什么设备或什么身体活动限制干预是适合患者的？
9. 在与护理团队作这个决定时需要考虑哪些因素？
10. 患者此时的评估结果告诉你什么？
11. 物理治疗师还应该关注什么？

8. 营养与衰老：营养不良

William H. Staples, PT, DHSc, DPT, GCS, CEEAA

一位被推荐到你的居家康护机构的 85 岁男性患者，独自生活，被诊断为"身体功能衰弱"。他居住在一个小公寓里，依靠每个月 450 美元的社会安全福利支票生活。他身高为 177.8cm，体重 55.3kg。他的生命体征为：心率 78 次/min，呼吸频率 16 次/min，血压 118/72mmHg，血氧饱和度 96%。居家康护 OASIS 评估项目里的营养评分数达到 8/21。肌力大体为 4/5，关节活动度没有功能受限。他能够在家里独立行走不需要辅助设备，不过偶尔会在走路时抓住家具来支撑。他容易疲劳，主动运动 2min 之后就需要休息。他服用布洛芬来缓解膝关节骨关节炎造成的疼痛，在偶尔便秘时服用非处方缓泻药。他自述在晚餐时有时会喝 2~3 杯啤酒。他还说通常每 3 天左右才排大便 1 次。他上一次排大便在 2 天前。他的腹部触诊时无肿胀和触痛。

■ 病例研究问题

1. 患者的 BMI 是多少？
2. 对老年人来说，想要获得充足的营养会遇上哪些人为的障碍？
3. 哪些社会和（或）经济问题会影响到老年人获得充足的营养？
4. 幸福指数（Key Indicators of Well-Being）（2012 年美国老年人），中老年人营养状况的关键指标是什么？
5. 营养不良的后果是什么？
6. 饮食和营养的某些成分对健康老龄化很关键，那么为什么维生素 B_6 很重要？
7. 饮食和营养的某些成分对健康老龄化很关键，那么为什么维生素 B_{12} 很重要？
8. 饮食和营养的某些成分对健康老龄化很关键，那么为什么叶酸很重要？
9. 饮食和营养的某些成分对健康老龄化很关键，那么为什么维生素 D 很重要？
10. "老年人的餐盘"（My Plate for Older Adults）是什么？
11. 什么是营养清单（Nutrition Checklist）？如何使用？
12. 这个患者需要外界营养帮助吗？
13. 营养清单上的问题包括哪些主要的类别？
14. 什么是蛋白质-能量营养不良（Protein-Energy Malnutrition）？
15. 便秘与营养不良有什么关系？
16. 你认为患者需要额外的营养，你能做什么？
17. 大强度的运动对这个患者来说重要吗？

9. 支付病例研究：第一部分

三级综合医院手术治疗

William H. Staples, PT, DHSc, DPT, GCS, CEEAA

我写关于联邦医疗保险支付的案例研究其实是

有风险的,因为相关法律、规则和支付时间表经常发生变化。在目前的条文框架下,我尽我所能把案例写好,但有些答案可能会在随后的卫生保健规则改革中发生变化。

Smith 夫人是一名 82 岁的女性(退休秘书),独自居住(丧偶 2 年)在 Indianapolis 东边的一套两层、一居室无电梯的公寓里。最近的超市和药房离她家超过1.6km。她每月(在扣除其他政府收费前——提示:联邦医疗保险的 B 部分)从社会保障金中获得 690 美元的收入。她的房租是每月 500 美元,药物(保险报销后——联邦医疗保险 D 部分)每月花费 110 美元。她的女儿,与丈夫和 3 个孩子住在芝加哥,每月寄给她300 美元。她有医疗保险的 A 和 B 部分。她有一份来自美国退休协会(American Association of Retired People,AARP)的附加保险,费用为每年 800 美元。她只有 1 500 美元的微薄积蓄,因为在她丈夫患了严重的脑血管意外后的两年里她花了很多钱来照顾他。

Smith 夫人有骨质疏松症、骨关节炎、充血性心力衰竭(congestive heart failure,CHF)、非胰岛素依赖性糖尿病(non-insulin-dependent diabetes mellitus,NID-DM)、抑郁症和动脉粥样硬化性心脏病(atherosclerotic heart disease,ASHD)的病史。由于右肩的粘连性关节囊炎,她在 2 个月前(本历年)接受了 6 次门诊理疗(医疗保险支付 600 美元)。

今天早上她在公寓内跌倒,导致了闭合性股骨颈骨折。下午有个邻居拨打了 911,因为当她下班回家时听到 Smith 夫人的呼救声。

联邦医疗保险的支付体系在疾病诊断相关分组(Diagnosis Related Groups,DRG)条款下,为髋部骨折的医院住院患者支付金额是 2 万美元。这家三级综合医院照顾 Smith 夫人的费用是每天 3 500 美元。在入院那天的晚上,她因左侧股骨颈骨折接受了使用加压螺钉和钢板的切开复位内固定术(ORIF)。她被建议转诊至物理治疗进行评估和相关治疗。转诊时医嘱:左下肢不可负重。

■ 病例研究问题

1. 你如何获得联邦医疗保险 A 部分的资格?
2. A 部分涵盖什么类型的医护服务?
3. 她每年需要支付联邦医疗保险 A 部分多少钱?
4. 什么是疾病诊断相关分组(Diagnosis Related Groups,DRG)?
5. 治疗是如何报销的? 具体叙述。
6. Smith 夫人要自付多少钱?

7. 她有可能从其他地方获得资助来帮助她吗?
8. 报销有什么要求吗?
9. 这个诊断的国际疾病分类(International Classification of diseases,ICD)-10 代码是什么?
10. 物理治疗的诊断是什么?
11. 符合 Medicare 保险支付条款的时间范围是多少?
12. 什么是 CPT 编码,那些被建议的具有合适的 CPT 或 HCPCS 代码的康复干预措施将会被采用吗?
13. 需要什么辅助器具或设备?
14. 你建议的看访物理治疗的频率和总次数是多少? 为什么?
15. 建议物理治疗的干预时间是多少? 为什么?
16. 目前患者存在哪些缺陷和功能障碍?
17. 应该什么时候出院? 她将会安置在哪里?
18. 护理院使用的成本控制方法是什么? 通过你了解吗?
19. 在你直接的康复干预的范围之外,患者是否有其他的需求需要被解决?
20. 你观察到患者有任何伦理问题或困境吗?
21. 你会推荐患者转诊到其他专业人士那里吗? 为什么?

10. 支付病例研究:第二部分

康复专科医院住院治疗

William H. Staples, PT, DHSc, DPT, GCS, CEEAA

我写关于联邦医疗保险支付的案例研究其实是有风险的,因为相关法律、规则和支付时间表经常发生变化。在目前的条文框架下,我尽我所能把案例写好,但有些答案可能会在随后的卫生保健规则改革中发生变化。

Smith 夫人是一名 82 岁的女性(退休秘书),独自居住(丧偶 2 年)在 Indianapolis 东边的一套两层、一居室无电梯的公寓里。最近的超市和药房离她家超过1.6km。她每月(在扣除其他政府收费前——提示:联邦医疗保险的 B 部分)从社会保障金中获得 690 美元的收入。她的房租是每月 500 美元,药物(保险报销后——联邦医疗保险 D 部分)每月花费 110 美元。她的女儿,与丈夫和 3 个孩子住在芝加哥,每月寄给她300 美元。她有医疗保险的 A 和 B 部分。她有一份来自美国退休协会(AARP)的附加保险,费用为每年 800 美元。她只有 1 500 美元的微薄积蓄,因为在她丈夫患了严重的脑血管意外后的两年里她花了很多钱来照顾他。

Smith 夫人有骨质疏松症、骨关节炎、充血性心力衰竭(CHF)、非胰岛素依赖性糖尿病(NIDDM)、抑郁症和动脉粥样硬化性心脏病(ASHD)的病史。由于右肩的粘连性关节囊炎,她在 2 个月前(本历年)接受了 6 次门诊理疗(医疗保险支付 600 美元)。

今天早上她在公寓内跌倒,导致了闭合性股骨颈骨折。下午有个邻居拨打了 911,因为当她下班回家时听到 Smith 夫人的呼救声。

联邦医疗保险的支付体系对疾病诊断相关分组(DRG)条款下,为髋部骨折的医院住院患者支付金额是 2 万美元。这家医院照顾 Smith 夫人的费用是每天 3 500 美元。在入院那天的晚上,她因左侧股骨颈骨折接受了使用加压螺钉和钢板的切开复位内固定术(ORIF)。之后她被转诊到物理治疗进行评估和相关治疗。转诊时医嘱:左下肢不可负重。

康复专科医院(inpatient rehabilitation facility/hospital,IRF)起初拒绝接收不能忍受每天足够时间治疗的患者,但迫于来自社会工作者(social worker,MSW)和医师的压力,同意接受患者到医院试一周加速(ramp-up)康复看看。

她现在医嘱是:左下肢(left lower extremity,LLE)脚趾触地承重(toe-touch weight bearing,TTWB)。这样,住院康复中心(IRF)将会收到联邦保险寄来的用于照顾 Smith 夫人的 1.2 万美元,而她每天在康复专科医院的花费是 750 美元。

■ 病例研究问题

1. 谁来支付患者在康复医院住院的费用?

2. 75% 的规则是什么?她符合这些规则下的操作指南要求吗?

3. 75% 的规则是否有例外?

4. 在(美国)联邦医疗保险制度下,康复治疗中心住院患者如何缴费?

5. 康复治疗如何报销?具体描述。

6. Smith 夫人要自付多少钱?

7. 她有可能从其他地方获得资助来帮助她吗?

8. 一个患者必须接受多少小时的康复才能有资格在联邦医疗保险获得报销?

9. 还有其他报销的要求吗?

10. 什么是加速(ramp-up)康复计划?

11. 这个诊断的 ICD-10 代码是什么?

12. 物理治疗诊断是什么?

13. 符合 Medicare 保险支付条款的时间范围是多少?

14. 什么是 CPT 编码,那些被建议的具有合适的 CPT 或 HCPCS 代码的康复干预措施将会被采用吗?

15. 需要什么辅助器具或设备?

16. 你建议的看访物理治疗的频率和总次数是多少?为什么?

17. 建议的在物理治疗的停留时间是多少?为什么?

18. 目前存在哪些缺陷和功能障碍?

19. 康复医院使用的成本控制方法是什么?通过你了吗?

20. 在你直接的康复干预的范围之外,患者是否有其他的需求需要被解决?

21. 你观察到任何伦理问题或困境吗?

22. 你会推荐患者转诊到其他专业人士那里吗?为什么?

23. 她的左下肢在第一周发展为血栓性静脉炎并重新住院 6 天,医院会给她报销吗?

24. 从看静脉炎的医院出院后,患者转诊到一家老年康复院,那么,她前面住的康复医院的报销如何处理?

11. 支付病例研究:第三部分

老年护理院治疗

William H. Staples, PT, DHSc, DPT, GCS, CEEAA

我写关于联邦医疗保险支付的案例研究其实是有风险的,因为相关法律、规则和支付时间表经常发生变化。在目前的条文框架下,我尽我所能把案例写好,但有些答案可能会在随后的卫生保健规则改革中发生变化。

Smith 夫人是一名 82 岁的女性(退休秘书),独自居住(丧偶 2 年)在 Indianapolis 东边的一套两层、一居室无电梯的公寓里。最近的超市和药房离她家超过 1.6km。她每月(在扣除其他政府收费前——提示:联邦医疗保险的 B 部分)从社会保障金中获得 690 美元的收入。她的房租是每月 500 美元,药物(保险报销后——联邦医疗保险 D 部分)每月花费 110 美元。她的女儿,与丈夫和 3 个孩子住在芝加哥,每月寄给她 300 美元。她有医疗保险的 A 和 B 部分。她有一份来自美国退休协会(AARP)的附加保险,费用为每年 800 美元。她只有 1 500 美元的微薄积蓄,因为在她丈夫患了严重的脑血管意外后的两年里她花了很多钱来照顾他。

Smith 夫人有骨质疏松症、骨关节炎、充血性心力衰竭(CHF)、非胰岛素依赖性糖尿病(NIDDM)、抑郁症和动脉粥样硬化性心脏病(ASHD)的病史。由于右肩的粘连性关节囊炎,她在 2 个月前(本历年)接受了 6 次门诊理疗(医疗保险支付 600 美元)。

今天早上她在公寓内跌倒,导致了闭合性股骨颈骨折。下午有个邻居拨打了 911,因为当她下班回家时听到 Smith 夫人的呼救声。

联邦医疗保险的支付体系对疾病诊断相关分组(DRG)条款下,为髋部骨折的医院住院患者支付金额是 2 万美元。这家医院照顾史密斯夫人的费用是每天 3 500 美元。在入院那天的晚上,她因左侧股骨颈骨折接受了使用加压螺钉和钢板的切开复位内固定术(ORIF)。之后她被转诊到物理治疗进行评估和相关治疗。转诊时医嘱:左下肢不可负重。

在入院那天的晚上,她因左侧股骨颈骨折接受了使用加压螺钉和钢板的切开复位内固定术(ORIF)。她一共在这家做手术的医院住了 5 天的院。

之后,她被收治入老年护理院治疗(SNF)。新的物理治疗转介单上的医嘱:物理治疗评估和干预;左下肢不可承重,但 8 周后可进展到可耐受承重。评估后,治疗师按照医疗资源使用单位(RUGS)模式之下的 RVB(非常高)代码,安排了患者每周可以接受 500min 的物理治疗时间。

■ 病例研究问题

1. 谁来支付在老年护理院治疗的费用?
2. 一个人怎样才能有资格获得联邦医疗保险 A 部分的付费住到老年护理院接受康复治疗?
3. 康复治疗如何报销?请具体描述。
4. 什么是最小数据集(minimum data set,MDS)?
5. 什么是资源利用率组(resource utilization group,RUG)分类?
6. RUG 的主要分类是什么?
7. 怎么进一步细分康复的 RUG 组?
8. Smith 夫人要自付多少钱?
9. 她有可能从其他地方获得资助来帮助她吗?
10. 还有其他报销的条件要求吗?

11. 这个诊断的 ICD-10 代码是什么?
12. 物理治疗诊断是什么?
13. 符合 Medicare 保险支付条款的时间范围是多少?
14. 什么是 CPT 代码,那些被建议的具有合适的 CPT 或 HCPCS 代码的康复干预措施将会被采用吗?
15. 需要什么辅助器具或设备?
16. 你建议的看访物理治疗的频率和总次数是多少?为什么?
17. 建议的物理治疗干预时间是多少?为什么?
18. 目前有什么损伤和功能障碍存在?
19. 应该什么时候出院?她将会安置在哪里?
20. 护理院使用的成本控制方法是什么?通知你了吗?
21. 在你直接的康复干预的范围之外,患者是否有其他的需求需要解决?
22. 你注意到什么伦理问题或困境吗?
23. 你会推荐患者转诊到其他专业人士那里吗?为什么?

12. 支付病例研究:第四部分

居家康复护理

William H. Staples, PT, DHSc, DPT, GCS, CEEAA

我写关于联邦医疗保险支付的案例研究其实是有风险的,因为相关法律、规则和支付时间表经常发生变化。在目前的条文框架下,我尽我所能把案例写好,但有些答案可能会在随后的卫生保健规则改革中发生变化。

Smith 夫人是一名 82 岁的女性(退休秘书),独自居住(丧偶 2 年)在 Indianapolis 东边的一套两层、一居室无电梯的公寓里。最近的超市和药房离她家超过 1.6km。她每月(在扣除其他政府收费前——提示:联邦医疗保险的 B 部分)从社会保障金中获得 690 美元的收入。她的房租是每月 500 美元,药物(保险报销后——联邦医疗保险 D 部分)每月花费 110 美元。她的女儿,与丈夫和 3 个孩子住在芝加哥,每月寄给她 300 美元。她有医疗保险的 A 和 B 部分。她有一份来自美国退休协会(AARP)的附加保险,费用为每年 800 美元。她只有 1 500 美元的微薄积蓄,因为在她丈夫患了严重的脑血管意外后的两年里她花了很多钱来照顾他。

Smith 夫人有骨质疏松症、骨关节炎、充血性心力衰竭（CHF）、非胰岛素依赖性糖尿病（NIDDM）、抑郁症和动脉粥样硬化性心脏病（ASHD）的病史。由于右肩的粘连性关节囊炎，她在 2 个月前（本历年）接受了 6 次门诊理疗（医疗保险支付 600 美元）。

今天早上她在公寓内跌倒，导致了闭合性股骨颈骨折。下午有个邻居拨打了 911，因为当她下班回家时听到 Smith 夫人的呼救声。

8 周前她因左侧股骨颈骨折接受了使用加压螺钉和钢板的切开复位内固定术（ORIF）。手术后，她在一家综合医院住了一周，又转到老年护理院住院治疗了 8 周，现在要出院回家接受居家康护机构的上门康复治疗。最新的转诊单上的医嘱：物理治疗的评估和干预；左下肢承重要求为可耐受性承重。

根据 Medicare 的条例，你作为一名治疗师，也是患者的病例管理经理，去患者家中进行了你的病例初访，并以此完成相关的 OASIS 问题量表。她现在左下肢可以完全承重了。

■ 病例研究问题

1. 谁来支付居家康护的费用？
2. 联邦医疗保险 A 部分每年要花掉她多少钱？
3. 在医疗保险制度下，居家康护机构是如何缴费的？
4. 什么是 OASIS（Outcome and Assessment Information Set）？
5. 谁能成为一名病例管理经理，并开始首访 Medicare 的 A 类部分支付的患者？
6. 病例管理经理的职责是什么？
7. 治疗费用如何报销？请具体描述。
8. Smith 夫人要自付多少钱？
9. 她有可能从其他地方获得资助来帮助她吗？
10. 还有其他报销的条件要求吗？
11. 医疗保险如何定义"限制在家"制？
12. 这个诊断的 ICD-10 代码是什么？
13. 物理治疗诊断是什么？
14. 符合 Medicare 保险支付条款的时间范围是多少？
15. 什么是 CPT 代码，那些被建议的具有合适的 CPT 或 HCPCS 代码的康复干预措施将会被采用吗？
16. 评估中一个非常重要的因素是什么？

17. 需要什么辅助器具或设备？
18. 你建议的看访物理治疗的频率和总次数是多少？为什么？
19. 目前有什么损伤和功能限制存在？
20. 什么时候结束治疗这名患者？之后推荐她去哪里？
21. 居家康护机构使用的成本控制方法是什么？通知你了吗？
22. 在你直接的康复干预的范围之外，患者是否有其他的需求需要解决？
23. 你注意到有什么伦理问题或困境吗？
24. 你会推荐患者转诊到其他专业人士那里吗？为什么？

13. 支付病例研究：第五部分

门诊治疗

William H. Staples, PT, DHSc, DPT, GCS, CEEAA

写关于联邦医疗保险支付的案例研究其实是有风险的，因为相关法律、规则和支付时间表经常发生变化。在目前的条文框架下，我尽我所能把案例写好，但有些答案可能会在随后的卫生保健规则改革中发生变化。

Smith 女士是一名 82 岁的女性（退休秘书），独自居住（丧偶 2 年）在 Indianapolis 东边的一套两层、一居室无电梯的公寓里。最近的超市和药房离她家超过 1.6km。她每月（在扣除其他政府收费前——提示：联邦医疗保险的 B 部分）从社会保障金中获得 690 美元的收入。她的房租是每月 500 美元，药物（保险报销后——联邦医疗保险 D 部分）每月花费 110 美元。她的女儿，与丈夫和 3 个孩子住在芝加哥，每月寄给她 300 美元。她有医疗保险的 A 和 B 部分。她有一份来自美国退休协会（AARP）的附加保险，费用为每年 800 美元。她只有 1 500 美元的微薄积蓄，因为在她丈夫患了严重的脑血管意外后的两年里她花了很多钱来照顾他。

Smith 女士有骨质疏松症、骨关节炎、充血性心力衰竭（CHF）、非胰岛素依赖性糖尿病（NIDDM）、抑郁症和动脉粥样硬化性心脏病（ASHD）的病史。由于右肩的粘连性关节囊炎，她在 2 个月前（本历年）接受了

6 次门诊理疗（医疗保险支付 600 美元）。

今天早上她在公寓内跌倒，导致了闭合性股骨颈骨折。下午有个邻居拨打了 911，因为当她下班回家时听到 Smith 夫人的呼救声。

因为左股骨颈骨折，她进行了切开复位和加压螺钉与钢板内固定术（ORIF）。她已在一家老年护理院进行了为期 8 周的康复治疗，接着又进行了每周 2~3 次、持续 4 周的居家康护物理治疗。

她现在下肢可以完全负重，并可借助手杖独立行走。她想通过到物理治疗诊所来继续进行物理治疗，以此不断增强下肢肌力，减少未来跌倒的风险。

■ 病例研究问题

1. 你需要怎样的资格才能纳入联邦医疗保险 B 部分？

2. B 部分覆盖哪些类型的医疗项目？

3. 联邦医保的 B 部分每年花费她多少钱？

4. 有医保 B 部分的门诊患者在康复机构/门诊如何支付？

5. Smith 夫人需自己支付多少费用？

6. 她有可能从其他地方获得资助来帮助她吗？

7. 还有其他报销的条件要求吗？

8. 该诊断的 ICD-10 编码是什么？

9. 物理治疗诊断是什么？

10. 符合 Medicare 保险支付条款的时间范围是多少？

11. CPT 代码是什么？那些被建议的具有合适的 CPT 或 HCPCS 代码的康复干预措施将会被采用吗？

12. "8 秒钟规则"是什么？

13. G-代码是什么？

14. 你建议的看访物理治疗的频率和总次数是多少？为什么？

15. 会出现的损伤和功能障碍是什么？

16. 你将进行哪些功能测试？

17. 什么时候结束治疗这名患者？

18. 联邦医保 B 部分支付的耐用医疗设备有哪些例子？

19. 物理治疗门诊使用的成本控制方法是什么？通知你了吗？

20. 在你直接的康复干预的范围之外，患者是否有其他的需求需要解决？

21. 你看到患者有任何伦理问题或困难吗？

22. 你会推荐患者转诊到其他专业人士那里吗？为什么？

14. 自杀

William H. Staples, PT, DHSc, DPT, GCS, CEEAA

一个 78 岁的白人，男性，其因严重帕金森病，功能下降，已被转介至居家康护。他已婚，与妻子共同生活了 42 年。因为肌强直和运动迟缓加重，他的医师刚刚增加了他卡比多巴-左旋多巴（carbidopa levodopa）的剂量。自 10 年前确诊以来，他一直在服用罗匹尼罗（ropinirole）。最近刚开始服用帕罗西汀（paroxetine）。

在评估时发现患者情感淡漠，反应迟缓，除了少部分没记住的病史和社交经历，他可回答其他所有问题。他两侧关节活动度受限，伴有轻度齿轮样强直，见下表：

	被动关节活动度	主动关节活动度
肩屈曲	0°~135°	0°~110°
肩外展	0°~120°	0°~105°
髋后伸	0°	0°
踝跖屈	20°	14°
踝背屈	12°	5°

中等严重程度的驼背和头前伸姿势导致肩关节屈曲和外展受限。背靠墙站立时，他的枕骨至墙的距离有 5.5cm。徒手肌力测试显示四肢除髋关节伸肌群和股四头肌肌力为 4-/5 外，其余肌力测试均为 5/5。

右手轻微震颤，上肢反射为 3+，下肢反射为 2+。轻触觉未见异常。起立-行走测试计时 19.3s，但是患者多次从椅子上尝试站起的用时占总时长 1/2。一旦站起走，步行安全，步长短，步基宽，不需要辅助器具。右侧单腿站立时间是 3s，左侧是 2s。患者自觉"一直很累"。

患者最初表示他想在庭院劳动，"因为我觉得自己在家里没什么用"。当问他还有何种需求时，他说"我希望自己能把麦片盒从橱柜里拿出来"。当问及他为什么不把麦片盒放在厨房柜台时，他妻子马上插嘴说："麦片盒应该放在碗柜里而不是柜台上。"

你完成评估后，让患者进行少量锻炼来训练单腿支撑、伸髋和姿势（靠墙站）的能力。你建议买一个在家用商店见过的有三阶的登梯,登梯有扶手可保持平衡,并将在下次访问时解决取麦片的问题。

2 天后你再来时,患者妻子已经买了一个有扶手的三阶的登梯,可保持平衡。患者对如何使用该工具没有太大热情。几次尝试上下两层楼梯时,均需要中度帮助和言语提示。你也开始注意到丈夫和妻子之间关系紧张,因为妻子在抱怨她不得不为患者做所有事情。

在你第三次访问时,患者仍然很消极,有些缺乏动力。后来当谈到与患者共同爱好都是收藏货币时,他的态度变得积极,并且在使用三阶登梯上也变得积极了。第四次访问时,患者把他收藏的很多货币铺在桌子上,你花几分钟翻看了这些收藏,谈到了一些稀有货币。这些收藏的货币价值超千元。患者说这些曾是他的骄傲和乐趣,但是后来因为残疾,就对货币失去兴趣了。最后,你继续进行平衡和肌力锻炼,患者又取得了进步。

3 周后,患者几乎可安全独立使用踏凳,你问患者还想完成什么活动,他说想玩掷球游戏。作为治疗师,你认为这项活动能帮助提高站立平衡能力、旋转运动和协调能力。幸运的是,你有较轻的球可以和他抛玩,他能把球投到 3m 远。离开前,患者说他知道你真的喜欢他收藏的货币,并问你是否想要。开始,你兴奋了一下,但随后觉得从目前还是患者的人那里接受礼物是违反道德的,因此你亲切地表示对他的感谢,并解释你为什么不能接受这个礼物。

第二天,你接到居家康护机构电话,被告知患者把踏凳工具拿出车库,在横梁上系了一条绳子,上吊自杀了。你对这件事的发生感到非常伤心,决定研究自杀。

■ 病例研究问题

1. 帕罗西汀(paxil)是什么?
2. 抑郁症在老年人中有多常见?
3. 抑郁症的体征和症状有哪些?
4. 筛查抑郁的好方法有哪些?
5. 抑郁症患者可以同时服用帕罗西汀和帕金森药物吗?
6. 抗抑郁药 SSRI 副作用是什么?
7. 抗抑郁药 SSRI 对治疗抑郁有多大效果?
8. 抗抑郁药 SSRI 开始起作用需要多长时间?
9. 自杀在老年人中常见吗?
10. 谁会自杀?
11. 老年人的自杀率是否被低估?

12. 有没有任何线索或迹象暗示一个人可能正在考虑自杀?
13. 老年人比年轻人自杀成功的可能性更大吗?
14. 谈论自杀是否会增加自杀风险?
15. 如果你认为某个人正在考虑自杀,你应该怎么做?
16. 住在养老院的人患有抑郁症吗?

15. 远程医疗——未来?

William H. Staples, PT, DHSc, DPT, GCS, CEEAA

一位患者被转介到一家居家康护机构接受上门评估。于是居家康护的一位护士首访了这位患者后,认为物理治疗会对其有益。患者住在距离该机构办公室约 80km 的乡下农场。患者为 63 岁女性,被诊断为糖尿病、肥胖、充血性心肌病、双膝骨关节炎。居家康护机构已经给患者通过电话线安装了家庭监控设备,可监测其生命体征和体重。此外,患者自己有一台能够自我操作的笔记本电脑。除了日常监测生命体征外,该机构还将每周进行一次"远程访问"。她目前的生命体征为:脉搏 78 次/min,呼吸 20 次/min,血压 148/90mmHg,血氧饱和度 95%,体重 112kg,血糖 120mg/dl。患者身高 168cm,现在使用胰岛素(insulin)皮下注射 70/30 一天 2 次,地尔硫䓬(diltiazem)180mg 一天 2 次,萘普生(naproxen)375mg 一天 2 次。休息时,她膝盖疼痛等级为 2/10,行走时增加到 5/10,爬楼梯时增加至 7/10。她能挂着拐杖独自在家里走动,但由于疼痛和虚弱,即使有扶手和拐杖,上下楼梯都很吃力。她被告知双侧全膝关节置换术可以帮助到她,但她的医师说要等她减掉 13.6kg 后才能进行手术。另外,她的保险公司不会给她支付电动助力车的费用。

该机构希望你能通过"远程访问"以节省你驾车的时间和车的里程数,从而提高你的工作效率。就在撰写这个病例的时候,远程健康护理和物理治疗其实已经在被使用了,这种远程诊治服务或许会成为将来医疗保健的一个重要部分。下列问题将有助于你对远程物理治疗医疗有进一步的了解。

■ 病例研究问题

1. 有可能通过互联网进行物理治疗吗?

2. 是否所有的患者都适合采用远程物理治疗？

3. 利用远程医疗有哪些操作或技术要求？

4. 建立远程医疗访问的法律要求是什么？

5. 你的文件中需要包含哪些内容？

6. 保险公司和联邦医疗保险能为远程医疗支付费用吗？

7. 为什么治疗师、诊所或机构会考虑使用远程医疗提供服务呢？

8. 如果你的居家康护机构在一个州，你能通过远程医疗治疗另一个州的患者吗？

9. 什么是州际契约协定（Interstate Compact Agreement）？它与医疗保健有什么关系吗？

10. 你能列出这个患者的问题条目吗？

11. 患者的身体质量指数（BMI）是多少？

12. 你能利用什么干预来改善她的问题？

13. 有关于远程医疗的指南吗？

14. 目前有使用远程医疗的机构吗？

15. 使用远程医疗的责任风险是什么？